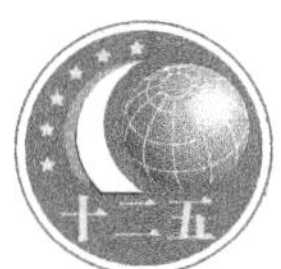

卫生部"十二五"规划教材
全国高等医药教材建设研究会"十二五"规划教材
全国高职高专教材　供五年一贯制护理学专业用

眼耳鼻咽喉口腔科护理学

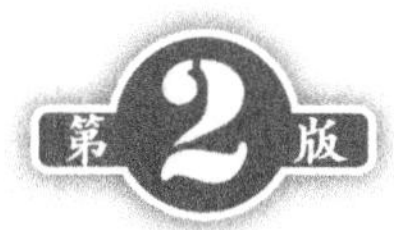

主　编　李　敏
副主编　廖志敏　蒋松波
编　者（以姓氏笔画为序）
王　震（济南护理职业学院）
李　莉（黑龙江护理高等专科学校）
李　敏（济南护理职业学院）
李东风（广东省湛江卫生学校）
陈明全（湘潭职业技术学院）
娄　鸣（西安医学院）
葛嫄丰（广东省惠州卫生学校）
蒋松波（江汉大学卫生职业技术学院）
廖志敏（南阳医学高等专科学校第一附属医院）

人民卫生出版社

图书在版编目（CIP）数据

眼耳鼻咽喉口腔科护理学 / 李敏主编 . —2 版 . —北京：人民卫生出版社，2011.7

ISBN 978-7-117-14512-1

Ⅰ. ①眼… Ⅱ. ①李… Ⅲ. ①五官科学：护理学 - 高等职业教育 - 教材 Ⅳ. ①R473.76

中国版本图书馆 CIP 数据核字（2011）第 108000 号

人卫智网	**www.ipmph.com**	**医学教育、学术、考试、健康，购书智慧智能综合服务平台**
人卫官网	**www.pmph.com**	**人卫官方资讯发布平台**

眼耳鼻咽喉口腔科护理学

第 2 版

主　　编：李　敏
出版发行：人民卫生出版社（中继线 010-59780011）
地　　址：北京市朝阳区潘家园南里 19 号
邮　　编：100021
E - mail：pmph @ pmph.com
购书热线：010-59787592　010-59787584　010-65264830
印　　刷：北京虎彩文化传播有限公司
经　　销：新华书店
开　　本：787 × 1092　1/16　　**印张：**19
字　　数：468 千字
版　　次：2004 年 6 月第 1 版　2026 年 2 月第 2 版第 30 次印刷
标准书号：ISBN 978-7-117-14512-1
定　　价：29.00 元
打击盗版举报电话：010-59787491　E-mail：WQ @ pmph.com
质量问题联系电话：010-59787234　E-mail：zhiliang @ pmph.com
数字融合服务电话：4001118166　E-mail：zengzhi @ pmph.com

第二轮全国高职高专五年一贯制护理学专业卫生部规划教材

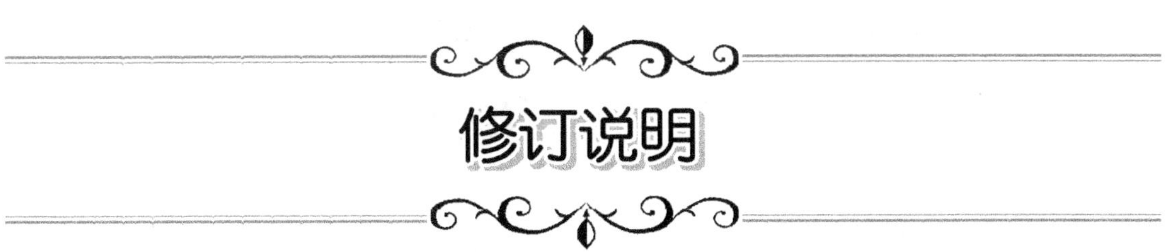

修订说明

第一轮全国高职高专五年一贯制护理学专业卫生部规划教材是由全国护理学教材评审委员会和卫生部教材办公室2004年规划并组织编写的，在我国高职高专五年一贯制护理学专业教育的起步阶段起到了非常积极的作用，很好地促进了该层次护理学专业教育和教材建设的发展和规范化。

全国高等医药教材建设研究会、全国卫生职业教育护理学专业教材评审委员会在对我国高职高专护理学专业教育现状（专业种类、课程设置、教学要求）和第一轮教材使用意见调查的基础上，按照《教育部关于加强高职高专教育人才培养工作的意见》等相关文件的精神，组织了第二轮教材的修订工作。

本轮修订的基本原则为：①体现“三基五性”的教材编写基本原则：基本理论和基本知识以“必须、够用”为度，可适当扩展，强调基本技能的培养。在保证教材思想性和科学性的基础上，特别强调教材的适用性与先进性。同时，教材融传授知识、培养能力、提高素质为一体，重视培养学生的创新能力、获取信息的能力、终身学习的能力，突出教材的启发性。②符合和满足高职高专教育的培养目标和技能要求：本套教材以高职高专护理学专业培养目标为导向，以护士执业技能的培养为根本，力求达到学生通过学习本套教材具有基础理论知识适度、技术应用能力强、知识面较宽、综合素质良好等特点。③注意与本科教育和中等职业教育的区别。④注意体现护理学专业的特色：本套教材的编写体现对“人”的整体护理观，使用护理程序的工作方法，并加强对学生人文素质的培养。⑤注意修订与新编的区别：本轮修订是在上版教材的基础上进行的修改、完善，力求做到去粗存精，更新知识，保证教材的生命力和教学活动的良好延续。⑥注意全套教材的整体优化：本套教材注重不同教材内容的联系与衔接，避免遗漏和不必要的重复。⑦注意在达到整体要求的基础上凸显课程个性：全套教材有明确的整体要求。如每本教材均有实践指导、教学大纲、中英文名词对照索引、参考文献；每章设置学习目标、思考题、知识链接等内容，以帮助读者更好地使用本套教材。在此基础上，强调凸显各教材的特色，如技能型课程突出技能培训，人文课程增加知识拓展，专业课程增加案例导入或分析等。⑧注意包容性：本套教材供全国不同地区、不同层次的学校使用，因此教材的内容选择力求兼顾全国多数使用者的需求。

全套教材共29种，配套教材15种，配套光盘12种，于2011年9月前由人民卫生出版社出版，供全国高职高专五年一贯制护理学专业师生使用，也可供其他学制使用。

第二轮教材目录

序号	教材名称	配套教材	配套光盘	主编	指导评委
1	人体结构学	√	√	杨壮来　牟兆新	赵汉英
2	病理学与病理生理学	√	√	陈命家	姜渭强
3	生物化学			赵汉芬	黄　刚
4	生理学			潘丽萍	陈命家
5	病原生物与免疫学	√		许正敏	金中杰
6	护理药理学	√	√	徐　红	姚　宏
7	护理学导论	√	√	王瑞敏	杨　红
8	基础护理技术	√	√	李晓松	刘登蕉
9	健康评估	√		薛宏伟	李晓松
10	护理伦理学			曹志平	秦敬民
11	护理心理学		√	蒋继国	李乐之
12	护理管理与科研基础	√		殷　翠	姜丽萍
13	营养与膳食			林　杰	路喜存
14	人际沟通			王　斌	李　莘
15	护理礼仪		√	刘桂瑛	程瑞峰
16	内科护理学	√	√	马秀芬　张　展	云　琳
17	外科护理学	√	√	党世民	熊云新
18	妇产科护理学	√	√	程瑞峰	夏海鸥
19	儿科护理学	√		黄力毅　张玉兰	梅国建
20	社区护理学			周亚林	高三度
21	中医护理学	√		陈文松	杨　军
22	老年护理学	√		罗悦性	尚少梅
23	康复护理学			潘　敏	尚少梅
24	精神科护理学		√	周意丹	李乐之
25	眼耳鼻咽喉口腔科护理学			李　敏	姜丽萍
26	急危重症护理学	√		谭　进	党世民
27	社会学基础			关振华	路喜存
28	护理美学基础		√	朱　红	高贤波
29	卫生法律法规			李建光	王　瑾

第一届全国卫生职业教育护理学专业教材

评审委员会名单

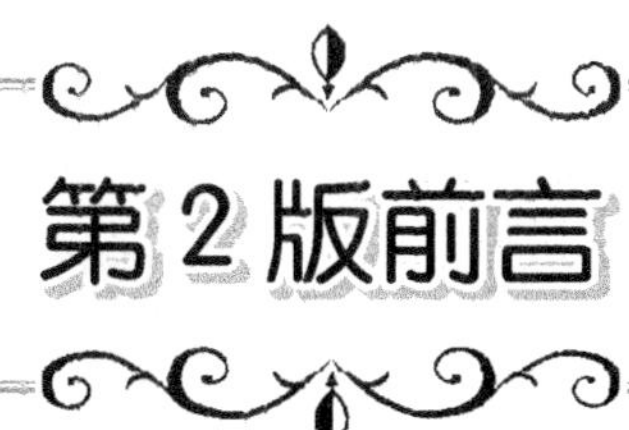

第2版前言

《眼耳鼻咽喉口腔科护理学》是在全国高等医药教材建设研究会对我国高职高专教育现状深入调查的前提下，按照教育部关于加强高职高专教育人才培养的意见及相关精神，在第1版的基础上，由人民卫生出版社组织编写的卫生部规划教材之一，供全国高职高专五年一贯制护理学专业教学使用。

本版教材在编写过程中，坚持“以人为本，以人的健康为中心，以护理程序为基本框架，彰显现代整体护理观念”的指导思想；坚持以专业培养目标为导向，以职业技能培养为根本，以满足学科需要、教学需要、社会需要为落脚点，力求体现高职高专教育特色；继续坚持“三基（基本知识、基本理论、基本技能）五性（思想性、科学性、先进性、启发性、适用性）”原则。本版教材对第1版教学内容进行了精选、更新、修订和完善；坚持教材深度和广度以“必须，够用”为度，并注意反映国内外临床护理的新技术、新进展，力求与职业教育考试、国家执业护士资格考试接轨，竭力培养基础理论知识适度、技术应用能力强、知识面较宽、职业素质高的创新型、实践型护理技术人才。

本版教材的特点是：①突出护理专业的特征与需要，注重学生整体素质的培养与提高，充分体现以患者为中心、运用护理程序、结合专业特点、紧密围绕整体护理的现代护理理念；②教材共包括三篇九章内容：第一篇第一至第三章为眼科护理学，第二篇第四至六章为耳鼻咽喉科护理学，第三篇第七至九章为口腔科护理学；各科疾病严格按照护理程序的格式编写，小病护理包含护理评估、常见护理诊断/问题、护理措施，大病护理还包含护理目标、护理评价，并注重护理措施与护理诊断的对应性；③将护理程序有机地贯穿于教材始终，将护理专业特点具体细化到各科每个疾病中，以利于学生全面把握整体护理的科学内涵；并着眼于提高学生的实践操作能力，将专科护理实践操作集中列于教材之后，以便于教学及学生需要；④以章为单位，前面明确学习目标，正文结构体例统一严谨，灵活穿插知识链接，后面附加适量思考题；整版教材内容丰富、版面活跃，易于激发学生的学习兴趣，拓展知识层面，尽显教材的灵活性、实用性；⑤在书后增加了眼耳鼻咽喉和口腔科常用药物、中英文名词对照索引、参考文献，以便于学生查询、学习与应用；⑥关注护理新理论、新技术和新进展，增加了“干眼症”、“先天性白内障”、“盲与低视力患者的康复与护理”、“耳聋的预防与康复”、“口腔疾病预防与健康指导”、“眼科、耳鼻咽喉科、口腔科手术患者的常规护理”等新内容，与临床护理实际接轨，努力体现教材的时代性、先进性。

本书在编写过程中，各位编者都付出了辛勤的劳动和汗水，并得到了所在单位领导的大力支持。教材编审委员会的专家温州医学院护理学院的姜丽萍教授、天津医学高等专科学校的王瑾教授都给予了专业指导和热忱帮助，值此教材付梓之际，我们谨此一并致以最诚挚的感谢！

由于编者编写水平和经验有限，护理知识也在不断更新，加之编写时间仓促，教材中难免存在疏漏和错误之处，恳请广大师生及同行不吝赐教和指正。

李　敏

2011年6月

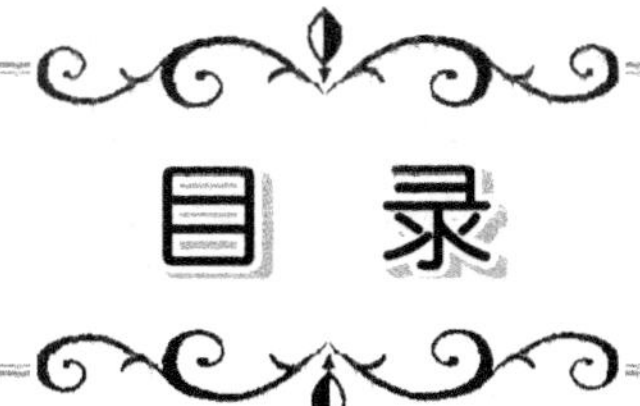

目 录

第一篇 眼科护理学

第二篇 耳鼻咽喉科护理学

第三篇　口腔科护理学

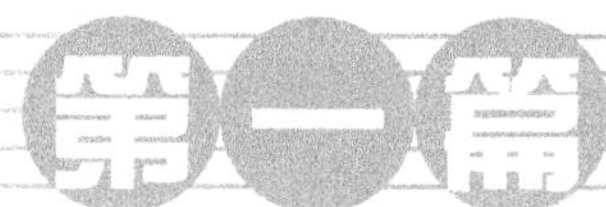

眼科护理学

第一章　眼的应用解剖及生理

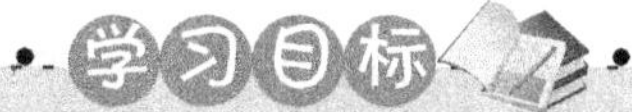

1. 掌握眼球的解剖及生理特征。
2. 熟悉眼附属器的组成及功能。
3. 了解视路的组成、眼部的神经支配及血液供应。

眼为视觉器官，由眼球、视路和眼附属器三部分组成。眼球接受外界信息，经视路向视皮质传递信息，完成视觉功能；眼附属器对眼球起保护和运动作用。

第一节　眼　　球

眼球（eye ball)近似球形，成年人前后径平均为 24mm，水平径平均为 23.5mm，垂直径平均为 23mm。眼球位于眼眶前部，前有眼睑保护，后与视神经相连，周围有眶脂肪垫衬。眼球向正前方注视时突出于外侧眶缘 12～14mm，两眼间相差通常不超过 2mm。

眼球由眼球壁和眼球内容物组成（图 1-1）。

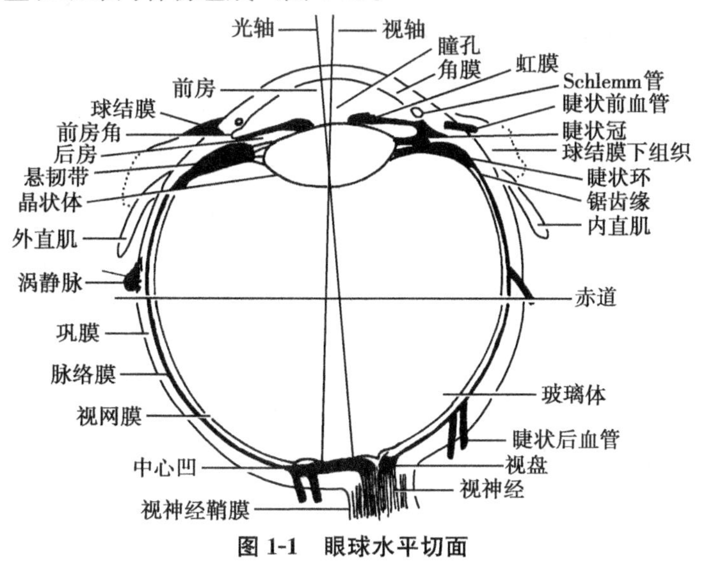

图 1-1　眼球水平切面

一、眼　球　壁

眼球壁由纤维膜、葡萄膜和视网膜分别构成眼球壁的外、中、内三层。

(一) 外层

外层为纤维膜，由坚韧的纤维组织构成，有保护眼球内组织和维持眼球形状的作用。前 1/6 为透明的角膜，后 5/6 为瓷白色的巩膜，两者移行处为角巩膜缘。

1. 角膜（cornea） 位于眼球的最前端，略向前凸，近似横椭圆形，横径 11.5～12mm，垂直径 10.5～11mm。角膜曲率半径前表面约为 7.8mm，后表面约为 6.8mm。角膜厚度中央部为 0.5～0.55mm，周边部约为 1mm。

角膜的组织结构由外向内分为以下 5 层（图 1-2）。

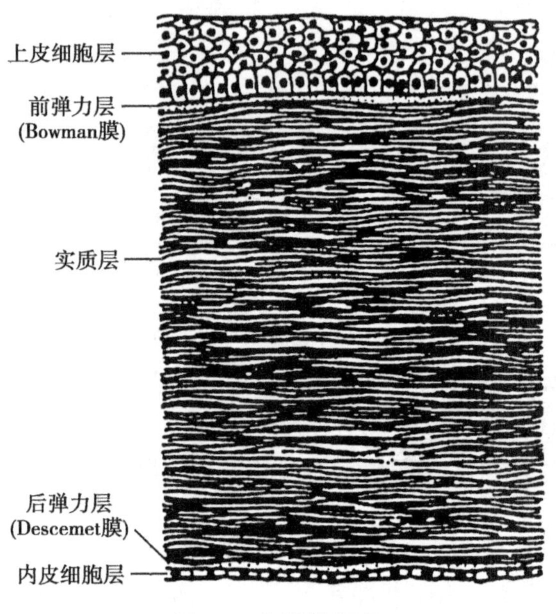

图 1-2 角膜横切面

（1）上皮细胞层：由 5～6 层细胞组成，是结膜上皮的延续，表层无角化，再生能力极强，损伤后 24 小时内修复且不留瘢痕。

（2）前弹力层：是一层无细胞成分的均质透明薄膜，此层抵抗力较弱，损伤后不能再生。

（3）基质层：约占角膜厚度的 90%，由与角膜表面平行的胶原纤维束薄板组成。纤维薄板排列规则，具有相同的屈光指数。各板层间有固定细胞和少数游走细胞，此层病变或损伤后不能再生，由不透明的瘢痕组织修复。

（4）后弹力层：为一层较坚韧的透明物质膜，富有弹性，抵抗力强，损伤后可迅速再生。

（5）内皮细胞层：为一层六角形扁平细胞，具有角膜-房水屏障作用。角膜内皮细胞数随年龄的增长而逐渐减少，正常为（2899±410）/mm^2。内皮细胞损伤后不能再生，受损后缺损区由邻近细胞扩张和移行来覆盖。

角膜的特点有：①透明：角膜是眼屈光介质的重要组成部分，相当于＋43D 的凸透镜；②无血管：其营养代谢主要来自角膜缘血管网、房水和泪膜中的氧气；③感觉敏锐：三叉神经末梢密布，感觉极其灵敏。

2. 巩膜（sclera） 质地坚韧，呈乳白色，由不透明的致密结缔组织构成。巩膜厚度各处不同，眼外肌附着处最薄；其表面被眼球筋膜所包裹，前面又被球结膜覆盖。巩膜的主要功能是维持眼球外形，保护眼内组织。

3. 角巩膜缘（limbus）　又称角膜缘，是角膜和巩膜的移行区，宽约1mm。其前界为角膜前弹力层止端，后界为后弹力层止端。此区内面和虹膜根部前面构成的隐窝，称为前房角，包括小梁网、Schlemm管、巩膜突、睫状体带及虹膜根部等重要组织结构；前房角是房水排出的主要通道。角膜缘是临床上许多内眼手术切口的标志部位，但此处比较薄弱，是眼球钝挫伤致眼球破裂的常见部位。

（二）中层

中层为葡萄膜（uvea），含有丰富的血管及色素，故又称为血管膜或色素膜，有营养和遮光作用；由前向后分为虹膜、睫状体和脉络膜三部分。

1. 虹膜（iris）　位于葡萄膜最前部，呈一圆盘状膜，中央有一圆孔即瞳孔，正常状态下直径为2.5～4mm。虹膜组织内有两种不同方向排列的平滑肌：一种环绕瞳孔周围，称为瞳孔括约肌，由副交感神经支配，司瞳孔缩小；另一种呈放射状排列，称瞳孔开大肌，由交感神经支配，司瞳孔散大。虹膜的功能是调节进入眼内的光线，保证视网膜成像清晰。

虹膜的颜色取决于其色素含量。白种人虹膜色素少呈蓝色，黄种人虹膜富含色素呈棕褐色，白化病患者虹膜内缺乏色素呈粉红色。

2. 睫状体（ciliary body）　位于虹膜根部与脉络膜之间，矢状面略呈三角形。前1/3肥厚部称睫状冠，其内表面约有70～80个纵行放射状突起称睫状突，其上皮细胞产生房水；后2/3薄而扁平，称为睫状体扁平部，扁平部与脉络膜联结处呈锯齿状，称锯齿缘，为睫状体后界。睫状体内的睫状肌，由纵行、环形和放射状三种肌纤维构成，受副交感神经支配。视近时，睫状肌收缩，晶体悬韧带松弛，晶状体借助本身弹性变凸，屈光力增强，从而看清近物，此作用称为调节。

3. 脉络膜（choroid）　前接睫状体扁平部的锯齿缘，向后止于视盘周围，介于巩膜与视网膜之间。有丰富的血管和色素细胞，具有营养视网膜外层和遮光的作用。

（三）内层

内层为视网膜（retina），是一层透明薄膜，前起锯齿缘，后止于视盘周围，外邻脉络膜，内侧为玻璃体。具有感光、成像的作用。

视网膜表面主要标志：①黄斑：是位于后极部呈横椭圆形的无血管凹陷区，直径约1.5mm；其中央有一小凹，称黄斑中央凹，为视觉最敏锐的部位，此处可见反光亮点，称中央凹反射。②视盘：又称视乳头，是距黄斑鼻侧约3mm、直径约1.5mm的竖椭圆形盘状结构，是视网膜上视觉神经纤维汇集组成视神经、向视中枢传递穿出眼球的部位，其中央呈漏斗状凹陷称视杯。视盘无视细胞，在视野中形成生理盲点。

按胚胎发育可分为两层，内层为视网膜神经感觉层，外层为色素上皮层。两层之间有潜在间隙，病理情况下两者分开时临床上称为视网膜脱离。视网膜神经感觉层主要由三级神经元构成。第一级神经元为光感受器，分视锥细胞和视杆细胞两种，视锥细胞主要分布在黄斑区，感明视觉和色觉，视杆细胞分布在黄斑以外的视网膜周边部，感暗视觉和无色视觉；第二级神经元为双级细胞；第三级神经元为神经节细胞，其轴突聚集在一起组成视神经。各级神经元相互联系，传递视觉信息。

二、眼球内容物

由房水、晶状体和玻璃体组成，为无血管和神经的透明物质，与角膜构成眼的屈光系统。

1. 房水（aqueous humor） 为透明液体，充满后房与前房。其主要成分是水，尚含有少量的氯化物、蛋白质、维生素 C、尿素、谷胱甘肽和碳酸氢盐等。房水具有维持眼压和营养角膜、晶状体、玻璃体以及屈光的功能。

房水的循环途径：由睫状突上皮细胞产生后进入后房，经瞳孔到前房，再经前房角小梁网、Schlemm 管、集液管和房水静脉，最后进入巩膜表层的睫状前静脉而回流到血液循环（图 1-3）。当房水循环发生障碍时可致眼压升高而发生青光眼。

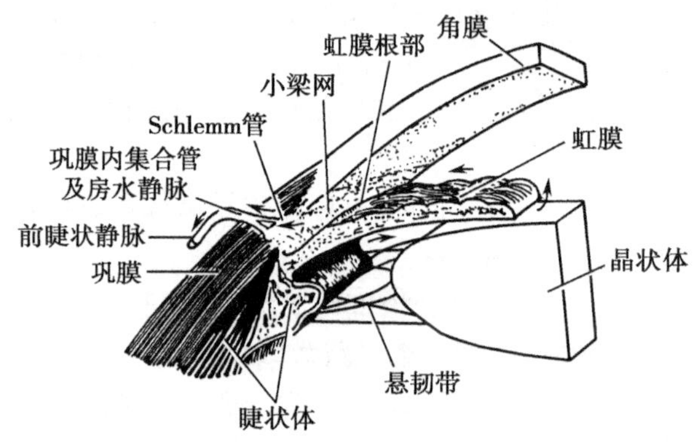

图 1-3 房水的循环途径

2. 晶状体（lens） 位于虹膜后表面和玻璃体前表面之间，通过晶状体悬韧带与睫状体联系固定，形如双凸透镜。晶状体直径约 9mm，厚 4～5mm，其前、后面中央分别称晶状体前极和后极，前后两面接合处称晶状体赤道部。晶状体富有弹性，相当于约＋19D 的凸透镜，是眼主要的屈光介质之一。

晶状体由晶状体囊和晶状体纤维组成。囊为一层具有弹性的均质基底膜，晶状体纤维为晶状体赤道部上皮细胞向前后伸展、延长形成。一生中晶状体纤维不断生成，并将旧的纤维挤向中心，逐渐硬化形成晶状体核；晶状体核外较新的纤维称晶状体皮质。随着年龄的增长，晶状体核逐渐浓缩、增大，弹性逐渐减弱，是导致老视眼的原因之一。当晶状体囊受损或房水代谢发生变化时，可发生晶状体混浊形成白内障。

3. 玻璃体（vitreous body） 位于晶状体后面的玻璃体腔内，主要成分为水，占眼球内容积的 4/5，约 4.5ml。玻璃体是眼屈光介质的组成部分，对视网膜等周围组织有支撑作用；正常为透明胶质体，呈凝胶状；病变时为溶胶状，临床上称为“液化”。玻璃体无血管、神经及再生能力；随着年龄增加，玻璃体内黏多糖解聚，胶原支架结构逐渐塌陷或收缩，水分析出，玻璃体凝胶变为液体，可表现为眼前有漂浮物，称为飞蚊症。

第二节 视 路

视路（visual pathway）是视觉信息从视网膜光感受器到大脑枕叶视中枢的传导路径，即从视神经开始经过视交叉、视束、外侧膝状体、视放射至大脑枕叶的神经传导路径(图 1-4)。

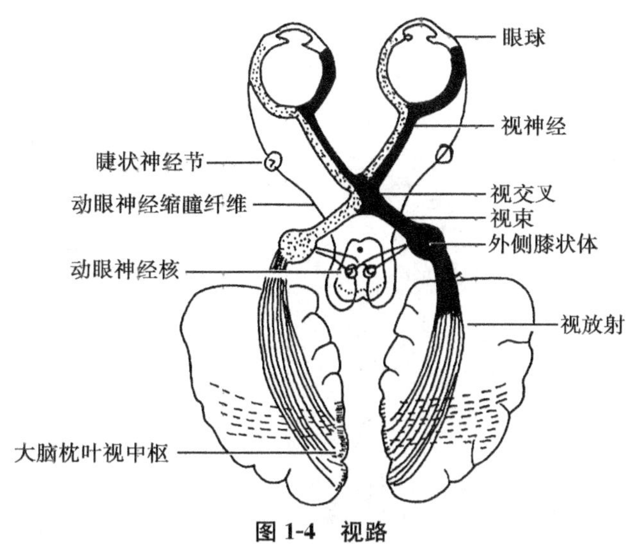

图 1-4　视路

1. 视神经（optic nerve）　是中枢神经系统的一部分，从视盘起全长 42～50mm。按其部位划分为眼内段、眶内段、管内段及颅内段四部分。

2. 视交叉（optic chiasm）　位于蝶鞍的上方，脑垂体的上面。两眼视神经纤维在该处进行部分交叉，即来自视网膜鼻侧的纤维在此处交叉到对侧，来自双眼视网膜颞侧的纤维在此处不交叉。

3. 视束（optic tract）　由视交叉向后延伸到外侧膝状体的神经束，包含来自同侧视网膜颞侧不交叉神经纤维及来自对侧视网膜鼻侧交叉的神经纤维。

4. 外侧膝状体（lateral geniculate body）　位于大脑脚的外侧，视丘枕的下外面；收容大部分来自视束的纤维，发出视放射纤维。

5. 视放射（optic radiation）　由外侧膝状体发出的纤维，行于内囊后角和豆状核的后下方，然后呈扇形分开，绕过侧脑室下角前端，再向后达视皮质。

6. 视皮质（visual cortex）　位于大脑枕叶皮质的距状裂上、下唇和枕叶纹状区，全部视觉纤维在此终止，是视觉的最高中枢。

视路中视觉纤维在各段排列不同，当神经系统某部位发生病变或损害时，则出现相应的视野变化。因此，检出这些视野变化的特征性改变，对眼底疾病及颅内占位性病变的定位诊断具有十分重要的意义。

第三节　眼附属器

眼附属器包括眼睑、结膜、泪器、眼外肌和眼眶。

一、眼　　睑

眼睑（eye lids）位于眼眶前部，覆盖于眼球表面，分上睑和下睑，其游离缘称睑缘，上下睑缘之间的裂隙称睑裂，其内外连接处分别称内眦和外眦。正常平视时，睑裂高度约8mm，上睑缘遮盖角膜上缘 1.0～2.0mm，内眦处有一小的肉样隆起称泪阜，是一种变态的皮肤组织。泪阜的颞侧有一垂直的半月形黏膜皱襞称半月皱襞。睑缘有前唇和后唇，前唇有睫毛，后唇有一行排列整齐的睑板腺开口。上下睑缘的内侧端各有一乳头状突起，其上有一小孔称泪点。上睑皮肤面有一弧形沟，称为双重睑。

眼睑组织学上由外向内分为5层（图1-5）：

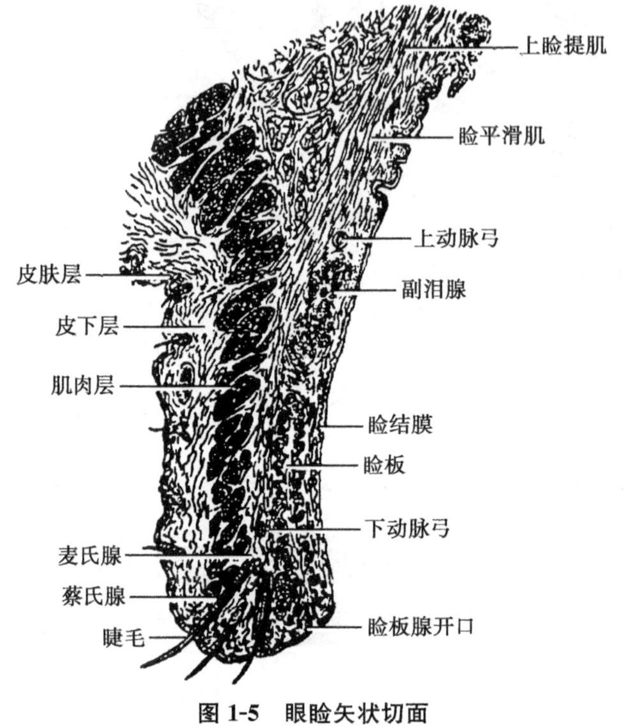

图1-5 眼睑矢状切面

1. 皮肤层 是人体最薄的皮肤之一，易形成皱褶。

2. 皮下组织层 由疏松结缔组织和少量脂肪组成。肾病或局部炎症时容易出现水肿，外伤时易瘀血。

3. 肌层 包括眼轮匝肌、提上睑肌和Müller肌。眼轮匝肌是横纹肌，肌纤维走向与睑裂平行呈环形，由面神经支配，司眼睑闭合；当面神经麻痹时，会发生睑裂闭合不全。提上睑肌由动眼神经支配，司提起上睑作用；动眼神经麻痹时会出现上睑下垂。Müller肌由交感神经支配，收缩时使睑裂增大。

4. 睑板层 由致密的结缔组织、丰富的弹力纤维和大量睑板腺组成，是眼睑的支架组织。分泌类脂质，参与泪膜的构成，对眼表面起润滑作用。

5. 结膜层 为紧贴睑板后面的透明黏膜称睑结膜。

二、结　膜

结膜（conjunctiva）是一层透明黏膜，覆盖于眼睑后面和眼球巩膜前表面。按其解剖部位不同分为睑结膜、球结膜和穹隆结膜三部分。以睑裂为口，角膜为底，结膜围成一囊状间隙，称结膜囊。

1. 睑结膜 覆盖于睑板内面并紧密粘连，不能被推动。正常情况下可见小血管走行和部分睑板腺管。在距上睑缘后唇2mm处，有一与睑缘平行的浅沟，称睑板下沟，常为异物存留之处。

2. 球结膜 覆盖于眼球前部巩膜表面，是结膜中最薄和最透明的部分。与其下的眼球筋膜疏松相连，表面光滑，易被推动，可清晰地看见瓷白色巩膜，巩膜黄染时易被发现。

3. 穹隆结膜　介于睑结膜和球结膜之间，此处结膜组织疏松，多皱褶，便于眼球活动。

在穹隆结膜附近有副泪腺，分泌泪液。结膜上皮层内有杯状细胞，分泌黏液，以湿润眼球表面。

三、泪　器

泪器（lacrimal apparatus）包括分泌泪液的泪腺和排泄泪液的泪道两部分（图 1-6）。

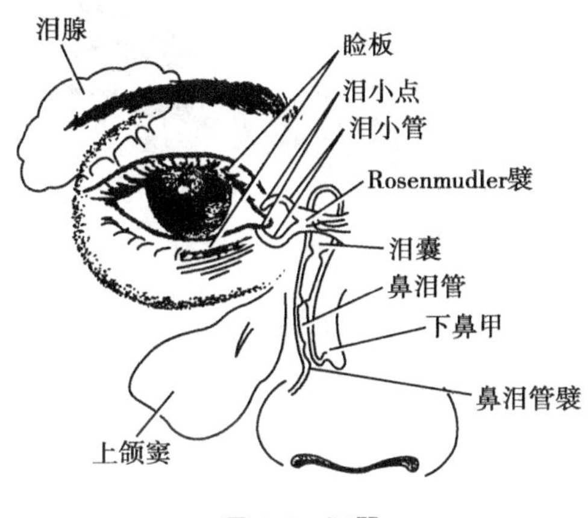

图 1-6　泪器

（一）泪腺

位于眼眶外上方的泪腺窝内，被上睑提肌腱膜分隔为眶部泪腺和睑部泪腺。泪腺共有排出管 10～12 根，开口于外侧上穹隆结膜。副泪腺位于穹隆结膜下，分泌泪液润湿结膜囊。泪液具有清洁、湿润、杀菌等作用。

（二）泪道

是泪液的排出通道，由泪点、泪小管、泪囊和鼻泪管 4 部分组成。

1. 泪点　是泪液引流的起点，位于上下睑缘后唇部、距内眦约 6mm 的乳头突起上，为圆形或椭圆形小孔结构，直径为 0.2～0.3mm。

2. 泪小管　为连接泪小点与泪囊的小管，管长约 10mm。泪小管的开始部分垂直，然后呈水平位转向泪囊。上、下泪小管多先汇合成泪总管后再进入泪囊。

3. 泪囊　位于内眦韧带后面、泪骨的泪囊窝内。其上方为盲端，下方与鼻泪管相连接，长约 10mm，宽约 3mm。

4. 鼻泪管　位于骨性鼻泪管内，上接泪囊，向下开口于下鼻道，全长约 18mm。

四、眼　外　肌

眼外肌（extraocular muscles）是司眼球运动的肌肉（图 1-7）。每眼有 6 条眼外肌，即上、下、内、外 4 条直肌和上、下 2 条斜肌。4 条直肌和上斜肌均起于眶尖视神经孔周围的总腱环，4 条直肌止于眼球赤道部前方巩膜上，内、下、外、上直肌止端附着点与角膜缘的距离分别约为 5.5mm、6.5mm、6.9mm、7.7mm，上斜肌穿过滑车的纤维环，然后转向后上方，止于眼球赤道后方的外上巩膜处。下斜肌起于眼眶下壁前内侧，止于眼球赤道部后外侧巩膜上。上斜肌由滑车神经支配，外直肌由展神经支配，其余 4 条眼外肌均由动眼神经支配。

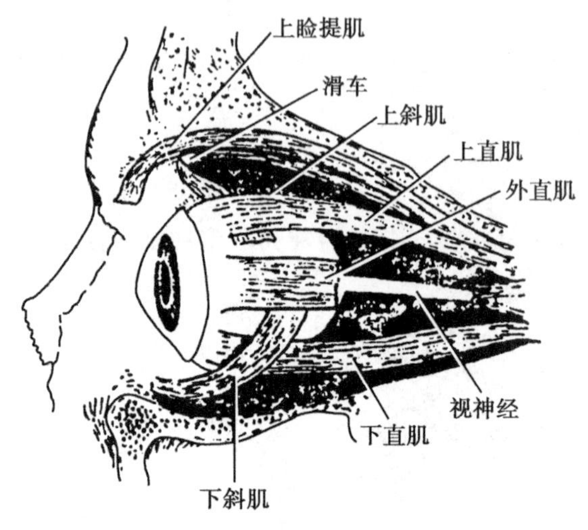

图 1-7 眼外肌

内、外直肌收缩时，使眼球转向该肌所在的方向。由于上、下直肌走向与视轴呈 23°，收缩时除使眼球上、下转动外，还有内转内旋、内转外旋的作用。上、下斜肌走向与视轴呈 51°，收缩时主要功能是分别使眼球内旋和外旋，次要作用是上斜肌下转、外转，下斜肌是上转、外转。

五、眼 眶

眼眶（orbit）为一四边锥形骨窝，尖向后，底向前（图 1-8），由 7 块颅骨（额骨、蝶骨、颧骨、上颌骨、筛骨、泪骨、腭骨）构成。成年人眼眶深 40～50mm，眼眶内包含有眼球、眼外肌、泪腺、血管、神经和筋膜等，其间有疏松脂肪组织填充并起软垫作用。

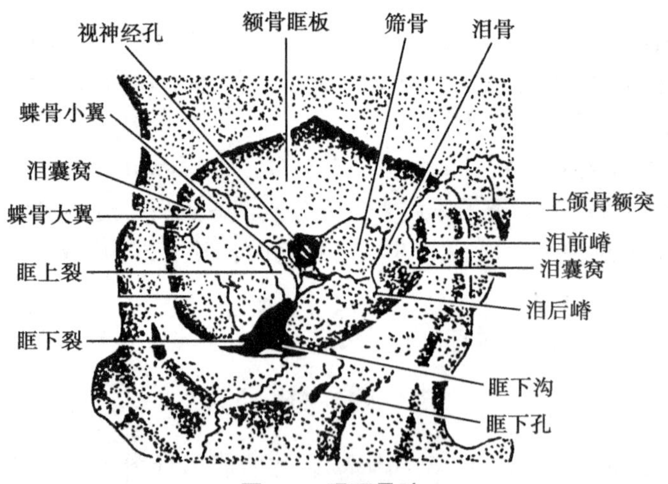

图 1-8 眼眶骨壁

眼眶的外侧壁较厚，其前缘稍偏后，眼球暴露较多，有利于外侧视野开阔，但也增加了外伤机会。其他三壁骨质较薄，易受外力作用而发生骨折。由于眼眶与鼻窦关系密切，鼻窦的炎症和肿瘤常累及眼眶内，另外，眶尖有视神经孔和眶上裂两个重要的通道，此处受损则累及经过的神经、血管，导致眶上裂综合征。

第四节　眼部血管和神经

一、血　　管

（一）动脉

眼球的动脉供应主要有视网膜中央血管系统和睫状血管系统。

1. 视网膜中央动脉　在眶尖部视神经孔附近由眼动脉发出，在视神经下方于球后10～12mm处进入视神经中央，从视盘穿出再分为颞上、颞下、鼻上、鼻下4个分支。视网膜中央动脉是终末动脉，营养视网膜。

2. 睫状动脉　分为睫状后动脉和睫状前动脉。

（1）睫状后动脉：包括睫状后长动脉和睫状后短动脉。

1）睫状后长动脉：在视神经鼻侧和颞侧，斜行穿入巩膜，在脉络膜层内前行到虹膜根部，形成虹膜动脉大环，营养虹膜及睫状体。

2）睫状后短动脉：在球后视神经周围发出10～20小支穿入巩膜，分布于脉络膜后半部，并形成毛细血管网，营养脉络膜、视网膜外层及黄斑。

（2）睫状前动脉：由眼动脉的肌支变化而来。4条肌动脉分支穿过巩膜表层组织至角膜缘后4mm处发出分支穿入巩膜，与睫状后长动脉吻合形成虹膜动脉大环，并分出小分支营养眼前部的角膜、结膜、睫状体及虹膜组织。

（二）静脉

1. 视网膜中央静脉　与同名动脉伴行，经眼上静脉或直接回流到海绵窦。

2. 涡静脉　位于眼球赤道部后方，共4～6条，汇集脉络膜及部分虹膜睫状体的血液，在直肌之间距离角膜缘14～25mm处，斜穿出巩膜，经眼上静脉、眼下静脉回流到海绵窦。

3. 睫状前静脉　收集虹膜、睫状体的血液。上半部静脉血流入眼上静脉，下半部静脉血流入眼下静脉，大部分经眶上裂注入海绵窦，一部分以眶下裂注入面静脉及翼静脉丛，进入颈外静脉。

二、神　　经

1. 视神经　其功能是传导视觉。

2. 运动神经　支配上、下、内直肌及下斜肌、上睑提肌；展神经支配外直肌；滑车神经支配上斜肌；面神经支配眼轮匝肌。

3. 感觉神经　三叉神经的第一分支分为三支；鼻睫神经分布于角膜、虹膜、睫状体；额神经分布于上睑；泪腺神经分布于泪腺。

4. 自主神经　交感神经支配虹膜的瞳孔开大肌及眼内血管；副交感神经支配瞳孔括约肌及睫状肌。

5. 睫状神经节　睫状神经节位于眼眶深部视神经和外直肌之间，距眶尖约10mm，其节前纤维包括：①感觉根，来自三叉神经的鼻睫神经；②运动根，来自眼内血管和瞳孔开大肌的交感神经。其节后纤维即为睫状短神经。

（廖志敏）

一、选择题

A_1 型题

1. 成年人眼球的前后径约为（　　）
   A. 16mm　　B. 18mm　　C. 20mm
   D. 24mm　　E. 26mm
2. 正常瞳孔直径为（　　）
   A. 1.5～3mm　　B. 2～3.5mm　　C. 2.5～4mm
   D. 3～4.5mm　　E. 3.5～5mm
3. 房水来源于（　　）
   A. 玻璃体液化　　B. 房水静脉　　C. 睫状突分泌
   D. 虹膜分泌　　E. 脉络膜分泌
4. 眼睑组织结构中，比较疏松，易出现水肿的是（　　）
   A. 皮肤层　　B. 皮下组织层　　C. 肌层
   D. 睑板　　E. 睑结膜
5. 支配上斜肌的神经是（　　）
   A. 视神经　　B. 动眼神经　　C. 滑车神经
   D. 三叉神经　　E. 面神经
6. 下列哪项**不是**泪道的组成部分（　　）
   A. 泪小点　　B. 泪小管　　C. 泪囊
   D. 鼻泪管　　E. 泪阜
7. 葡萄膜的组成由前到后依次为（　　）
   A. 虹膜、瞳孔、睫状体　　B. 虹膜、脉络膜、睫状体
   C. 虹膜、巩膜突、脉络膜　　D. 虹膜、后房、脉络膜
   E. 虹膜、睫状体、脉络膜
8. 角膜的组织结构**不包括**（　　）
   A. 上皮细胞层　　B. 前弹力层　　C. 基质层
   D. 后弹力层　　E. 下皮细胞层
9. 眼球内容物包括（　　）
   A. 角膜　　B. 房水　　C. 晶状体
   D. 以上都是　　E. 以上都不是
10. 以下哪项**不属于**眼附属器（　　）
    A. 眼睑　　B. 结膜　　C. 角膜
    D. 泪器　　E. 眼眶
11. 眼睑的组织结构**不包括**（　　）

A. 皮肤层　　B. 皮下组织层　　C. 基质层
D. 睑板　　E. 睑结膜

二、名词解释

1. 屈光系统　　2. 调节

三、简答题

1. 简述眼球壁各层的主要解剖及生理特征。
2. 简述房水循环途径。

第二章　眼科护理概述

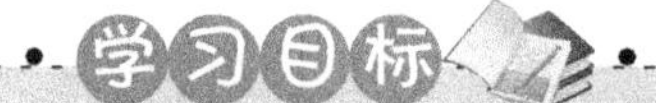

学习目标

1. 掌握眼科患者常见症状及眼科常用护理检查。
2. 熟悉眼科患者常用护理诊断及眼科护理工作的基本特征。
3. 了解眼科患者手术的常规护理及眼科护理管理。

第一节　眼科护理工作的基本特征

一、眼科疾病的基本特征

（一）眼部症状体征突出

眼的结构精细、功能特殊，当发生病变时，患者多有明确的主诉，又可直接或借助仪器在眼部检查到。主要表现有视功能障碍、眼痛、流泪、眼分泌物、“眼红”、眼睑肿胀、眼部畸形、角膜混浊、眼底病变等。

（二）心理症状明显

有些眼病患者的痛苦显著，视力障碍给个人、家庭和社会造成很大的损失，所以患者有明显心理变化。例如，情绪激动可诱发急性闭角型青光眼的发作，而发作时的剧烈眼痛又会引起患者焦虑、烦躁、失眠等心理失衡；视力丧失可使患者产生悲观、孤独、绝望心理；眼睑畸形可使患者产生自卑心理等。

（三）可伴有全身相关病症

有些眼病是全身疾病在眼部的表现或并发症，如高血压和糖尿病可有眼底的改变、风湿性关节炎可引起葡萄膜炎、维生素 A 缺乏可引起角膜软化症等。眼部病变也可引起全身其他组织疾病，如急性闭角型青光眼可引起剧烈头痛、恶心、呕吐等全身症状，眶蜂窝织炎可引起头痛、高热等全身症状。

（四）护理体检以眼部为主

对眼科患者的护理体检着重在眼部检查，如视功能检查、眼附属器检查、眼球前段检查及眼压检查等；检查时常借助视力表、手电筒、眼压计等发现视力、外眼、内眼和眼压等方面的变化情况。

二、眼科护理的工作要点

（一）重视眼部卫生

1. 保持眼部清洁　注意眼部卫生，必要时可行结膜囊冲洗。

2. 注意眼部活动　有些眼病如角膜溃疡、青光眼急性发作、穿通性眼外伤及内眼手术后等，护理中切忌压迫眼部，嘱患者注意避免引起眼压增高的活动，如控制喷嚏、咳嗽，不能长时间低头弯腰等。

3. 加强眼部保护　不同眼病护理光线明暗需要不同，有些眼病需予以盖眼垫、戴眼罩、绷带包扎等保护。

（二）特殊的眼部给药方法

眼科主要给药方法是局部滴眼药水法、涂眼药膏法、结膜下注射法及球后注射法，非住院患者要教会滴药水法及涂眼药膏法等。

（三）精细的护理技术操作

眼对外界理化因素的刺激非常敏感，进行眼部检查、眼部冲洗、异物清除、眼部给药等护理技术操作要精细、轻巧、娴熟，尽量减轻对眼部的刺激。

（四）实施生活护理、心理护理和眼科手术护理

眼病常引发的护理问题主要是视力障碍，随之出现的是生活自理缺陷和心理问题，护理中多需要给予相应的生活护理照顾或指导及心理护理。

手术是眼病治疗的常用方法之一，眼科手术护理临床上主要分为外眼手术护理和内眼手术护理两个方面。

（五）注意眼部的病情观察

主要监测患者视功能、眼压及眼部变化，如有无视力下降、眼红充血、瞳孔大小改变、局部切口渗血、分泌物增加、眼痛加重等。

（六）加强眼病的健康指导

对患者、家属、社区人群广泛宣教眼保健的意义，防盲复明，以提高护理对象整体身心的健康素质。讲解常见眼科疾病的基本知识和自我保健知识，如注意用眼的科学卫生，采取必要的防护措施，避免不良理化因素的刺激，定期进行视功能检查，眼部有异常表现时应及时到医院诊治等。

第二节　眼科护理评估

一、眼科患者常见症状

（一）视功能障碍

1. 视力障碍　是眼病常见症状之一。轻者视力减退，重者视力丧失。应了解其发展的速度、程度及伴随症状。①一过性视力丧失，指视力可在 1 小时内（通常不超过 24 小时）恢复正常，常见原因有：椎基底动脉供血不足、直立性低血压、视网膜中央动脉痉挛、癔症等；②视力突然减退、无眼痛，见于视网膜动脉或静脉阻塞、缺血性视神经病变、玻璃体积血、视网膜脱离等；③视力突然减退伴有眼痛，见于急性闭角型青光眼、虹

膜睫状体炎、角膜炎等；④视力逐渐下降、无眼痛，见于白内障、屈光不正、开角型青光眼等；⑤视力下降而眼底正常，见于球后视神经炎、弱视等。

2. 视野改变 视野向心性缩小，见于青光眼晚期、视网膜及视神经疾病；眼前黑影，见于晶状体或玻璃体混浊；视野偏盲，见于视路病变。

其他还有色觉障碍，是性连锁遗传的先天异常及某些视神经、视网膜疾病；视物变形，可见于视网膜脱离及屈光不正的散光。视力下降、视野缩小等视功能障碍的程度直接影响患者的工作及生活能力。当双眼视力低于 0.05、两侧管状视野或双眼包盖时，患者的生活能力低下，表现沐浴/卫生、穿着/修饰、进食、如厕等自理缺陷。

（二）感觉异常

感觉异常有眼痛、痒、异物感、畏光等。眼部刺激症状为眼痛、眼红、畏光及流泪，常见于角膜炎、眼外伤、急性虹膜睫状体炎、青光眼等。

（三）外观异常

1. 眼红、充血 需了解其特征、类型及性质。结膜充血见于结膜炎；睫状充血，见于角膜炎、葡萄膜炎、青光眼，病情严重者可有混合性充血；球结膜下出血，见于球结膜下注射后、眼外伤、自发性出血、动脉硬化、剧烈咳嗽、严重便秘等；眼睑皮肤充血、瘀血、发红，多见于眼外伤。

2. 眼睑肿胀 眼睑水肿常见于肾病等；眼睑血肿见于眼部挫伤、眼眶或颅底骨折等。

3. 眼部分泌物 了解分泌物的性状和量的多少。分泌物呈黏液性或脓性多为急性细菌性结膜炎，呈浆液性多为病毒性结膜炎，呈黏丝状多为过敏性结膜炎。

4. 眼球突出 眼球突出度超出正常范围，见于眶内肿瘤、鼻窦炎症和肿瘤、眶内血管异常、甲状腺功能亢进等。

5. 流泪与泪溢 流泪是泪液分泌过多，泪道来不及排出而自睑裂流出，多见于眼睑内外翻、倒睫、结膜炎、角膜炎等刺激及情感性刺激等；泪溢是泪道排出受阻，正常分泌的泪液不能排出而溢出眼睑之外，常见于泪道阻塞及泪囊炎等。

6. 翳、白瞳 翳为角膜溃疡后形成的瘢痕；白瞳常见于白内障。

二、眼科常用护理检查

（一）视功能检查

包括视力、视野、色觉、暗适应、立体视觉及视觉电生理检查。

1. 视力检查 视力（visual acuity）即视敏锐度，是眼辨别最小物像的能力，为黄斑中央凹的功能，亦称中心视力。视力检测是最基本的视功能检查项目。视力检查分为远视力检查和近视力检查。

（1）远视力检查：远视力是指 5m 或 5m 以外的视力。常用国际标准视力表或对数视力表检查。远视力表悬挂高度以 1.0 行视标与被检眼等高为宜。检查距离为 5m，亦可在视力表前 2.5m 处置平面反光镜。

检查方法：①检查顺序两眼分别进行，先右眼后左眼，先健眼后患眼，戴矫正镜者，应先查裸眼视力，再查矫正视力；②用遮眼板或手掌遮盖非检查眼，但不要压迫眼球；③辨认视标应自上而下，逐行辨认，能全部辨认出最小视标记录为该眼的远视力。正常标准视力为 1.0。如能辨认表上第 5 行，则记为 0.5。如 0.5 一行有 2 个视标不能辨认，可

记录为 0.5^{-2}。如 0.5 一行仅能辨出 2 个视标，可记录为 0.4^{+2}；④戴镜者应记录裸眼视力及戴镜的屈光度和矫正视力，如 0.3（－2.00D1.2）；⑤如在 5m 处小于 0.1，嘱其向前走，直至认出最大视标为止，此时视力用公式计算：视力＝$d/5\times0.1$，d 为看清最大视标的距离（m）。如检查距离 2m 看清最大视标，视力＝$2/5\times0.1=0.04$；⑥对在 1m 处仍不能辨认最大视标者，应检查眼前分辨指数的能力，并同时记录其最远距离，如 30cm 分辨指数，记为指数/30cm；⑦如在眼前也不能分辨指数，将手掌放在被检者眼前摆动，记录辨认手动的最远距离，如手动/20cm；⑧对在眼前不能判断手动者，应在暗室内测光感，用烛光或手电光，测试被检者能否判断眼前有无亮光，记录"光感"或"无光感"，并记录其最远的光感距离，一般到 5m 为止，如光感/5m。对有光感者，还要检查光定位，在被检者眼前 1m 处 9 个方位变换点状光源，用"＋"、"－"表示光定位的"阳性"或"阴性"，如各方位光感都消失，记为"无光感"。

世界卫生组织规定，较好眼的矫正视力低于 0.3 为低视力，低于 0.05 为盲。

（2）近视力检查：近视力通常指阅读视力，常用标准近视力表或对数视力表检查。近视力同时记录视力和距离，正常近视力为 1.0/30cm。若近视力不良，则以最佳视力和距离记录，如 1.0/20cm。戴镜者应检查和记录矫正近视力。

2. 视野检查　视野（visual field）是眼向正前方固视时所见的空间范围，反映视网膜周边部功能，亦称周围视力。视野检查分周边视野检查和中心视野检查。距注视点 30°以内的范围称为中心视野，30°以外称为周边视野。

（1）周边视野检查：检查者（视野正常）与被检者相距 0.5m，对视而坐。检查右眼时，检查者以左眼与被检者右眼彼此注视，各遮盖另眼，检查左眼则相反。检查者以手指或视标置于二人等距离处，从周边向中心移动，如被检者能在各方向与检查者同时看到视标，其视野正常。此法仅作为初步的视野检查。

正常视野范围，上方约 55°，鼻侧约 65°，下方约 75°，颞侧约 90°。病理性视野改变有向心性缩小、周边视野缩小、偏盲及暗点，可见于青光眼、视网膜脱离、视神经萎缩等。

（2）中心视野检查：检查距离为 1m，生理盲点为绝对暗点，呈椭圆形，垂直径 7.5°，横径 5.5°，位于注视点的外侧约 15.5°，水平线下约 1.5°。

3. 色觉检查　色觉（colour vision）是眼分辨颜色的能力，反映视锥细胞的功能。色觉障碍较轻者为色弱，较重者为色盲。临床上以红绿色障碍多见。色觉障碍一般多为先天性遗传性所致，也有后天性如视网膜、视神经或视中枢病变所致。色觉检查一般用色盲检查图在室内良好的自然光线下进行，被检者双眼同时看图，距离约 0.5m，让其在 5 秒内读出图中数字或图形，然后按附说明书判断色觉为正常、色盲或色弱。从事美术、交通运输、医学、化学、军事等工作必须具备正常的色觉。

4. 其他视功能检查

（1）暗适应：当眼从强光下进入暗处时，起初一无所见，随着对光的敏感度增加，以后逐渐能看清暗处的物体，达到最佳状态，这一过程称为暗适应。暗适应检查用于诊断和观察引起夜盲的疾病，例如视网膜色素变性、维生素 A 缺乏症等。暗适应检查常在暗室内进行对比法检查，即被检者与暗适应正常的检查者同时进入暗室，分别记录在暗室内辨认周围物体的时间，如被检者的时间明显延长，即表示暗适应能力差。

（2）立体视觉：又称深度觉或空间视觉，是感知物体立体形状及不同物体相互远近关系的能力。驾驶员、机械零件精细加工、绘画雕塑等职业要求有良好的立体视觉。检查立体视觉可利用同视机或立体视觉检查图片。

（二）眼部检查

检查顺序一般是由外到内，由前到后。如有传染性眼病则先健眼后患眼。

1. 眼附属器检查

（1）眼睑：有无睑裂大小不等、眼睑痉挛或麻痹，有无眼睑红肿、水肿、瘀血和肿物，有无眼睑位置异常和倒睫，睫毛根部有无充血、鳞屑或溃疡。

（2）泪器：泪点有无位置异常；泪囊部有无红肿、压痛或瘘管，压迫泪囊部有无分泌物自泪点溢出，泪道冲洗是否通畅；泪腺是否触及，有无压痛。

（3）结膜：检查上睑结膜及上穹隆部结膜时，嘱被检者向下注视，检查者以一手的拇指与示指提起上睑边缘皮肤，向下方牵拉，使眼睑稍离开眼球，示指尖稍向内下压迫睑板上缘，同时将上睑向上翻转，暴露上睑结膜，再以另一手示指向后上推眼球，即可暴露上穹隆部结膜；检查下睑结膜和下穹隆部结膜时，可嘱被检者向上注视，将下睑向下牵引即可。应注意观察结膜的颜色、光滑度及血管清晰度，有无充血、乳头肥大、滤泡增生、瘢痕、结石、异物、睑球粘连等。

检查球结膜时，检查者以一手拇指与示指轻轻分开上、下眼睑，被检者向上、下、左、右各方向转动眼球，即可暴露球结膜。检查时注意有无充血、水肿、出血、异物等。眼部充血分为结膜充血、睫状充血和混合性充血（表 2-1）。

表 2-1 结膜充血与睫状充血的鉴别

	结膜充血	睫状充血
颜色	鲜红色	暗红色
部位	愈近穹隆处充血愈明显	愈近角膜缘充血愈明显
血管形态	血管呈网状、树枝状，轮廓清楚	血管呈放射状，形态模糊不清
移动性	推动球结膜时，血管可随之移动	推动球结膜时，血管不随之移动
分泌物	多有黏液性或脓性分泌物	少或无分泌物
充血原因	结膜炎	角膜炎、虹膜睫状体炎、青光眼

（4）眼球位置及运动：观察两眼位置是否对称，有无眼球震颤及斜视，同时应注意眼球大小，有无突出或内陷。检查眼球的突出度可用 Hertel 眼球突出计，将突出计的两端卡在被检者两侧眶外缘，嘱其向前平视，从突出计的反光镜中读出两眼角膜顶点投影在标尺上的毫米数。正常的眼球突出度为 12～14mm，两眼相差不超过 2mm。检查眼球运动时，嘱被检者向正中、左、右、上、下、右上、右下、左上、左下方向注视，检查眼球运动是否正常。

（5）眼眶：要注意双侧是否对称，眶缘有无骨质缺损、肿物、压痛等。

2. 眼球前段检查 检查巩膜、角膜、前房、虹膜、瞳孔及晶状体。

（1）巩膜：观察巩膜有无黄染、充血、结节及压痛等。

（2）角膜：观察角膜大小、透明度、弯曲度和感觉；有无异物、新生血管、混浊及角膜后沉着物等。

荧光素钠染色检查法，用消毒玻璃棒蘸少许无菌的1%～2%荧光素钠溶液，涂于下穹隆结膜上，过1～2分钟后观察，如角膜上皮有缺损、溃疡，病变区被染成黄绿色，正常角膜不着色。

角膜知觉检查，用消毒镊子从消毒棉签抽出一束细棉丝，从眼外侧轻轻触及角膜表面，立即发生瞬目运动者为感觉正常，否则为异常。

（3）前房：观察房水有无混浊、积血、积脓及前房深浅度。将手电筒灯光从外眦处照向内眦，如鼻侧虹膜全部照亮，为深前房；如鼻侧虹膜仅被照亮1mm或更少，则为浅前房，有潜在发生闭角型青光眼的危险。

（4）虹膜：观察虹膜颜色、纹理，注意有无新生血管、色素脱落、萎缩、粘连、根部断离、震颤等。

（5）瞳孔：直径2.5～4mm。注意两侧瞳孔是否等大、等圆，位置居中，瞳孔边缘是否整齐。

瞳孔反射检查：①瞳孔直接对光反射：被检者面向暗处，检查者用手电筒照射受检眼，其瞳孔迅速缩小；②瞳孔间接对光反射：被检者面向暗处，检查者用手电筒照射另侧眼，受检眼瞳孔迅速缩小；③近反射：又称调节反射，当眼注视10～15cm处的目标时，瞳孔缩小，双眼内聚。

（6）晶状体：观察晶状体有无混浊和脱位。

3. 裂隙灯显微镜检查　裂隙灯显微镜由供照明的光源投射系统和供观察的放大系统组成。检查在暗室内进行，通过调节焦点和光源宽窄，可将透明的眼组织切成一个光学切面，经显微镜放大后能详细观察结膜、角膜、前房、虹膜及晶状体等组织的细微变化。

4. 检眼镜检查　是用检眼镜通过瞳孔对眼后段，即玻璃体、脉络膜、视网膜和视盘进行检查。

5. 眼压测量　眼压测定对青光眼的诊治具有重要意义。眼压正常范围为10～21mmHg。眼压测定法有指测法及眼压计测量法（图2-1）。

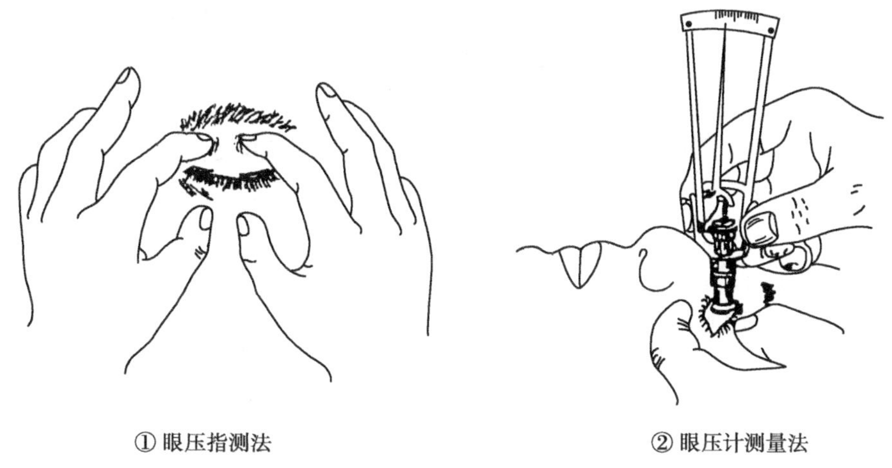

①眼压指测法　　②眼压计测量法

图2-1　眼压测量法

（1）指测法：测量时嘱被检者两眼向下注视，检查者将两手示指尖放在上睑皮肤面，两指交替轻压眼球，估计眼球硬度，初学者可通过触压自己的前额、鼻尖及嘴唇软硬度与之对比，粗略判断眼压的高、中、低。两眼分别进行，互相对比。记录方法：眼压正常记为 Tn，轻度增高记为 T_{+1}，中度增高记为 T_{+2}，重度增高记为 T_{+3}；轻度降低记为 T_{-1}，中度降低记为 T_{-2}，重度降低记为 T_{-3}。指测法是最简单的定性估计方法，用于无法使用眼压计测量时估计眼压，如急性结膜炎、角膜溃疡、眼球震颤患者及婴幼儿、精神紧张者等。

（2）眼压计测量法：有 Schiötz 眼压计测量、Goldmann 压平眼压计测量、非接触眼压计测量。

1）Schiötz 眼压计测量：是目前常用的一种压陷式眼压计。被检者低枕仰卧，松解衣领，平静呼吸。于结膜囊内滴 0.5%～1%丁卡因 2～3 次，以麻醉角膜表面。在等待麻醉期间，应检查眼压计是否灵敏，包括眼压计摩擦力是否过大，在试板上指针是否指零，并用 75%乙醇棉球擦拭底板待干。测量时，嘱被检者两眼直视眼前一目标或自己手指，使两眼角膜保持水平正中位置。检查者右手持眼压计的支架，左手拇指及示指分开上下眼睑，并固定于上、下眶缘，不可压迫眼球。将眼压计底板垂直放在角膜中央，先用 5.5g 砝码，观察指针刻度，如读数小于 3，应更换更重的砝码再量。测量毕，结膜囊内滴抗生素眼药水，并嘱闭目休息片刻。

记录方法：用分数表示，砝码重量为分子，刻度读数为分母，如砝码为 5.5g，刻度读数为 4，查换算表数值为 20.55mmHg，则记录为 5.5/4＝20.55mmHg。

测量注意事项：①连续测量不宜超过 3 次；②眼压计在角膜上停留时间不宜过长；③此眼压计所测数值受球壁硬度的影响，必要时用两个砝码测量后查表校正，可消除球壁硬度造成的误差；④测量后将眼压计擦拭干净。

2）Goldmann 压平眼压计测量：是目前国际较通用的一种压平眼压计，附装在裂隙灯显微镜上，用显微镜观察，坐位测量。测量时不受球壁硬度影响，测量准确。

3）非接触眼压计测量：是一种不直接接触眼球的测量方法，避免了通过眼压计接触角膜引起的交叉感染或损伤。患者取坐位，头置于头架上，前额紧靠头架。嘱患者睁大睑裂注视仪器内的红色指示点。检查者调整仪器操纵杆的气体触发器，显示屏上即出现眼压读数。连续测量 3 次，取平均值，即为眼压测量值。对于自动非接触眼压计，只需对焦好即能自动进行眼压测量，最新的仪器还可自动对焦测量。

第三节 眼科患者常用护理诊断

1. 感知觉紊乱 视力障碍 与屈光间质混浊、视网膜病变、屈光不正、弱视及眼病治疗时双眼包盖有关。

2. 自理缺陷 与严重视力障碍、术后双眼包盖等有关。

3. 急性疼痛 与炎症、眼压升高、外伤、手术创伤等有关。

4. 有感染的危险 与不良卫生习惯、局部创口的预防感染措施不当、机体抵抗力下降有关。

5. 焦虑 与视功能障碍及担心预后不良等因素有关。

6. 知识缺乏 缺乏眼病的相关知识。

7. 潜在并发症 手术切口裂开、出血、感染等。

第四节 眼科护理管理

一、门诊护理管理

眼科门诊护理的主要任务是做好开诊前准备，安排患者就诊，协助医师进行检查，搞好健康指导和护理指导等。

1. 诊室卫生 应注意诊室卫生，做到清洁、整齐、明亮、通风。同时，每日清晨上班准备好洗手消毒用水及擦手毛巾。

2. 诊室物品 准备好诊桌上的物品，包括聚光手电筒、放大镜、近视力表、无菌荧光素钠、丁卡因溶液、抗生素眼药水、散瞳及缩瞳眼药水、消毒玻璃棒以及消毒干棉球(签)、75%乙醇棉球等。同时，备好文具、病历纸、处方笺、住院证、各种检查、化验及治疗单等办公用品，检查医疗电脑，并处于工作状态。

3. 就诊秩序 按病情特点及挂号先后进行分诊。急症患者应随到随诊，如眼化学伤者，可立即到治疗室初步处理。老、弱、幼、残患者可提前就诊。

4. 协助检查 事先做好患者的视力检查，根据医嘱给患者散瞳、查视野及测量眼压等。对双眼视力低下、行动障碍者应给予有效的护理照顾，检查时护士应在患者一侧引导前行，领入诊查位置，并协助上诊查椅或检查床，配合医师进行检查。

5. 健康指导 根据患者具体情况，给予生活、用药、预防及预约复诊等方面必要的护理指导；并利用壁报、板报、电视等形式，宣传常见眼病的发病原因及防治知识。

二、暗室护理管理

暗室是眼科的特殊检查环境，室内有许多精密仪器，眼部许多常规检查需在暗室进行，因此加强暗室护理管理非常重要。

1. 暗室环境 地面不反光、不打滑；墙壁为深灰色或墨绿色，窗户应设置滤光窗帘，以保证室内黑暗状态，便于使用眼科仪器进行细微检查；暗室保持清洁卫生、空气流通及相对干燥，以免损坏室内仪器。

2. 仪器管理 一是合理放置仪器。暗室常设仪器有裂隙灯显微镜、检眼镜、灯光视力表、验光仪、镜片箱等，应合理安放，以利于检查操作和患者安全。二是制定仪器使用规程。暗室内精密仪器的使用、保养，严格按规程操作，镜头、镜片等光学仪器配件，需用擦镜纸或95%乙醚轻拭污渍。

3. 患者管理 患者对暗室环境感觉陌生，应给予护理指导和帮助，以免发生意外。

4. 下班前管理 每日下班前，应把暗室内各种检查仪器从工作位恢复到原位，切断电源，加盖防尘罩，并关好水龙头、门窗等。

三、病房护理管理

眼科病房护理管理，除与一般病房护理管理要求相同外，还应根据眼科患者的特点实施。

1. 病房环境 室内禁止吸烟，通风良好；保持安静、舒适、整洁、安全；患者活动范围内无障碍物，保证通畅，以免碰撞。病室一般应宽敞明亮，挂素色窗帘。照明光线根据患者病变、治疗要求而定，如青光眼患者需缩瞳，所以光线不宜过暗。而角膜炎、前葡萄膜炎患者则需散瞳，应避免强光刺激，可通过病室灯光、窗帘开关及让患者戴有色眼镜等调节明暗。

2. 人文环境 对患者热情接待，耐心介绍病房及医院情况、管理制度，并根据病种病情安排病室病床，使患者尽快适应环境。语言环境对眼病患者心理影响很大，护士应做表率，以亲切、耐心、乐观、充满感情的语言，创造一个积极的、利于患者康复的人际环境。

3. 协助诊疗 安置患者后，初步护理检查，立即通知医师，并协助医师初步检查，处理首次医嘱，同时协助医师做好各项处置的准备工作，填写各种护理表格。

4. 实施护理程序 独立进行护理评估，确定护理诊断，按护理程序制定出具体护理计划，经上级护士同意后实施，并对护理工作不断地进行评价，提高护理质量。

第五节 眼科患者手术的常规护理

一、外眼手术前后的常规护理

外眼手术通常是眼睑、泪器、结膜、眼外肌、眼眶等部位的手术。多在门诊手术室进行。

（一）术前护理

1. 患者术前 3 日滴抗生素眼液，示范眼液的滴用方法，并说明注意事项。

2. 术日，按外眼手术常规洗眼，如发现患眼有炎症，应及时报告医生。

3. 嘱患者术前排空大、小便。

（二）术后护理

1. 观察有无出血或其他不适，一般 30 分钟后即可离院。

2. 睑板腺囊肿术后覆盖双层眼垫，嘱患者用手掌按压手术部位 10 分钟后观察有无出血。

3. 泪囊摘除术后单眼加压包扎止血。观察 10～30 分钟。

4. 嘱患者遵医嘱用药，定期换药和检查，说明注意事项。

二、内眼手术前后的常规护理

内眼手术一般指角膜、虹膜、晶状体、玻璃体、视网膜等部位的手术。

（一）术前护理

1. 向患者介绍病区环境使其熟悉陌生环境，可减轻患者因手术包扎双眼失去定向力而产生不安、害怕的感觉；说明手术的目的，术前、术中、术后的注意事项和预后等情况，提供所需要的帮助及正确信息，减轻患者不必要的思想顾虑和负担，使其在心理上和物质上有所准备，能够主动配合治疗和护理。

2. 教会患者使用传呼系统，并加强巡视，及时了解患者的需要，帮助其解决问题；自理缺陷者，协助患者诊疗检查、生活起居，如术前检查、饮食、大小便、洗漱等，多给予指导和鼓励。

3. 术前除按普外科常规护理外，眼部术前护理包括：①训练患者眼球向上、下、左、右 4 个方向转动，以便术中、术后配合；②指导患者练习床上活动、呼吸调整；③告诉患者用手指压迫人中穴、张口呼吸及使用舌尖抵上腭的方法来抑制咳嗽和打喷嚏，以免术中或术后突然发生，引起前房积血或切口裂开；④进行视功能、眼压及眼前段检查；⑤术前 3 日用抗生素眼药水或眼药膏，每日 3～6 次；⑥术前 1 日清洁结膜囊、冲洗泪道，剪去术眼睫毛；⑦遵医嘱术前用药。

（二）术后护理

1. 患者要安静卧床休息，按手术种类、医嘱采取相应体位，指导床上及下床活动；活动要适度，注意头部活动，避免低头及头部振动，控制咳嗽、打喷嚏、呕吐，嘱不用力挤眼，不揉按术眼，不用力排便，避免大声说笑，严禁突然翻身和坐起等，以免引起眼内压升高、眼内出血、切口裂开。

2. 手术当日，宜给半流质饮食，其余时间可给软食或普食，食物不能过硬，应增加蛋白质、维生素等营养食物，以促进切口愈合；保持大便通畅，如 3 日无大便，应给缓泻剂。

3. 术后双眼包盖，生活自理能力明显下降，要给予良好的生活护理，协助完成饮食、大小便、洗漱、个人清洁卫生等。

4. 遵医嘱局部或全身应用抗生素等药物，术眼换药每日 1 次，严格无菌技术操作，动作轻巧，切勿碰压眼球。

5. 注意观察眼垫有无松动、移位和渗血、术眼分泌物性状、切口愈合情况、瞳孔大小、眼部刺激症状的轻重及全身反应、心理变化，疼痛时可酌情给镇静、止痛剂，若眼痛或头痛突然加剧、出现发热等异常情况，可能是术眼切口出血、眼压升高、眼内感染等，应及时报告医师合作处理。

6. 嘱出院患者按时复诊，指导正确用药、合理饮食、适宜活动，说明注意事项，以利于康复。

（李　莉）

思考题

一、选择题

A_1 型题

1. 外眼检查主要是通过（　　）
   - A. 望诊检查
   - B. 放大镜检查
   - C. 裂隙灯显微镜检查
   - D. 检眼镜检查
   - E. 眼影像学检查

2. 检查角膜感觉，是将消毒棉纤维的尖端与角膜接触，正确者为（　　）
   - A. 眼正视前方，从眼前轻触角膜，观察有无瞬目反应
   - B. 眼正视前方，从眼外侧面轻触角膜，观察有无瞬目反应

C. 触及角膜后，观察有无流泪

D. 触及角膜后，询问受检者有无异物感

E. 触及角膜后，询问受检者有无疼痛感

3. 眼压正常范围是（　　）

A. 2～3mmHg　　B. 5～10mmHg　　C. 10～21mmHg

D. 22～30mmHg　　E. 31～40mmHg

4. 用 Schiötz 眼压计测量前，准备工作中哪项可**除外**（　　）

A. 对受检者做好解释工作，使解除恐惧，配合检查

B. 患者低枕平卧

C. 滴 2 次 1%丁卡因于结膜囊内

D. 解开领扣，以免颈静脉受压，血液回流受阻，影响眼压值

E. 滴抗生素眼药水于结膜囊内，以预防感染

5. 测远视力时，**错误**的是（　　）

A. 视力表挂在光线充足的地方　　B. 视力表中的 4.0 行与眼平行

C. 被检者与视力表的距离为 5m　　D. 先测右眼再测左眼

E. 自上而下依次辨认视标

6. 患者在 2.5m 处才看清最大视标，其视力为（　　）

A. 0.01　　B. 0.02　　C. 0.03

D. 0.04　　E. 0.05

7. 眼科护理评估的基本特征**不包括**（　　）

A. 眼部症状突出　　B. 眼部体征突出

C. 心理症状明显　　D. 伴有全身相关病症

E. 护理体检以全身健康评估为主

8. 以下**不符合**结膜充血特征的是（　　）

A. 充血鲜红色　　B. 充血血管呈树枝状，清晰可见

C. 愈近穹隆处充血愈明显　　D. 推动球结膜时，血管可随之移动

E. 分泌物少或无

A_2 型题

9. 张女士，57 岁。2 日前无明显诱因出现右眼胀痛、视力急剧下降，伴头痛，视力：右眼指数/30cm，左眼 1.0，指测右眼眼压结果是 T_{+2}，说明眼压（　　）

A. 正常　　B. 轻度增高　　C. 中度增高

D. 重度增高　　E. 中度降低

10. 黄先生，28 岁。左眼被树枝刮伤，眼痛、畏光、流泪、眼红、视力锐减 2 日，遂来医院诊治。查远视力，右眼 1.0，左眼在 2.5m 处才看清最大视标。对其进行眼前段的检查时，**错误**的一项是（　　）

A. 只进行左眼的检查　　B. 先查右眼，后查左眼

C. 左眼滴 1%丁卡因 2 次　　D. 左眼滴 1%荧光素钠溶液

E. 尽量避免对左眼球的加压操作

二、名词解释

1. 视力　　2. 视野　　3. 色觉

三、简答题

1. 简述眼科护理的工作要点。
2. 简述内眼手术的术前护理要点。

第三章 眼科常见疾病患者的护理

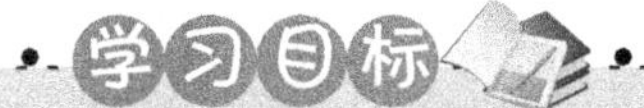

第一节 眼睑病与泪器病患者的护理

学习目标

1. 掌握睑腺炎、慢性泪囊炎的临床表现及护理措施。
2. 熟悉睑板腺囊肿、睑内翻及倒睫、睑外翻的护理要点。
3. 了解眼睑闭合不全及上睑下垂的护理要点。

一、睑 腺 炎

睑腺炎（hordeolum）是眼睑腺体的急性化脓性感染，又称麦粒肿。睫毛毛囊或其附属的皮脂腺或变态汗腺感染，称为外睑腺炎；睑板腺感染称为内睑腺炎。

【护理评估】

（一）健康史

1. 病因 多为金黄色葡萄球菌感染引起。

2. 诱因 多有体弱、营养不良、糖尿病及眼部慢性炎症、屈光不正等。

知识链接

气热敷法、干性热敷法

1. 气热敷法 将装满开水的保温瓶瓶口覆盖上一层消毒纱布，嘱患者眼部靠近瓶口，并将干净的双手围成筒状，使热气集中于眼部，温度以患者能接受为度。

2. 干性热敷法 用装有2/3满的热水袋，外裹多层纱布，将它直接置于患眼。温度一般在40°左右。

（二）临床表现

患处有红、肿、热、痛等急性炎症的表现。若发生眼睑蜂窝织炎和败血症，可伴有寒战、发热及头痛等全身中毒症状。抵抗力低下的患者，炎症可在眼睑皮下组织间蔓延扩散，形成眼睑蜂窝织炎，严重者可引起海绵窦脓毒血栓或败血症而危及生命。

（1）外睑腺炎：炎症反应主要位于睫毛根部的睑缘处，初起时红肿范围较弥散，但触诊时可发现明显压痛的硬结；可有同侧耳前淋巴结肿大和触痛。2～3日后硬结软化，形成黄色脓点，可自行破溃排脓，脓液引流通畅，炎症明显减轻。

（2）内睑腺炎：局限于睑板腺内，局部硬结压痛比外睑腺炎剧烈，睑结膜面局限性红色或紫红色隆起。2～3日后硬结软化，形成黄色脓点，向结膜囊内破溃排脓，炎症减轻。

（三）心理-社会状况

睑腺炎起病较急，外观红肿，疼痛不适，患者较为焦虑。

（四）治疗原则

局部热敷、应用抗生素眼药控制感染；脓肿形成后切开排脓。

【常见护理诊断/问题】

1. 急性疼痛 与睑腺急性炎症有关。

2. 潜在并发症：眼睑蜂窝织炎、海绵窦脓毒血栓、败血症等。

3. 知识缺乏：缺乏睑腺炎相关知识。

【护理措施】

（一）减轻疼痛

1. 认真听取患者疼痛的主诉，并仔细观察其对疼痛反应，向患者解释疼痛的原因，给予支持与安慰，指导放松技巧。

2. 指导患者热敷 早期热敷可以促进血液循环，有助于炎症消散和疼痛减轻。常用方法有湿性热敷法：嘱患者闭上眼睛，先在患眼部涂上凡士林，再将消毒的湿纱布拧干盖上，温度以患者能接受为度，每5～10分钟更换一次，每次更换2～4遍，每日3次。热敷法还有气热敷法、干性热敷法。热敷时应特别注意温度，以防烫伤。

3. 遵医嘱用抗生素眼药水或涂用眼药膏，指导正确使用眼药方法。

4. 脓肿形成后，切开排脓。

（二）密切观察病情，预防并发症

1. 观察患者局部病灶的变化，检测体温，局部炎症明显并有全身症状或反复发作者，遵医嘱全身应用抗生素。

2. 脓肿形成过程及切开排脓，切忌挤压或用针挑刺，以免细菌进入海绵窦，导致颅内、全身感染等严重并发症。

（三）健康指导

1. 指导家庭护理，养成良好的卫生习惯，不用脏手或不洁毛巾揉眼。

2. 告诉患者治疗原发病的重要性，如有慢性结膜炎、睑缘炎或屈光不正者，应及时治疗或矫正；营养不良、体质虚弱者，应加强营养，锻炼身体，增强机体的抵抗力。

二、睑板腺囊肿

睑板腺囊肿（chalazion）是睑板腺特发性无菌性慢性肉芽肿性炎症，又称霰粒肿，是常见的眼睑炎症。病程进展缓慢，多见于青少年或中年人。

【护理评估】

（一）健康史

由于慢性结膜炎或睑缘炎而致睑板腺出口阻塞，腺体分泌物潴留在睑板内，对周围组织产生慢性刺激而引起。

（二）临床表现

1. 症状 较小的囊肿可无自觉症状，较大者可有眼睑异物感、重坠感。若继发感染，形成急性化脓性炎症时，临床表现则与内睑腺炎相同。

2. 体征 眼睑皮下可触及大小不一的肿块，无压痛，与皮肤无粘连，相应的睑结膜面呈紫红色或灰红色充血的病灶。小的囊肿可以自行吸收，但多数长期不变，或逐渐长大，质地变软，也可自行破溃，排出胶样内容物，在睑结膜面形成肉芽肿。

（三）实验室及辅助检查

对于反复发作或老年人的睑板腺囊肿，应将切除标本送病理检查，以排除睑板腺癌。

（四）治疗原则

小而无症状的睑板腺囊肿无需治疗，待其自行吸收。睑板腺囊肿大者可通过热敷或向囊肿内注射糖皮质激素促其吸收。如不能消退，应行手术切除。

【常见护理诊断/问题】

1. 感知觉紊乱：异物感等　与睑板腺囊肿较大有关。
2. 知识缺乏：缺乏睑板腺囊肿相关知识。

【护理措施】

（一）减轻异物感

1. 睑板腺囊肿较大者遵医嘱给予热敷指导，或遵医嘱囊肿内注射糖皮质激素，促进吸收。

2. 睑板腺囊肿刮除术护理 同外眼手术护理，术后覆盖双层眼垫，嘱患者用手掌按压手术部位10～15分钟，观察局部有无出血等病情变化；说明注意事项；嘱患者术后次日眼部换药，涂抗生素眼膏，并用眼垫遮盖。

（二）健康指导

1. 青少年睑板腺分泌旺盛者，嘱其饮食应清淡，同时注意眼部清洁卫生，不用脏手或不洁毛巾揉眼。
2. 老年人睑板腺囊肿反复发作者需注意排除睑板腺癌。

三、睑内翻与倒睫

睑内翻（entropion）指睑缘向眼球方向内卷，睫毛也倒向眼球的眼睑位置异常。倒睫（trichiasis）是睑缘位置正常，睫毛倒向眼球。倒睫与睑内翻可同时并存，也可只有倒睫而没有睑内翻。睑内翻分为瘢痕性睑内翻、痉挛性睑内翻和先天性睑内翻。

【护理评估】

（一）健康史

1. 瘢痕性睑内翻 因睑结膜与睑板瘢痕性收缩所致。其中以沙眼最为常见，其他还见于睑化学伤、天疱疮及白喉性结膜炎等疾病。

2. 痉挛性睑内翻 多发生于下睑，常见于老年人，又称老年性睑内翻。由于眼睑皮肤和皮下组织萎缩变薄，失去牵制眼轮匝肌的收缩作用，眼轮匝肌纤维向前上方滑动压迫睑板上缘，以致下睑上部向内翻卷。

3. 先天性睑内翻 主要见于婴幼儿。多由于内眦赘皮牵拉、睑缘部眼轮匝肌过度发育或睑板发育不全所致。或由于婴幼儿较胖，鼻梁发育欠饱满，也可引起下睑内翻。

（二）临床表现

1. 症状 异物感、畏光、刺痛、流泪、眼睑痉挛等。

2. 体征 睑缘部向眼球方向内卷，睫毛倒向眼球，刺激球结膜、角膜，导致球结膜充血、角膜上皮可脱落，荧光素弥漫性着色。如继发感染，可发展为角膜溃疡。如长期不愈，则角膜有新生血管，形成角膜混浊，从而导致视力障碍。

（三）心理-社会状况

睑内翻患者因出现畏光、刺痛、流泪、眼睑痉挛等不适症状而焦虑。

（四）治疗原则

单纯少数倒睫可电解倒睫；瘢痕性睑内翻者手术矫正；痉挛性睑内翻先行保守治疗，无效时手术治疗；先天性睑内翻随年龄的增长，鼻梁发育，可自行缓解。

【常见护理诊断/问题】

1. 慢性疼痛　与睫毛刺激角膜有关。

2. 潜在并发症：角膜炎、角膜混浊等。

【护理措施】

（一）减轻疼痛

1. 做好心理护理，告诉患者疼痛原因，放松可缓解疼痛。

2. 及时去除疼痛原因。如睑内翻症状明显，可用胶布法在眼睑皮肤面牵引，使睑缘向外复位。

3. 手术护理　大量倒睫和睑内翻者，遵医嘱做好手术矫正准备，按外眼手术常规护理。

（二）密切观察病情，预防并发症

1. 注意观察角膜变化，如有眼痛、畏光、流泪等继发感染表现时，应及时就医。

2. 遵医嘱给予抗生素眼药，并指导患者正确滴眼药水和涂眼药膏，预防角膜炎发生。

（三）健康指导

1. 向患者说明睑内翻与倒睫的危害，单纯倒睫、瘢痕性睑内翻及痉挛性睑内翻应积极彻底治疗，先天性睑内翻注意预防角膜感染的发生。

2. 保持眼部卫生，不用脏手或不洁毛巾揉眼。

四、睑　外　翻

睑外翻（ectropion）为睑缘离开眼球向外翻转。分为老年性睑外翻、瘢痕性睑外翻和麻痹性睑外翻。

【护理评估】

（一）健康史

1. 老年性睑外翻　老年人眼轮匝肌功能减弱，眼睑皮肤及外眦韧带较松弛，使睑缘不能紧贴眼球。

2. 瘢痕性睑外翻　创伤、烧伤、化学伤等引起眼睑皮肤瘢痕收缩所致。

3. 麻痹性睑外翻　有面神经麻痹史，由于眼轮匝肌收缩功能丧失，又因下睑重量使之下坠，多导致下睑外翻。

（二）临床表现

1. 症状　可有泪溢。

2. 体征　睑外翻轻者仅有睑缘离开眼球；重者则睑缘外翻，部分或全部睑结膜暴露在外，睑结膜充血、干燥、肥厚、角化；严重睑外翻常有眼睑闭合不全，使角膜失去保护，角膜上皮干燥脱落，导致暴露性角膜炎甚至角结膜干燥症。

（三）心理-社会状况

患者眼睑外翻，感觉颜面仪容受损，常产生自卑感；手术治疗前对手术的效果产生忧虑。

（四）治疗原则

应用抗生素眼药预防角膜炎；治疗主要是手术矫正，恢复睑缘正常位置。

【常见护理诊断/问题】

1. **身体意象紊乱** 与睑外翻影响面部容貌有关。

2. 潜在并发症：暴露性角膜炎、角结膜干燥症等。

【护理措施】

（一）恢复眼睑外形

1. 对患者心理状态进行评估，多与患者交谈，进行心理疏导，使其正确对待疾病，配合治疗。

2. **手术护理** 按外眼手术护理常规进行。

（二）密切观察病情，预防并发症

1. 注意观察角膜变化，如有眼痛、畏光、流泪等继发感染表现时，应及时就医。

2. 遵医嘱用抗生素眼药，指导正确用眼药的方法。

（三）健康指导

1. 向患者说明睑外翻的危害，积极治疗。

2. 保持眼部卫生，不用脏手或不洁毛巾揉眼。

3. 指导老年性睑外翻患者正确擦拭泪液的方法：用手帕由下眼睑往上揩，以免向下揩拭加重眼睑外翻。

五、眼睑闭合不全

眼睑闭合不全（lagophthalmos）为上下眼睑不能完全闭合，导致部分眼球暴露的状况。

【护理评估】

（一）健康史

1. **眼部疾病** 常由重度睑外翻、先天性眼睑缺损、先天性青光眼和眼眶肿瘤等引起。

2. **全身疾病** 多见于面神经麻痹、全麻或重度昏迷、甲状腺病性突眼致病。

（二）临床表现

1. **症状** 重度眼睑闭合不全有泪溢。

2. **体征** 轻度眼睑闭合不全下方球结膜暴露，结膜充血、干燥、肥厚或过度角化。重度眼睑闭合不全，角膜暴露，导致暴露性角膜炎，甚至角膜溃疡。

（三）心理-社会状况

眼睑闭合不全由于外观颜面仪容受损，常产生自卑感。

（四）治疗原则

眼睑闭合不全首先应治疗原发病，采取有效措施保护角膜。

【常见护理诊断/问题】

1. **身体意象紊乱** 与眼睑闭合不全影响面部容貌有关。

2. 潜在并发症：角结膜干燥症、暴露性角膜炎等。

【护理措施】

（一）恢复眼睑外形

1. 对患者心理状态进行评估，多与患者交谈，进行心理疏导，使其正确对待疾病，配合治疗。

2. 手术护理　按外眼手术常规护理。

（二）密切观察病情，预防并发症

1. 遵医嘱用抗生素眼药，指导正确用眼药的方法，防止角膜炎症。

2. 保护角膜　①结膜囊内涂大量抗生素眼膏，牵引上、下睑使之互相靠拢，再以眼垫遮盖；②可用“湿房”，即用透明塑料片或胶片做成锥形空罩覆盖眼上，周围空隙用胶布密封，利用蒸发的泪液保持眼球的湿润；③戴软性角膜接触镜。

3. 注意观察角膜变化，如有眼痛、畏光、流泪等角膜刺激症状，立即通知医师。

（三）健康指导

1. 讲明眼睑闭合不全的危害，注意保护角膜。

2. 遵医嘱用滴眼液，睡眠时多涂点抗生素眼膏，以湿润眼球暴露的部分。

六、上睑下垂

上睑下垂（ptosis）是指上睑的提上睑肌和Müller平滑肌的功能不全或丧失，导致上睑下垂，即眼向前方注视时上睑缘遮盖角膜上缘超过2mm。

【护理评估】

（一）健康史

1. 先天性上睑下垂　出生时即存在，主要由于动眼神经核或提上睑肌发育不良，为常染色体显性遗传。

2. 获得性上睑下垂　常有相关病史，如提上睑肌损伤、动眼神经麻痹、交感神经疾病、甲状腺肿或颈部手术史、重症肌无力、重症沙眼史及上睑炎症或肿瘤史等。

（二）临床表现

1. 先天性上睑下垂　多为双侧，常伴有眼球上转运动障碍，可有视力障碍、弱视。如瞳孔被眼睑遮盖，需利用额肌力量提高上睑缘位置，在额部形成较深的横行皮肤皱纹，牵拉眉毛向上呈弓形凸起，或仰头视物。

2. 获得性上睑下垂　多为单侧。遮盖瞳孔时，则影响视功能。多有相关病史或伴有其他症状，如动眼神经麻痹可能伴有其他眼外肌麻痹；提上睑肌损伤有外伤史；重症肌无力所致的上睑下垂有晨轻暮重的特点，注射新斯的明后上睑下垂减轻或消失；颈交感神经麻痹发生上睑下垂的同时，伴有同侧眼球后陷，瞳孔缩小，颜面潮红及无汗等症状，称为Horner综合征。

（三）心理-社会状况

因睁眼困难、两眼大小不对称导致容貌、形象受损，影响患者的心理及社交关系，出现悲观、社交障碍、社交孤立。

（四）治疗原则

先天性上睑下垂以手术治疗为主。获得性上睑下垂应先进行病因和药物治疗，无效时再考虑手术。

【常见护理诊断/问题】

1. 功能障碍性悲哀 与提上睑肌功能障碍致心理紊乱有关。

2. 身体意象紊乱 与上睑下垂影响美容有关。

3. 潜在并发症：弱视。

【护理措施】

（一）减轻悲哀

应耐心进行心理护理，鼓励患者表达思想，进行心理疏导，消除自卑心理。

（二）恢复眼睑外形

1. 获得性上睑下垂，遵医嘱做好治疗的配合护理。

2. 手术治疗者，按外眼手术护理。护理中还需：①进行额肌悬吊术时，需要剃眉毛；②术后特别注意有无角膜暴露、眼睑闭合不全、穹隆部结膜脱垂等；保持局部创口干燥；一般术后加压包扎24小时；术后7日拆线。

（三）密切观察病情，预防并发症

先天性上睑下垂患儿，注意监测视力，指导尽早手术治疗，防止弱视发生。

（四）健康指导

告知上睑下垂的危害。针对先天性上睑下垂患儿，要向患儿家长说明尽早治疗的重要性；获得性上睑下垂，指导积极查找病因，以便进行病因治疗。

七、慢性泪囊炎

慢性泪囊炎（chronic dacryocystitis）是泪囊黏膜受到细菌感染引起的慢性炎症。是常见的泪器疾病，多发于中老年女性。

【护理评估】

（一）健康史

鼻泪管狭窄或阻塞，导致泪液滞留于泪囊之内，伴发细菌感染引起。致病菌多为肺炎双球菌、白色念珠菌等引起。

（二）临床表现

1. 症状 多单侧发病，主要症状为泪溢。

2. 体征 结膜充血，内眦下睑部位的皮肤湿疹。用手指挤压泪囊区，有黏液或黏液脓性分泌物自泪小点流出。泪道冲洗时，冲洗液自上、下泪小点反流，同时有黏液脓性分泌物。由于分泌物大量潴留，泪囊扩张，可形成泪囊黏液囊肿。

慢性泪囊炎是眼部一个感染病灶，结膜囊长期处于带菌状态。如果发生眼外伤或施行内眼手术，极易引起化脓性感染，导致细菌性角膜溃疡或化脓性眼内炎。

（三）实验室及辅助检查

分泌物培养可确定致病菌；X线泪道造影检查可了解泪囊大小及阻塞部位。

（四）心理-社会状况

慢性泪囊炎患者因病变较轻，对视力影响不大，缺乏对其潜在危害的认识，所以有些患者不够重视，不能及时坚持治疗。

（五）治疗原则

慢性泪囊炎视情况选择抗生素滴眼液滴眼、泪道冲洗、泪道探通、鼻腔泪囊吻合术或泪囊摘除术等治疗。

【常见护理诊断/问题】

1. 感知觉紊乱：泪溢　与慢性泪囊炎泪道狭窄或阻塞有关。

2. 有感染的危险　与慢性泪囊炎使结膜囊处于带菌状态有关。

3. 知识缺乏：缺乏慢性泪囊炎相关知识。

【护理措施】

（一）减轻泪溢

1. 指导正确滴眼药　遵医嘱正确应用抗生素滴眼液。每次滴眼液前，先用手指按压泪囊区或行泪道冲洗，排空泪囊内的分泌物后，再用抗生素滴眼液，利于药物吸收，每日4～6次。

2. 冲洗泪道　遵医嘱应用生理盐水加抗生素行泪道冲洗，每周1～2次。

3. 手术护理

（1）术前护理：①解释手术过程。泪囊鼻腔吻合术是将泪囊和中鼻道黏膜，通过一个人造的骨孔吻合起来，使泪液经吻合孔流入中鼻道，阻塞解除后炎症也自然消退。泪囊摘除术者，应向患者及家属说明，手术可以消除病灶，但仍可能有泪溢症状存在。②术前3日滴用抗生素眼药水、泪道冲洗。③术前1日用1%麻黄素液滴鼻，以收缩鼻黏膜，利于引流及预防感染；术日冲洗鼻腔。

（2）术后护理：①术后半坐卧位，利于伤口积血的引流。②手术当天勿进过热饮食，减少出血量。③注意保持鼻腔填塞物的正确位置，以达到压迫伤口止血的目的。嘱患者勿牵拉填塞物及用力擤鼻，尽量减少喷嚏、咳嗽。④遵医嘱用1%麻黄素液滴鼻，以收敛鼻腔黏膜，利于引流。⑤术后观察：出血量较多者，可行面颊部冷敷。若遇鼻腔出血者血液流入咽部时，嘱其将血液吐出勿咽下，以便观察出血量；患者反应有流泪、渗血、疼痛、发热等，及时报告医师。⑥术后第3日开始连续冲洗泪道并保持泪道通畅。⑦术后7日拆线，同时拔去引流管。嘱患者继续行泪道冲洗，定期随访。指导患者学会使用滴眼药、滴鼻药。

（二）预防感染

1. 角膜有外伤时立即应用抗生素眼药防治感染。

2. 内眼手术之前，必须先治疗泪囊感染。

（三）健康指导

1. 做好有关预防知识宣教，及早治疗沙眼和鼻炎、鼻中隔偏曲等鼻部疾病，预防慢性泪囊炎的发生。

2. 向患者介绍慢性泪囊炎对眼球威胁的可能性及严重性，使其积极配合治疗，以预防细菌性角膜溃疡和化脓性眼内炎的发生。

第二节　结膜病患者的护理

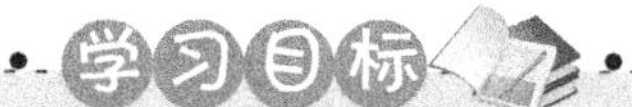

1. 掌握急性细菌性结膜炎、沙眼的临床表现及护理措施。
2. 熟悉病毒性结膜炎、干眼症的护理要点。
3. 了解免疫性结膜炎、翼状胬肉的护理要点。

一、急性细菌性结膜炎

急性细菌性结膜炎（acute bacterial conjunctivitis）是由细菌引起的急性结膜炎的总称。具有传染性和流行性，通常为自限性，病程约 2 周。传播途径主要是接触传染。临床上最常见的是急性卡他性结膜炎和淋球菌性结膜炎。

【护理评估】

（一）健康史

1. 急性卡他性结膜炎 俗称“红眼病”。常见致病菌为肺炎双球菌、Koch-Weeks 杆菌和金黄色葡萄球菌等。多见于春秋季节，散发或流行于学校、工厂等集体生活场所，有“红眼病”接触史。

2. 淋球菌性结膜炎 为淋球菌感染所致。成人主要为淋球菌性尿道炎的自身感染，新生儿则在通过患有淋球菌性阴道炎的母体产道时被感染。

（二）临床表现

1. 症状 自觉有异物感、灼热感、发痒、畏光、流泪等。

2. 体征

（1）急性卡他性结膜炎：起病急，潜伏期短。结膜充血、水肿，严重者可有结膜下出血；眼部有较多的浆液性、黏液性或脓性的分泌物，常使上、下睑睫毛粘在一起，晨起时睁眼困难。有些病变在结膜表面覆盖一层假膜，易擦掉。

（2）淋球菌性结膜炎：淋球菌性结膜炎病情发展急速，是一种传染性极强、破坏性很大的超急性化脓性结膜炎。眼睑、结膜高度水肿和充血，重者球结膜突出于睑裂外，可有假膜形成。眼部分泌物很快由病初的浆液性、黏液性转为大量脓性分泌物溢出，又称“脓漏眼”。常有耳前淋巴结肿大和压痛。严重者可引起角膜溃疡、穿孔和眼内炎。成人症状较小儿轻。

（三）实验室及辅助检查

分泌物涂片或结膜刮片检查，可见多形核白细胞和细菌。

（四）心理-社会状况

多数患者因眼痒、异物感、灼热感、流泪、分泌物多等不适而焦虑。

（五）治疗原则

分泌物多时可给予结膜囊冲洗，可根据致病菌选择抗生素滴眼液滴眼或眼药膏涂眼。必要时全身给予抗感染治疗。并发角膜炎时应按角膜炎治疗原则处理。

【常见护理诊断/问题】

1. 有传播感染的危险 与泪液及眼分泌物具有接触传染性有关。

2. 感知觉紊乱：异物感、眼痒等 与结膜炎性反应有关。

3. 潜在并发症：细菌性角膜溃疡等。

4. 知识缺乏：缺乏急性细菌性结膜炎相关知识。

【护理目标】

1. 患者能防止感染的传播。

2. 能减轻异物感眼痒等。

3. 能无并发症发生或发生时被及时发现。

4. 能说出急性细菌性结膜炎相关知识。

【护理措施】

（一）防止感染传播

1. 消毒隔离 患者生活用品要单独使用，接触患眼的仪器、用具等都要及时消毒隔离，双眼患病者一人一瓶眼药；接触患者后要立即洗手消毒以防交互感染；敷料等废弃物要焚烧。给淋球菌性结膜炎患者进行检查、结膜囊冲洗等护理时应戴保护眼镜及乳胶手套。

2. 保护健眼 做眼部检查处置时，先健眼，后患眼，单眼患病者一眼一瓶眼药；淋球菌性结膜炎健眼可置透明眼罩，睡眠时采用患侧卧位，防止分泌物流入健眼。

3. 注意卫生 注意洗手和个人卫生，勿用手拭眼；患者不能去游泳池、浴池等公共场所，手不接触公共物具，防止传染给他人和造成流行。

（二）减轻异物感、眼痒

1. 冲洗结膜囊 眼部分泌物较多时，应及时清除，以保持清洁。常用生理盐水、3%硼酸液冲洗结膜囊；淋球菌性结膜炎用1000～5000u/ml青霉素冲洗效果更好。有假膜时，先除去假膜后冲洗。冲洗时，患者头部须偏向患侧，防止冲洗液流入健眼，同时避免冲洗液溅入操作者眼部。

2. 遵医嘱用药 常用眼药液有0.3%氧氟沙星、0.5%新霉素、0.1%利福平等，白天用滴眼液频繁滴眼，每15～30分钟滴眼1次，睡前涂眼药膏。分泌物多时，先清除再用药。

3. 一般护理 炎症较重者，为减轻充血、灼热等不适症状，可用冷敷；建议佩戴太阳镜，减少光线刺激，以减轻不适感。

（三）密切观察病情，预防并发症

1. 密切观察患眼病变情况，如眼痛等刺激症状加重，疑有角膜浸润时，立即报告医生，预防并发症。

2. 禁忌包扎或热敷患眼，以免分泌物排出不畅或增高结膜囊温度，而有利于细菌繁殖生长，加剧炎症。

（四）健康指导

1. 向患者和家属传授结膜炎的预防知识，提倡一人一巾一盆。

2. 患有淋球菌性尿道炎患者应积极治疗，避免生殖器-手-眼接触，要注意便后立即洗手。

3. 淋球菌性尿道炎的孕妇需在产前治愈。未愈者，新生儿出生后，立即用1%硝酸银液滴眼或0.5%四环素或红霉素眼膏涂眼，以防新生儿淋球菌性结膜炎。

【护理评价】

经过治疗和护理，患者是否：①防止感染的传播；②异物感、眼痒等减轻；③无并发症发生或发生时被及早发现；④掌握急性细菌性结膜炎相关知识。

二、病毒性结膜炎

病毒性结膜炎（viral conjunctivitis）是一种由病毒所致的急性传染性结膜炎。多为双眼发病，传染性强，在世界各地引起过多次大流行，好发于夏秋季节，通常有自限性。临床上以流行性角结膜炎、流行性出血性结膜炎最常见。

【护理评估】

（一）健康史

1. 流行性角结膜炎 由腺病毒8、19、29和37型引起，潜伏期5～7日。

2. 流行性出血性结膜炎 主要由70型肠道病毒引起，潜伏期18～48小时。

（二）临床表现

1. 症状 患者自觉有异物感，疼痛、畏光和流泪。

2. 体征 眼睑及结膜水肿，睑结膜充血，睑结膜及结膜穹隆部出现大量滤泡，水样分泌物，耳前淋巴结肿大并有压痛，角膜常受侵犯，发生浅层点状角膜炎。流行性出血性结膜炎常见球结膜点、片状出血。

（三）实验室及辅助检查

分泌物涂片镜检可见单核细胞增多，可分离到病毒。

（四）心理-社会状况

患者因异物感，疼痛、畏光和流泪等不适而焦虑。

（五）治疗原则

治疗以眼部使用抗病毒药为主。如发生角膜炎，配合应用抗生素眼药。

【常见护理诊断/问题】

1. 有传播感染的危险 与泪液及眼分泌物具有接触传染性有关。

2. 急性疼痛 与病毒侵犯角膜有关。

3. 知识缺乏：缺乏病毒性结膜炎相关知识。

【护理措施】

（一）防止感染传播

传染期患者实行接触性隔离护理。注意勿用手拭眼；患者不能去公共场所；患者生活用品要单独使用，接触的医护用具要及时消毒隔离；接触患者后要立即洗手消毒等。

（二）减轻疼痛

1. 生理盐水冲洗结膜囊，局部冷敷可减轻充血和疼痛。

2. 遵医嘱用抗病毒滴眼液，0.1%阿昔洛韦、0.1%利巴韦林等，每15～30分钟滴眼1次，如配合用抗生素眼药，应交替滴眼，教会患者正确应用眼药。

（三）健康指导

1. 向患者和家属传授结膜炎的预防知识，培养良好的卫生习惯，提倡一人一巾一盆，不用手、袖口、不洁毛巾等擦拭眼睛。

2. 避免接触病毒性眼病患者，不去病毒性眼病流行区域。

3. 一旦发现本病，应及时按丙类传染病要求，向当地疾病预防控制中心报告。

三、沙　眼

沙眼（trachoma）是由沙眼衣原体引起的一种慢性传染性角膜结膜炎。是致盲性眼病之一。多发于儿童及少年时期，易重复感染。主要是通过直接接触眼分泌物或污染物间接传播，感染率和严重程度与当地卫生居住条件以及个人卫生习惯有密切关系。

沙眼衣原体在睑结膜及穹隆结膜导致炎性浸润，病变区血管扩张、模糊不清，上皮细胞增生，形成乳头。结膜上皮下组织发生弥漫性淋巴细胞浸润，有局限性聚集，形成滤泡。乳头和滤泡发生变性及坏死，结缔组织增生形成瘢痕。炎症浸润及角膜，角膜血管翳自上方角膜缘开始，初呈垂帘状，严重者可侵及全部角膜。

【护理评估】

（一）健康史

沙眼由A、B、C或Ba抗原型沙眼衣原体感染所致。患者有沙眼接触史、不良的卫生习惯；不良的卫生条件、酷热或沙尘气候、热带、亚热带区或干旱季节容易传播。

（二）临床表现

常双眼发病，潜伏期5～14日，经过1～2个月急性期之后进入慢性期。慢性沙眼可反复感染，病程迁延数年至数十年。

1. 症状 急性发作时有眼红、眼痛、异物感、流泪及黏性分泌物，伴耳前淋巴结肿大。慢性期症状不明显，可有眼干涩、异物感及视力障碍等。

2. 体征 急性期睑结膜充血、乳头增生，上、下穹隆部结膜布满滤泡。慢性期结膜充血减轻，结膜肥厚，乳头增生，滤泡形成，病变以上睑结膜和结膜上穹隆部最为显著。睑结膜病变后形成瘢痕，呈白色线状、网状或片状。角膜可出现角膜血管翳。

3. 后遗症与并发症 倒睫及睑内翻、上睑下垂、睑球粘连、慢性泪囊炎、实质性结膜干燥症、角膜混浊。

（三）实验室及辅助检查

结膜刮片可找到包涵体，应用荧光抗染色体法或酶联免疫法，可测定沙眼衣原体抗原。

（四）心理-社会状况

部分沙眼患者因为症状轻而不重视治疗；因沙眼治疗时间较长，一些患者治疗一段时间后就失去信心，不再继续治疗。

（五）治疗原则

治疗以局部应用抗生素药物为主，急性期或严重的沙眼，应采用全身抗生素治疗。严重并发症及后遗症可进行手术治疗。

【常见护理诊断/问题】

1. 感知觉紊乱：异物感等　与结膜炎性反应及角膜受损有关。

2. 潜在并发症：倒睫及睑内翻、上睑下垂、睑球粘连、慢性泪囊炎、实质性结膜干燥症、角膜混浊。

3. 知识缺乏：缺乏急性细菌性结膜炎的防治知识。

【护理措施】

（一）减轻异物感

遵医嘱局部或全身应用抗生素类药物。滴眼液常用有0.1%利福平、0.3%氧氟沙星、0.1%酞丁胺等，眼膏有红霉素类、四环素类等。局部治疗白天滴眼液，每日4～6次，晚上涂眼膏。教会患者正确的用眼药方法，嘱患者能够坚持用药。

（二）密切观察病情，预防并发症

1. 向患者说明沙眼并发症的危害性，介绍沙眼并发症及后遗症的临床表现及防治知识，注意自我观察，发现异常应及时诊治。

2. 嘱患者要及时治疗沙眼，坚持用药，预防并发症的发生。

（三）健康指导

1. 沙眼病程长，容易反复，向患者说明坚持长期用药的重要性，一般要用药10～12周，重症需要用药半年以上。

2. 指导患者和家属做好消毒隔离。眼分泌物接触过的物品，通常选用煮沸消毒法或75%乙醇消毒法。

3. 培养良好的卫生习惯，不与他人共用毛巾、脸盆，不用手揉眼，防止交叉感染。

4. 搞好公共卫生，改善环境，加强对服务行业如理发店、游泳池、浴室、旅店等的卫生监督管理，严格毛巾、脸盆等用品的消毒制度，防止交叉感染。

经过治疗和护理，患者是否：①异物感等问题改善；②无并发症发生或发生时被及早发现；③掌握沙眼的防治知识。

知识链接

沙眼致盲及防治

沙眼是世界上缺少住房、水和卫生设施基本需要的社会经济不发达地区的常见病，目前主要在非洲、东地中海、东南亚和西太平洋地区49个国家流行。它是世界上最常见的、可预防的致盲原因。在我国农村和边远地区，沙眼仍是严重的致盲眼病。

对于沙眼的防治，“视觉2020”行动制订的防治策略是手术、抗生素、清洁脸部和改善环境，以达到2020年根治致盲眼病沙眼。

四、免疫性结膜炎

免疫性结膜炎（immunologic conjunctivitis）是结膜对外界过敏原的一种超敏性免疫反应，又称变态反应性结膜炎。临床上常见的有春季角结膜炎、泡性角结膜炎。春季角结膜炎又名春季卡他性结膜炎，是一种季节性、反复发作的免疫性结膜炎，多在春夏天暖季节发作，青少年好发，秋冬天冷时缓解，可持续5～10年，有自限性。泡性角结膜炎是以结膜角膜疱疹结节为特征的迟发型免疫反应，本病易复发，多发生于女性、儿童及青少年。

【护理评估】

（一）健康史

1. 春季角结膜炎 过敏原可为各类植物的花粉、各种微生物的蛋白质成分、动物皮屑和羽毛等；灰尘、头皮屑、亮光、风、汗渍和揉擦等刺激后可诱发。

2. 泡性角结膜炎 可能是对微生物蛋白质发生过敏所致。多发生于结核病、营养不良或身体抵抗力较差的儿童。

（二）临床表现

1. 春季角结膜炎 按病变部位可分为睑结膜型、角膜缘型和混合型。

（1）症状：主要症状为奇痒，畏光、流泪和异物感等症状轻微。

（2）体征：①睑结膜型：上睑结膜呈硬而扁平的粗大乳头，呈铺路石样，球结膜呈典型的暗红色；②角膜缘型：角膜缘充血、结节，外观呈黄褐色或污红色胶样增厚；③混合型：上述两种表现同时存在。

2. 泡性角结膜炎 根据病变部位分为泡性结膜炎、泡性角膜炎和泡性角结膜炎。

（1）症状：异物感、流泪。如侵犯角膜，可有刺痛、畏光、流泪及眼睑痉挛等。

（2）体征：①泡性结膜炎：在睑裂部球结膜上出现灰红色微小结节隆起，其周围结膜有局限性充血，其结节顶部易破溃形成浅表溃疡，1周左右愈合而不留瘢痕；②泡性角膜炎：角膜上有灰白色点状浸润，可发展成溃疡并有血管侵入，角膜基层受累，愈合后可遗留角膜薄翳；③泡性角结膜炎：在角膜缘及附近球结膜可见单个或多个灰白色小结节，周围结膜充血。如有溃疡形成，愈合后可遗留浅淡瘢痕。

（三）实验室及辅助检查

结膜刮片显示每高倍视野嗜酸性粒细胞大于2个。

（四）心理-社会状况

免疫性结膜炎由于发病时眼部奇痒，可有焦虑心理。

（五）治疗原则

春季角结膜炎目前尚无根治办法，有一定的自限性。血管收缩剂联合抗组胺药物、肥大细胞膜稳定剂、糖皮质激素等滴眼液可缓解症状。泡性角膜炎应寻找和治疗诱因，注意补充各种维生素，糖皮质激素滴眼液点眼效果明显。

【常见护理诊断/问题】

1. 感知觉紊乱：眼痒　与结膜超敏性免疫反应有关。

2. 潜在并发症：角膜炎等。

【护理措施】

（一）减轻眼痒

遵医嘱正确用药，提醒患者不能随意使用或停用糖皮质激素滴眼液，并告知危害性，长期用药应警惕糖皮质激素性青光眼的发生，注意观察眼痛、头痛和眼压变化。

（二）密切观察病情，预防并发症

观察角膜变化，病变累及角膜，遵医嘱要配合使用抗生素眼药水，以预防继发感染。如有角膜刺激征，及时通知医师。

（三）健康指导

1. 避免接触致敏原　如药物、特殊食物、花粉、烟尘等，减少光线刺激，外出戴有色眼镜，保持空气流通等；不宜食用鱼、虾、蟹、蛋类、牛奶等易过敏食物。

2. 饮食指导　饮食清淡、易消化、足够热量，多补充维生素，加强营养，改善体质。

五、翼状胬肉

翼状胬肉（pterygium）是一种向角膜表面生长的与结膜相连的纤维血管样组织，常发生于鼻侧的睑裂区，呈三角形，形似翼状，因而得名。可单眼或双眼同时发病，多发于户外工作者，如农民、渔民等。

【护理评估】

（一）健康史

病因尚不十分明确。结膜慢性炎症、风沙、粉尘等长期刺激使结膜组织变性及增生；长期紫外线照射导致角膜缘干细胞损害而致病；诱因可有工作过度劳累、睡眠不足等。

（二）临床表现

1. 症状　多无自觉症状或仅有轻度不适。遮盖瞳孔区时，可造成视力障碍。

2. 体征　只限于睑裂部，多见于鼻侧。翼状胬肉呈三角形，尖端为头部，角膜缘处为颈部，球结膜处为体部。在进行期，胬肉表现为充血、肥厚，头部前端角膜灰色浸润。在静止期，胬肉薄而不充血，颈部和体部血管收缩纤细。但受到刺激时，可转为进行性。

（三）心理-社会状况

由于睑裂部的翼状胬肉影响美容，或遮盖瞳孔造成视力障碍，患者可有焦虑心理。

（四）治疗原则

胬肉小而静止时一般不需治疗。如侵袭瞳孔影响视力或因外观容貌上需要，可手术治疗。

【常见护理诊断/问题】

1. 感知觉紊乱：视力障碍　与翼状胬肉侵及瞳孔区有关。

2. **身体意象紊乱**　与睑裂部翼状胬肉影响美容有关。

3. 知识缺乏：缺乏翼状胬肉相关知识。

【护理措施】

（一）提高视力

手术者按外眼手术常规护理。术后嘱患者注意眼部卫生，一般7～10日后拆除缝线。定期复查，观察是否有胬肉复发，复发率可高达20%～30%。

（二）恢复眼部外形

翼状胬肉小或静止期而无需治疗者，正确进行心理疏导，树立正常生活信心。

（三）健康指导

1. 翼状胬肉静止期无需治疗者，应做好病情解释工作，应尽量避免对结膜的不良刺激，并嘱患者定期复查。

2. 避免接触有关致病因素，户外活动室戴防风尘及防紫外线眼镜；避免风尘、阳光刺激，积极防治慢性结膜炎。

六、干眼症

干眼症（dry eye syndrome）是指泪液分泌数量下降或质量改变而导致泪膜功能异常者，又称角结膜干燥症。多见于40岁以上。临床上通常分为两类：泪液生成不足型和蒸发过强型。

【护理评估】

（一）健康史

1. 泪液生成不足型

（1）泪腺疾病或者功能不良导致的干眼，即为水样液缺乏性干眼。

（2）沙眼或眼化学伤引起的结膜瘢痕，可以直接堵塞上方穹隆部的泪腺管开口，从而使泪液分泌减少。

2. 泪液蒸发过强型　主要由睑板腺功能障碍、睑外翻暴露等原因引起。

3. 其他　长期戴角膜接触镜、长时间注视电脑电视、过度使用空调等引起。

（二）临床表现

1. 症状　主要有干涩感、异物感、容易视疲劳，其次是烧灼感、眼胀感、眼痛、畏光、眼红等。

2. 体征　球结膜血管扩张、球结膜失去光泽，增厚水肿、皱褶，泪河变窄或中断，可在下穹隆见微黄色黏丝状分泌物，睑裂区角膜上皮不同程度点状脱落。

（三）实验室及辅助检查

1. 泪液分泌试验　正常10～15mm，低于10mm为低分泌，低于5mm为干眼。

2. 泪膜破裂时间　小于10秒为泪膜不稳定。

3. 角膜荧光素染色、角结膜虎红染色　可观察角膜上皮破损和判断泪河的高度，观察干燥失活的上皮细胞。

4. 泪液溶菌酶含量测定　如溶菌区<21.5mm² 或含量<1200μg/L，则提示干眼症。

5. 泪液的渗透压　大于312mOms/L，可诊断干眼症。

（四）心理-社会状况

患者容易产生视觉疲劳，影响工作、学习而焦虑。干眼症是慢性病，需长期用药，患者容易厌烦，不能坚持治疗。

（五）治疗原则

对症治疗，常用人工泪液、泪小点封闭治疗。

【常见护理诊断/问题】

1. 感知觉紊乱：干涩、异物感等　与角结膜缺乏润滑有关。
2. 知识缺乏：缺乏干眼症相关知识。

【护理措施】

（一）减轻干涩、异物感

1. 用药护理　要鼓励患者遵医嘱坚持用药。

2. 保留泪液　戴硅胶眼罩或湿房镜。

（二）健康指导

1. 屈光不正者，应戴合适度数的框架眼镜，如戴角膜接触镜，应选质量较好的镜片和护理液。
2. 增加阅读环境的湿度，应尽量避免长时间使用电脑。
3. 少接触空调及烟尘环境等干眼环境。

第三节　角膜病患者的护理

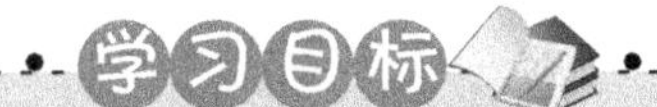

1. 掌握细菌性角膜炎的临床表现及护理措施。
2. 熟悉单纯疱疹病毒性角膜炎护理要点。
3. 了解真菌性角膜炎护理要点。

一、细菌性角膜炎

细菌性角膜炎（bacterial keratitis）是由细菌感染引起的角膜炎症。是常见的角膜炎之一。通常起病急、发展迅速，病情多较危重。临床上常见的有匐行性角膜炎和铜绿假单胞菌（绿脓杆菌）性角膜炎。

病理改变主要是角膜缘血管充血扩张，炎症细胞及炎性渗出侵入病变区，角膜形成灰白色浸润灶，称为角膜浸润，如炎症及时控制，角膜仍能恢复透明。病情进一步发展，浸润区组织发生变性、坏死、脱落，形成角膜溃疡，可由结缔组织修复形成瘢痕，留有角膜薄翳、角膜斑翳、角膜白斑，影响视力。溃疡的病变可继续向深部发展，发生角膜穿孔，导致虹膜脱出，修复时形成粘连性角膜白斑。穿孔还可使眼内组织继发感染而致眼内炎，最终因眼球萎缩导致失明。本病还可并发继发性青光眼、角膜葡萄肿、虹膜睫状体炎等。

【护理评估】

（一）健康史

1. 病因 为肺炎双球菌、葡萄球菌、链球菌和铜绿假单胞菌等致病菌感染。

2. 诱因

（1）局部因素：多为角膜外伤或剔除角膜异物后感染，某些局部因素如干眼（睑外翻）、泪道阻塞（慢性泪囊炎）、倒睫、戴角膜接触镜可诱发感染。

（2）全身因素：糖尿病、严重的烧伤、营养不良、长期使用免疫抑制剂者等，也可造成角膜感染。

（二）临床表现

1. 症状 发病急，常在角膜外伤后24～48小时发病，表现为眼痛、畏光、流泪、眼睑痉挛等症状，伴较多脓性分泌物。

2. 体征 眼睑肿胀、球结膜水肿、睫状或混合充血，角膜中央或偏中央出现灰白色浸润，浸润灶迅速扩大，组织坏死脱落形成角膜溃疡。

（1）匐行性角膜炎：革兰阳性球菌感染者，常表现为圆形或椭圆形脓肿病灶，伴有边界明显的灰白色基质浸润，及小范围的周边上皮水肿。如肺炎球菌引起的角膜炎，表现为椭圆形、匐行性边缘的中央基质较深的溃疡，常伴有前房积脓和角膜后纤维蛋白沉着。革兰阴性细菌所致的角膜炎，典型表现为快速发展的角膜液化性坏死。

（2）铜绿假单胞菌性角膜炎：多发生于角膜异物剔除术后或戴接触镜引起的感染。伤后数小时或1～2日内发病。此病的特点是症状严重、发展迅猛、结膜囊内有大量黄绿色黏稠分泌物。角膜出现迅速扩展的浸润及坏死，前房积脓严重。如不及时控制，数日内可导致全角膜坏死穿破、眼球内容物脱出或全眼球炎。

（三）实验室及辅助检查

角膜溃疡表浅刮片或细菌培养，可鉴定细菌类型。

（四）心理-社会状况

角膜炎患者初期由于起病急，症状重，常有强烈的求医心理，表现为焦虑甚至恐惧。随着病情进展，常有不同程度的角膜瘢痕影响视力，甚至失明，患者的生活、工作和学习受到了极大的影响，社交圈缩小，患者的性格可能变得沉闷或暴躁。

（五）治疗原则

积极控制感染，减轻炎症反应，促进溃疡愈合，防止角膜穿孔，减少瘢痕形成。治疗主要是眼部或全身采用抗生素应用、配合对症支持疗法，角膜穿孔或角膜瘢痕者行治疗性角膜移植术。

【常见护理诊断/问题】

1. 急性疼痛 与角膜炎症有关。

2. 感知觉紊乱：视力障碍 与角膜瘢痕及角膜移植术后双眼包盖有关。

3. 潜在并发症：角膜穿孔、眼内炎等。

4. 自理缺陷 与视力障碍有关。

5. 焦虑 与视力下降、社会角色的改变有关。

6. 知识缺乏：缺乏细菌性角膜炎的相关知识。

【护理目标】

1. 患者能有眼痛减轻或消失。

2. 能有视力恢复或稳定。

3. 能完成部分或全部生活自理。

4. 能够情绪稳定，对治疗、生活有信心。

5. 能够无并发症发生或发生时被及时发现。

6. 能说出细菌性角膜炎相关知识。

【护理措施】

（一）减轻疼痛

1. 一般护理　应保持环境安静，病房光线稍暗，或戴有色眼镜、眼垫遮盖，以避免强光线刺激。加强营养、补充多种维生素，促进新陈代谢，提高机体抵抗力，促进溃疡面的愈合。

2. 用药护理　遵医嘱及时正确给药并观察用药反应。①急性期给予高浓度的抗生素滴眼液频繁滴眼，匐行性角膜炎使用0.3%氧氟沙星滴眼液等广谱抗生素，铜绿假单胞菌性角膜炎多用0.25%多黏菌素B眼液、0.3%妥布霉素眼液。每15～30分钟滴眼一次。对严重的病例，开始30分钟内每5分钟滴药一次。②病情控制后，逐渐较少滴眼次数。若选用多种药物，每用一种眼药至少间隔5分钟，以避免相互冲洗而降低药效。白天滴眼液，睡前涂眼膏。③如进行球结膜下注射时，先向患者解释清楚，充分麻醉后进行，以免加重疼痛。④如用1%的阿托品散瞳，以解除瞳孔括约肌痉挛和睫状肌痉挛，可减轻疼痛，滴药后需指压泪囊区3～5分钟，避免药物经鼻黏膜吸收引起中毒。⑤局部使用半胱氨酸等胶原酶抑制剂，可以延缓角膜溃疡的进一步发展。⑥口服维生素C、B，有助于溃疡愈合。

3. 保护溃疡面　遵医嘱在洗净眼部分泌物和局部用药后应用消毒眼垫包盖，可减少刺激，保护溃疡面，减轻瞬目损害与疼痛，促进上皮生长。

4. 指导局部热敷　促进局部血液循环，有助于炎症吸收，缓解疼痛。

（二）提高视力

角膜移植手术护理，按内眼手术护理常规。护理中还有：

（1）术前护理：遵医嘱降低眼压、缩瞳。术前半小时开始快速静脉滴注20%甘露醇；术前滴1%毛果芸香碱滴眼液，使瞳孔缩小保持在2mm左右，有利于术中缝合。

（2）术后护理：①建议戴硬性眼罩以保护术眼，尤其是在睡眠时。②24小时后，每日换药。③植片平整者，可改用眼垫包扎，至刺激症状基本消失为止。④密切观察病情变化。监测眼压，注意有无角膜感染和角膜排斥反应征象。如患者有眼痛、头痛、畏光、流泪、视力突然下降、眼球充血、眼压升高，角膜植片有透明变为混浊、水肿、向外膨隆等现象，要立即报告医师。⑤出院指导。定期复查，角膜缝线应按时拆除，一般板层角膜移植为术后2～3个月，穿透性角膜移植为术后6～12个月。嘱术后3个月内要完全休息。1年内避免眼部日晒、热敷，保护角膜移植片；勿用力揉眼，外出要戴防护眼镜，以免受伤；注意眼部卫生，不进游泳池，防止感染。

（三）密切观察病情，预防并发症

1. 严密观察视力、角膜刺激症、结膜充血、角膜病灶变化、分泌物，并注意有无角膜穿孔症状。如有角膜穿孔，房水从穿孔处急剧涌出，虹膜被冲至穿孔处，可出现眼压降低、前房变浅或消失、疼痛减轻等，应及时通知医师。

2. 预防角膜穿孔

(1) 指导患者食用易消化的食物，保持大便通畅，避免便秘，以防增加腹压，减少角膜穿孔的可能。

(2) 避免对眼部的一切刺激，诊疗护理操作过程中切勿挤压眼球。

(3) 对于深部角膜溃疡后弹力膜膨出者，应局部加压包扎。

(4) 嘱角膜炎患者勿用手揉眼球，勿用力咳嗽、打喷嚏、做屏气动作，以减少角膜穿孔的可能。

(5) 遵医嘱用1%的阿托品散瞳，防止虹膜后粘连。

3. 消毒隔离 对细菌性角膜炎患者应严格执行消毒隔离护理，护士应定期消毒眼用器械及眼液（尤其是荧光素钠），确保其处于无菌状态。

（四）提高自理能力

1. 按方便患者使用的原则，将常用物品固定摆放。

2. 患者活动空间不留障碍物，避免跌倒。

3. 教会患者使用传呼系统，鼓励其寻求帮助。

4. 指导或协助完成穿着、修饰、沐浴、卫生、进食和如厕等。

（五）减轻焦虑

加强心理护理。鼓励患者表达自己的感受，及时给予安慰和理解，尽可能解决患者的实际问题，使患者的情绪保持稳定，配合诊疗和护理。

（六）健康指导

1. 注意眼部保护，作业时戴防护眼罩，避免角膜外伤的发生。一旦发生角膜外伤，应立即到医院就诊，滴用抗生素眼药，以防止感染。

2. 积极治疗沙眼及慢性泪囊炎，以防眼分泌物中有大量的致病菌，一旦有角膜受伤发生角膜感染、睑内翻、倒睫等应及时处理，以防损伤角膜。

3. 戴角膜接触镜者要做好镜片的清洁、消毒。如有眼痛、眼红等，应停止戴镜并及时就诊。

【护理评价】

通过治疗和护理，患者是否：①眼痛减轻或消失；②视力稳定或改善；③无并发症发生或并发症发生时被及时发现；④能够进行日常生活；⑤情绪稳定；⑥掌握了细菌性角膜炎的预防保健知识。

二、单纯疱疹病毒性角膜炎

单纯疱疹病毒性角膜炎（herpes simplex keratitis）是由单纯疱疹病毒引起的角膜炎，简称单疱角膜炎。其发病率和致盲率均占角膜病的首位。原发感染常见于幼儿，复发感染主要见于成人。临床特点为反复发作，由于目前尚无有效控制复发的药物，多次发作角膜混浊逐渐加重而导致失明。临床分类有上皮型角膜炎、神经营养性角膜病变、基质型角膜炎和内皮型角膜炎。

【护理评估】

（一）健康史

1. 病因 单纯疱疹病毒感染引起，原发感染于幼儿感染三叉神经末梢和三叉神经支配的区域（头、面部皮肤和黏膜），并在三叉神经节长期潜伏下来。

2. 诱因 常因疲劳、发热、饮酒、紫外线照射、角膜外伤、感冒等发热性疾病、全身或局部使用糖皮质激素及免疫抑制剂等药物时，潜伏病毒被激活，可引起角膜复发感染。

（二）临床表现

1. 原发感染 有发热、耳前淋巴结肿大、唇部皮肤疱疹，呈自限性。眼部表现为急性滤泡性或假膜性结膜炎，眼睑皮肤疱疹，可有树枝状角膜炎。

2. 复发感染

（1）症状：患眼可有轻微眼痛、畏光、流泪、眼痉挛、视力明显下降。

（2）体征：典型的角膜浸润灶形态。

1）上皮型角膜炎：是最常见类型。病变区角膜感觉减退是典型体征。初起时患眼角膜上皮呈小点状浸润，排列成行或簇，继而形成小水疱，水疱破裂互相融合，形成树枝状角膜上皮溃疡。随病情发展，炎症逐渐向角膜病灶四周扩展可形成不规则的地图状角膜溃疡；向深层基质层发展，导致角膜实质层形成溃疡。

2）神经营养性角膜病变：病灶局限于角膜的上皮面及其基质浅层，呈圆形或椭圆形，多位于睑裂区。

3）基质型角膜炎：一是免疫性基质性角膜炎，最常见的类型为盘状角膜炎，角膜中央基质盘状水肿，后弹力层皱褶。伴发前葡萄膜炎时，可见角膜内皮出现沉积物。二是坏死性角膜基质炎，角膜基质层内出现单个或多个白色坏死浸润灶、胶原溶解坏死及上皮广泛性缺损，甚至合并白色脓肿、角膜后沉积物和前葡萄膜炎，出现新生血管甚至穿孔。

4）角膜内皮炎：角膜基质水肿，透明性下降、水肿区内皮面沉积物和前葡萄膜炎。严重者出现大疱性角膜病变。

（三）实验室及辅助检查

角膜上皮刮片可见多核巨细胞、病毒包涵体或活化性淋巴细胞；角膜病灶分离培养出单纯疱疹病毒；酶联免疫法发现病毒抗原；分子生物方法如 PCR 查到病毒核酸等。

（四）心理-社会状况

单纯疱疹病毒性角膜炎反复发作，病程较长，严重影响视功能，患者易出现焦虑、烦躁和悲伤等心理。

（五）治疗原则

积极抗病毒治疗，减轻炎症反应引起的角膜损坏，主要是局部应用抗病毒滴眼液和眼膏。树枝状和地图状角膜溃疡禁用糖皮质激素，否则可导致感染扩散。必要时行治疗性穿透性角膜移植。

【常见护理诊断/问题】

1. 急性疼痛 与角膜炎症有关。

2. 感知觉紊乱：视力障碍 与角膜炎反复发作透明度下降及角膜移植术后双眼包盖有关。

3. 焦虑 与角膜炎反复发作、病程较长以及视力障碍有关。

4. 知识缺乏：缺乏单纯疱疹病毒性角膜炎的相关知识。

【护理措施】

（一）减轻疼痛

1. 遵医嘱及时正确给药。常用抗单纯疱疹病毒药如阿昔洛韦（无环鸟苷）、环胞苷三氟胸腺嘧啶滴眼液。急性期每1～2小时滴眼1次，晚上涂眼膏。严重感染者须口服阿昔洛韦。

2. 使用糖皮质激素眼药水者，要告知患者遵医嘱及时用药。停用时，要逐渐减量，不能随意增加使用次数和停用，并告知其危险性。注意观察激素的并发症如细菌、真菌的继发感染及青光眼等。

3. 应用散瞳药的患者，滴药后需指压泪囊区3～5分钟；外出可戴有色眼镜，以减少光线刺激，并加强生活护理。

（二）提高视力

手术治疗按角膜移植手术护理。

（三）减轻焦虑

角膜炎的病程长，应耐心向患者说明治疗的意义、过程、注意事项，减轻患者焦虑心理，以便获得患者的理解和合作。

（四）健康指导

1. 注意休息，避免疲劳和精神过度紧张。

2. 加强营养，鼓励患者参加体育锻炼，增强体质，预防感冒，提高机体抵抗力，以降低复发率。

三、真菌性角膜炎

真菌性角膜炎（fungal keratitis）是一种由真菌引起的感染性角膜病变。多见于农民及户外工作人群。近年来，随着广谱抗生素和糖皮质激素的广泛应用，其发病率有升高趋势，是致盲率极高的角膜病。

【护理评估】

（一）健康史

1. 病因 多为镰刀菌和曲霉菌，还有念珠菌属、青霉菌属、酵母菌等所致。

2. 诱因

（1）植物性角膜外伤，如树枝或农作物擦伤，感染真菌致病。

（2）长期应用广谱抗生素、糖皮质激素，造成眼表免疫环境的改变和菌群失调而诱发此病。

（3）继发于眼表疾病（干眼、眼睑闭合不全）和机体抵抗力下降（免疫抑制、糖尿病等）。

（4）多发生于温热潮湿气候环境。

（二）临床表现

1. 症状 起病相对缓慢，病程较长。疼痛、畏光、流泪等自觉症状较轻。

2. 体征 角膜病灶呈现灰白色，外观干燥而粗糙，表面微隆起，溃疡周围可出现浅沟，有时可见“伪足”或“卫星灶”，角膜后可出现斑块状沉着物，有些可伴有黏稠的前房积脓。真菌也可进入前房，导致真菌性眼内炎。

（三）实验室及辅助检查

角膜溃疡表浅刮片可发现菌丝或孢子，真菌培养可鉴定真菌种类。

（四）心理-社会状况

因病程较长，影响视功能，患者可出现焦虑心理。

（五）治疗原则

局部用抗真菌滴眼液和眼药膏。病情严重者，也可使用全身抗真菌药。角膜即将穿孔或已穿孔者，可施行结膜瓣遮盖术、角膜移植术等。

【常见护理诊断/问题】

1. 感知觉紊乱：视力障碍　与角膜瘢痕及角膜移植术后双眼包盖有关。

2. 潜在并发症：角膜穿孔、眼内炎等。

3. 知识缺乏：缺乏真菌性角膜炎相关知识。

【护理措施】

（一）提高视力

1. 药物护理　遵医嘱及时正确给药并观察用药反应。常用抗真菌药物有 0.25%两性霉素 B、0.5%咪康唑、0.5%那他霉素、0.5%～1%氟康唑。给药方法：每 0.5～1 小时滴眼 1 次，白天用眼药水滴眼，睡前用眼膏。症状严重者，可结膜下注射咪康唑或两性霉素 B。临床治愈后仍要坚持用药一段时间，以防复发。病情严重者可口服伊曲康唑或静脉滴注咪康唑或氟康唑，同时要观察药物的副作用。禁用皮质类固醇激素。

2. 手术治疗按角膜移植手术护理。

（二）密切观察病情，预防并发症

1. 严密观察视力、角膜刺激症、结膜充血、角膜病灶变化、分泌物，并注意有无角膜穿孔症状。如有角膜穿孔，应及时通知医师。

2. 避免引起眼压升高的因素，如保持大便通畅，勿用手揉眼球，勿用力咳嗽、打喷嚏、做屏气动作等，预防角膜穿孔。

（三）健康指导

1. 搞好卫生宣教，预防眼外伤。发生植物性角膜损伤应立即就诊。

2. 合理使用广谱抗生素和糖皮质激素，避免发生真菌感染。

第四节　青光眼患者的护理

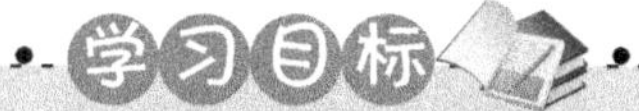

1. 掌握急性闭角型青光眼的临床表现及护理措施。
2. 熟悉青光眼的概念及原发性开角型青光眼的临床表现。
3. 了解眼压正常值及先天性青光眼治疗原则。

青光眼（glaucoma）是一组以眼压病理性增高、视神经凹陷萎缩和视野缺损为共同特征的眼科常见病。是主要致盲的眼病之一，必须积极予以治疗和护理。

眼球内容物对眼球壁的侧压力称为眼压。正常眼压范围为 10～21mmHg，双眼的眼压差值应≤5mmHg，24 小时眼压波动范围应≤8mmHg。正常而稳定的眼压对保护视功能有很大作用。眼压过高或过低，对眼组织和视功能都将会造成严重的影响。高眼压并非都是青光眼，而正常眼压也不能排除青光眼。病理性眼压增高是青光眼的主要危险因素。因此，认识正常眼压及病理性眼压增高对青光眼的预防、治疗和护理都有重要的作用。

根据前房角形态、病因机制及发病年龄三个主要因素，将青光眼分为原发性青光眼、继发性青光眼和先天性青光眼三大类。根据眼压升高时前房角的开放状态，原发性青光眼又分闭角型青光眼和开角型青光眼。原发性闭角型青光眼又可分为急性和慢性闭角型青光眼。

一、急性闭角型青光眼

急性闭角型青光眼（acute angle-closure glaucoma）是指一种以眼压急剧升高并伴有相应症状及眼前段组织改变为特征的眼病，俗称“气矇眼”。多见于50岁以上中老年女性，可双眼同时或先后发病。

【护理评估】

（一）健康史

1. 解剖因素 具有遗传倾向的解剖结构有前房浅、房角窄、眼轴较短、角膜较小、晶状体相对较大且位置靠前等。

2. 诱发因素 情绪波动、暗处停留时间过长、阅读疲劳、局部或全身应用抗胆碱药物、疼痛等均可使瞳孔散大，增加瞳孔阻滞，并使虹膜周边与小梁网相贴，导致房角关闭，眼压急剧升高。

（二）临床表现

1. 症状 眼球剧烈胀痛伴同侧偏头痛；视力急剧下降，常降至指数或手动，有雾视、虹视；可伴有恶心、呕吐等全身症状。

2. 体征 ①眼压升高，可高达50mmHg以上，指测眼压时眼球坚硬如石；②球结膜水肿、睫状充血或混合充血；③角膜水肿呈雾状混浊；④前房变浅，房角关闭；⑤瞳孔呈竖椭圆形散大，对光反应消失；⑥眼压恢复后，眼前段可遗留角膜后色素沉着，虹膜节段性萎缩，晶状体前囊下点状或片状灰白色混浊（青光眼斑），临床上称为青光眼三联征。

（三）实验室及辅助检查

眼压检查、视野检查、房角镜检查及眼底检查，有助于青光眼诊断和病情观察。

（四）心理-社会状况

青光眼患者因突然剧烈的眼痛、头痛，视力明显下降，害怕失明而深感恐惧、悲观；担心手术治疗后效果及并发症而焦虑。

（五）治疗原则

迅速降低眼压，减少组织损害，积极挽救视力。先药物降低眼压，待眼压恢复正常后，考虑手术治疗。

【常见护理诊断/问题】

1. 急性疼痛 眼痛、头痛 与眼压升高有关。

2. 感知觉紊乱：视力障碍 与眼压升高致角膜水肿、视网膜及视神经损害有关。

3. 焦虑 与担心青光眼预后有关。

4. 潜在并发症：创口裂开或出血等。

5. 知识缺乏：缺乏急性闭角型青光眼相关知识。

【护理目标】

1. 患者眼痛减轻或消失。

2. 视力逐渐恢复。

3. 减轻焦虑，情绪稳定。

4. 能避免并发症发生或发生时被及时发现。

5. 能说出青光眼的防治知识。

【护理措施】

（一）减轻疼痛

1. 药物护理 遵医嘱及时正确给药并观察用药反应。

(1) 缩瞳剂：缩小瞳孔，开放房角，增加房水的排出。常用1%～4%毛果芸香碱滴眼液滴眼，青光眼发作时每5～10分钟一次，3～6次后改为每1～2小时一次，眼压降至正常后改用维持量，每次1滴。该药有头痛、胃肠道反应及暂时性近视等副作用；注意滴药后应压迫泪囊区3～5分钟，以免药液流入鼻腔吸收中毒。

(2) β肾上腺素受体阻滞剂：抑制房水生成。常用0.25%噻吗洛尔或0.5%卡替洛尔（美开朗）滴眼液滴眼，每天2次。此类药物有减慢患者心率的副作用，对心脏房室传导阻滞、窦性心动过缓和支气管哮喘者禁用。

(3) 碳酸酐酶抑制剂：减少房水产生。常用乙酰唑胺或醋甲唑胺口服，患者可出现口周和手脚麻木，久服可出现代谢性酸中毒等副作用；滴用0.5%布林唑胺（派立明）滴眼液，每天2～3次，最常见的副作用为短暂性视物模糊及口苦感。

(4) 前列腺素衍生物：增加葡萄膜巩膜途径房水流出率。常用0.005%拉坦前列腺素（适利达）滴眼液滴眼，每天1次，副作用有睫毛长度及密度增加、眼睑皮肤及虹膜色素沉着等。

(5) 高渗脱水剂：提高血浆渗透压，导致眼内水分进入血管，降低眼压。常用20%甘露醇注射液，1.0～1.5g/kg，快速静脉滴注。对年老体弱或有心血管疾病的患者，应注意呼吸及脉搏变化，以防意外发生。

2. 手术护理

(1) 术前护理：①向患者讲解青光眼的手术方法及目的，使患者消除恐惧，积极配合治疗；②按内眼手术前常规准备，冲洗结膜囊，冲洗泪道，生命体征测量；③告知患者术后视力不提高或可能下降的原因。

(2) 术后护理：①体位：术后24小时绝对卧床休息；前房积血患者应采取半卧位，减少头部运动；②按摩：可保证滤过手术后的滤道畅通，促进房水排出，具体方法是嘱患者向上注视，操作者以拇指或示指指腹置于患者下睑，手指自下向上轻轻作半圆形按摩，每次3～5分钟，每日2～3次，速度先慢后增速，但用力切勿过强；③换药：术后每日换药，注意观察角膜、前房、瞳孔、眼压及滤过区状态等变化，有问题及时报告医生；④出院：嘱患者术后3～4个月内，每周测眼压1次，每月检查眼底1次，6个月复查视野1次；告知患者遵医嘱用药，教会患者正确滴眼及按摩眼球的方法。

（二）提高视力

正确及时应用降低眼压的药物，然后及时采取手术治疗，可有效控制患者的眼压，使角膜恢复透明，挽救眼底视网膜和视神经，根据治疗是否及时有效，患者视力可有不同程度的恢复。

（三）减轻焦虑

1. 根据青光眼患者性情急躁、易激动的特点，耐心细致地做好心理疏导工作，多与患者进行语言沟通。

2. 向患者讲解青光眼的发病诱因、病程经过、危害程度及防治措施，使其了解疾病相关知识，减轻其对预后的恐惧感和焦虑心理。

3. 说明情绪激动、紧张可导致眼压升高，病情加剧，应保持良好平和的心态、稳定的情绪，积极配合治疗，可指导患者应用放松术，消除其焦虑心理。

4. 对视功能严重障碍的患者应给予支持、鼓励、疏导，使其心理保持平衡，正确面对现实。

（四）密切观察病情，预防并发症

密切观察术后全身及术眼情况，监测患者眼压、视力、视野、瞳孔等情况，特别注意观察切开及手术滤过泡的变化，并做好记录，有异常变化及时报告医生，并配合医生采取及时有效的措施，以防意外发生。

（五）健康指导

1. 指导患者避免引起眼压升高的因素。如一次饮水量不应超过300ml，不宜长时间在暗处停留，避免用力大便、咳嗽、打喷嚏、长时间低头或弯腰等动作，忌烟、酒、浓茶等刺激性食物，禁用阿托品类滴眼剂或口服药等。

2. 指导患者及家属学会自我监测，如出现眼胀痛、头痛、虹视、雾视、恶心、呕吐等，提示为青光眼的先兆，应立即就诊。

3. 积极宣传青光眼防治的意义，指导社区内40岁以上有青光眼家族史者定期进行检查，做到青光眼早发现、早治疗，尽可能保护其视功能。

【护理评价】

经过治疗和护理，患者是否：①眼痛减轻或消失；②视力逐渐恢复；③减轻焦虑，情绪稳定；④避免并发症发生或发生时被及时发现；⑤说出青光眼的防治知识。

二、原发性开角型青光眼

原发性开角型青光眼（primary open-angle glaucoma，POAG），又称慢性单纯性青光眼，是指在前房角始终开放的情况下，眼压升高引起视盘萎缩和视野缺损的一种眼病。

【护理评估】

（一）健康史

1. 多有青光眼家族史。

2. 多双眼发病，发病隐蔽，进展缓慢。部分患者单眼发病，视力或视野损害影响到正常生活时，才引起重视。

（二）临床表现

1. 症状 多数患者无任何自觉症状；少数患者眼压升高时，可出现眼胀、雾视等症状；晚期双眼视野损害时，则出现行动不便和夜盲等。

2. 体征 ①眼压：早期表现为不稳定，波动大；②眼底：早期正常；如出现青光眼视神经损害时，表现为视盘凹陷进行性扩大和加深，是青光眼发展到一定阶段后的共同特征；③视功能：主要是视野缺损，是开角型青光眼的诊断和病情评估的重要指标；④房角：宽而开放。

（三）实验室及辅助检查

视野检查、房角检查、眼电生理检查、共焦激光眼底扫描系统对视盘行定量分析、OCT（光学相干涉断层成像技术）、视神经分析仪检查。

（四）心理-社会状况

由于早期无任何自觉症状，致使视力下降，视野受损时，患者及家属均未给予重视；

常因视野受损严重，眼底有改变时到医院就诊，视功能难以恢复而感到焦虑和悲观。

（五）治疗原则

1. 控制眼压升高，防止或延缓视功能进一步损害。

2. 药物治疗 可首选β-肾上腺素受体阻滞剂或联合用药。

3. 手术治疗 滤过性小梁切除术，也可试用激光小梁成形术。

【常见护理诊断/问题】

1. 感知觉紊乱：视野缺损 与视神经纤维受损有关。

2. 焦虑 与对该病的预后缺乏信心有关。

3. 知识缺乏：缺乏青光眼疾病的防治及护理知识。

【护理措施】

（一）维持视野

1. 药物治疗 可根据病情选择一种或不同类几种药物联合使用，控制眼压。

2. 手术治疗 当药物控制眼压效果欠佳或无法坚持长期药物治疗时，可选择小梁切除术、非穿透小梁术等手术治疗，也可使用氩激光小梁成形术。手术患者按内眼术前准备及术后护理常规。但严禁使用散瞳药物。

（二）减轻焦虑

1. 向患者讲解眼部症状的原因，进行疏导。

2. 耐心向患者讲解病情，消除顾虑，积极配合治疗和护理。

3. 使患者树立信心，面对现实，保持心态平衡。

（三）健康指导

1. 向患者及家属介绍该病的发病情况及早期诊治和护理的意义。

2. 有青光眼家族史者，若出现不明原因的头痛、眼胀、虹视等症状，应及时到医院诊治。

3. 指导患者在治疗阶段，即使眼压得到控制，仍要坚持定期到医院复查。

4. 指导患者制定治疗、护理和生活计划，如自测视力、视野，可适当参加室外活动等。

三、先天性青光眼

先天性青光眼（congenital glaucoma）是由于胚胎发育时期，前房角发育异常，引起小梁网及 Schlemm 管系统房水引流功能下降，导致眼压升高的一类青光眼。根据发病年龄的早晚分为婴幼儿型青光眼和青少年型青光眼。

【护理评估】

（一）健康史

病因尚不完全清楚。一般认为，先天性青光眼系常染色体或多因素遗传病，多伴有虹膜缺如、白内障和心脏病等其他先天异常。患者房角发育异常，虹膜根部附着靠前致小梁网通透性下降、Schlemm 管闭塞等。多双眼发病，具有遗传性，男性多见。

（二）临床表现

1. 婴幼儿型青光眼

（1）症状：3 岁以内患儿表现为畏光、流泪、眼睑痉挛、视力障碍等，强光下症状加重；约半数患儿出生时即有症状，而 80％患儿 1 岁内出现症状。

(2) 体征：①眼球扩大，前房变深，出现轴性近视；②角膜横径常超过12mm，上皮水肿，外观呈雾状混浊；③早期眼底可见视盘萎缩和视杯凹陷扩大，进展迅速；④眼压升高，需在全麻下测量。

2. 青少年型青光眼 6～30岁发病，临床表现与原发性开角型青光眼相似。

(三) 心理-社会状况

因患儿自幼出现眼部异常，较为痛苦，而且需要手术治疗，家属对患儿的未来感到担心和焦虑；年龄较大的患者常会出现恐惧、孤单的心理。

(四) 治疗原则

一旦确诊，尽早手术，以挽救患者的视功能。常用的手术方式有小梁切开术、房角切开术及小梁切除术。术后应及时进行矫正屈光不正、治疗弱视等视功能恢复治疗。

【常见护理诊断/问题】

1. 感知觉紊乱 视力障碍 与眼压升高致视神经损害有关。

2. 潜在并发症 眼球破裂、前房积血等。

3. 知识缺乏 缺乏先天性青光眼的防治知识。

【护理措施】

(一) 提高视力

1. 积极配合医生实施抗青光眼手术，尽早有效控制眼压，保护视神经和视网膜，挽救视功能。

2. 认真做好围手术期的护理指导工作，严格按照内眼手术和全麻护理常规进行，做好术前准备、术中配合及手术后观察和护理工作。

(二) 密切病情观察，预防并发症

1. 对眼球明显增大的患儿，应注意保护眼部，避免外伤致眼球破裂，有问题应密切观察病情，并及时报告医生，做好协助护理。

2. 对术后患儿，术眼应加盖保护眼罩，防止碰撞，嘱家属勿让患儿从事剧烈活动。

(三) 健康指导

1. 向家庭主要成员讲解本病的相关知识，告知家长如婴幼儿出现畏光、流泪时，应尽早就诊；并提倡优生优育，避免近亲结婚。

2. 因患儿缺乏对疾病症状的正常反应，家长应注意观察患儿眼球大小的变化、注视能力以及跟随运动。

3. 对年龄较大的患者应做好心理护理，正确给予引导，消除自卑心理，多与朋友进行正常交往。

第五节 白内障患者的护理

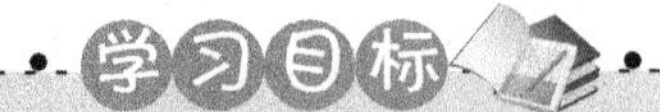

1. 掌握年龄相关性白内障的临床表现及护理措施。
2. 熟悉白内障的概念及糖尿病性白内障的治疗原则。
3. 了解先天性白内障的致病因素及治疗原则。

白内障（cataract）指晶状体混浊，是常见的主要致盲性眼病。白内障主要分类有：

①根据病因可分为：年龄相关性、外伤性、代谢性、并发性、药物及中毒性白内障等；②根据发生时间可分为：先天性、后天性白内障；③根据混浊部位可分为：皮质性、核性、后囊膜下白内障。

一、年龄相关性白内障

年龄相关性白内障（age-related cataract）是最常见的后天性白内障，多发生在50岁以上的中老年人，随着年龄增长，发病率增高；为晶状体老化过程中逐渐出现的退行性改变。多为双眼发病，可一眼先发病。

【护理评估】

（一）健康史

发病与年龄、营养、代谢、紫外线和遗传等多种因素有关，是机体内、外各种因素对晶状体长期综合作用的结果。

（二）临床表现

1. 症状　双眼或单眼呈渐进性无痛性视力下降，或有单眼复视或多视。眼前可出现固定不动的黑影。

2. 体征　皮质性白内障按其发展过程分为四期：

（1）初发期：晶状体周边皮质内出现楔状混浊。早期瞳孔区晶状体未受累，一般不影响视力。

（2）膨胀期或未成熟期：混浊继续加重，视力明显减退，皮质吸收水分肿胀，体积变大，将虹膜推向前，使前房变浅，可诱发闭角型青光眼。此期晶状体皮质层尚未完全混浊，虹膜瞳孔缘部与混浊的晶状体皮质之间尚有透明皮质，用斜照法检查时，光线投照侧的虹膜阴影投照在深层的混浊皮质上，在该侧瞳孔区内出现新月形投影，称虹膜投影。

（3）成熟期：晶状体完全混浊，呈乳白色；眼底不能窥及。虹膜投影消失，视力仅剩光感或手动，皮质水肿减退，前房深度恢复正常。

（4）过熟期：成熟期持续时间过长，晶状体皮质溶解液化，核下沉，视力有所提高，虹膜失去支撑出现虹膜震颤，皮质漏到囊外可致晶状体溶解性青光眼、过敏性葡萄膜炎。由于核下沉避开了瞳孔区，因而视力有所提高。

（三）实验室及辅助检查

检眼镜或裂隙灯显微镜检查；视力、色觉、视觉电生理检查；角膜曲率和超声检查。

（四）心理-社会状况

白内障视功能障碍者的生活、工作、学习及社会交往均受到影响，易产生焦虑、孤独感。手术患者因惧怕手术及术后复明效果，而产生焦虑心理。

（五）治疗原则

目前尚无疗效肯定的药物。如视力下降影响了患者的生活、工作和学习，可考虑手术治疗。主要手术方法有白内障超声乳化及人工晶状体植入术和小切口白内障摘除及人工晶状体植入术。

【常见护理诊断/问题】

1. 感知觉紊乱：视力下降　与晶状体混浊有关。

2. 焦虑　与担心手术及术后视力是否能恢复有关。

3. 潜在并发症：继发性闭角型青光眼、晶状体脱位、晶状体溶解性青光眼、人工晶状体脱位、创口出血等。

4. 知识缺乏：缺乏白内障自我保健的相关知识。

【护理目标】

1. 患者能感觉术后视力得到提高。

2. 能减轻焦虑，情绪稳定。

3. 能无并发症发生或发生时能被及时发现。

4. 能掌握白内障的相关知识。

【护理措施】

（一）提高视力

1. 药物护理　白内障发病早期，遵医嘱局部应用吡诺克辛、谷胱甘肽或障翳散等滴眼液，口服维生素C、维生素B_2等药物，可延缓白内障的进展。

2. 手术护理

（1）术前护理：①按照内眼手术前常规准备，冲洗泪道、冲洗结膜囊，监测生命体征、血糖等；②有咳嗽的患者术前遵医嘱给予口服或口含止咳药；③遵医嘱术前术眼散瞳；④术前排空大小便，嘱患者不要紧张以免引起眼压升高。

（2）术后护理：①患者不要用力挤眼，避免剧烈活动，有咳嗽或呕吐者要服用镇咳或止吐药；②术眼一般无疼痛，如有明显疼痛，应注意有否眼压升高、伤口裂开、前房积血等，应告知医生进行相应的检查和处理；③进食清淡、易消化，禁食刺激性食物，如辣椒等；④对手术中因故未植入人工晶状体的患者应做好心理护理；⑤遵医嘱按时给予抗生素、激素类药物全身及局部应用；⑥本病患者多年老体弱、全身合并有多种疾病，需用其他药物治疗时，请专科医生协助治疗。

（二）减轻焦虑

根据患者的不同文化层次、病情和心理特点，耐心启发、开导，介绍白内障的产生原因、预防措施、治疗手段、术后处理和护理保健的基本知识，消除患者的焦虑、恐惧心理，积极配合治疗和护理。

（三）密切病情观察，预防并发症

观察患者晶状体混浊及视力下降的程度、眼压的变化。如出现头痛、眼痛、混合性充血、瞳孔散大、恶心、呕吐等，提示可能发生青光眼，应立即告知医生处理。

（四）健康指导

1. 发现本病应积极治疗，以控制或延缓晶状体混浊的发展。

2. 患有糖尿病、高血压、心脏病等全身性疾病者，首先应积极控制和治疗全身病，而后择期施行白内障手术。

3. 向患者及其家属讲解白内障相关的护理常识，注意合理饮食，加强营养，防护紫外线的照射。

4. 慎用散瞳剂，如阿托品，以免诱发急性青光眼。

【护理评价】

经过治疗和护理，患者是否：①视力得到提高；②减轻焦虑，情绪稳定；③无并发症发生或发生时能被及时发现；④掌握白内障相关知识。

二、糖尿病性白内障

糖尿病性白内障（diabetic cataract）是指与糖尿病有直接关系的白内障。临床上分为两大类，即真性糖尿病性白内障和糖尿病患者年龄相关性白内障。

【护理评估】

（一）健康史

糖尿病时血糖增高，进入晶状体内的葡萄糖增多，转化为山梨醇，山梨醇不能透过晶状体囊膜，在晶状体内大量积聚，使晶状体内渗透压增加吸收水分，使纤维肿胀变性导致混浊。

（二）临床表现

1. 症状 眼部可表现为不同程度的视力下降，视物变形、闪光感等。晶状体混浊发生较早，进展较快，易成熟。多数患者有多饮、多尿、多食、消瘦及乏力等糖尿病的全身表现。

2. 体征 严重的糖尿病患者晶状体混浊多为双眼，前后囊下有点状或雪片状混浊。当血糖升高时，房水进入晶状体内使之肿胀变凸形成屈光变化，出现近视。血糖降低时，晶状体内水分渗出，晶状体变扁平，出现远视。

（三）实验室及辅助检查

血糖和尿糖检查显示血糖升高、尿糖阳性。

（四）心理-社会状况

糖尿病为终身性疾病，晚期出现严重的并发症和视力障碍，又由于治疗困难，漫长的病程严重影响患者的生活质量，使患者对疾病治疗失去信心，因此有较重的焦虑不安、悲观情绪。

（五）治疗原则

尽可能将血糖控制在正常范围内，然后行白内障摘除联合人工晶状体植入术。

【常见护理诊断/问题】

1. 感知觉紊乱：视力下降 与血糖升高导致晶状体混浊有关。

2. 焦虑 与病程漫长、视力下降有关。

3. 潜在并发症：术后感染、视网膜病变等。

4. 知识缺乏：缺乏本病及糖尿病的治疗、护理知识。

【护理措施】

（一）提高视力

1. 指导患者用药、饮食、运动及生活自理的方法，防止意外发生。

2. 手术参照内眼手术护理常规，观察术后病情变化。

（二）减轻焦虑

进行心理疏导，帮助患者树立战胜疾病的信心。耐心介绍糖尿病性白内障的病因、预防措施、治疗手段、术前和术后的护理保健方法，缓解患者的焦虑心理，积极配合治疗。

（三）密切观察病情，预防并发症

观察患者的血糖、尿糖，并注意术后有无眼部感染，有异常及时告知医生并协助护理。

（四）健康指导

对患者进行健康指导，说明减少糖尿病并发症有极其重要的意义。向患者及其家属传授糖尿病的有关知识，提高其自我护理能力和技巧，如自我血糖、尿糖监测和饮食护理等。

三、先天性白内障

先天性白内障（congenital cataract）指胎儿在发育过程中，晶状体发育障碍，在出生时或出生后一年内发生的晶状体混浊。可单眼或双眼发病。

【护理评估】

（一）健康史

1. 内源性 约1/3先天性白内障患者具有遗传性，以常染色体显性遗传多见。

2. 外源性 ①病毒感染：母亲孕期尤其是前3个月受到病毒感染，如风疹、麻疹、单纯疱疹、腮腺炎、水痘等；②药物：糖皮质激素、一些抗生素特别是磺胺类药物的影响；③接触放射线；④母亲孕期患有糖尿病、甲状腺功能减退、代谢性疾病等或营养与维生素缺乏。

（二）临床表现

1. 症状 视力障碍或正常，与晶状体混浊的部位及程度有关。多为静止性，少数出生后继续进展。因患者年龄幼小，不能自诉，常为父母观察所发现。

2. 体征

（1）先天性白内障按晶状体混浊的形态、部位不同，分为前极、后极、绕核、核性、膜性、冠状、点状和全白内障，以绕核性白内障最为常见。

（2）患者常伴有眼部或全身其他先天异常，如斜视、弱视、眼球震颤、先天性小眼球等。

（三）实验室及辅助检查

染色体检查有助于筛查遗传性疾病。

（四）心理-社会状况

由于年幼即存在视力障碍，患儿父母及家庭成员对治疗效果有迫切期待；对手术有紧张、恐惧心理；对孩子的人生未来感到焦虑。

（五）治疗原则

1. 对视力影响不大的静止性白内障，一般不需治疗，定期观察。

2. 明显影响视力者，一般宜于3～6个月，最迟不超过2岁，尽早选择晶状体吸出术或白内障囊外摘除术。但风疹病毒引起者不宜过早手术，以免潜伏在晶状体内的病毒因手术而释放，引起虹膜睫状体炎、眼球萎缩。

【常见护理诊断/问题】

1. 感知觉紊乱 视力障碍 与晶状体混浊有关。

2. 知识缺乏：缺乏先天性白内障的防治知识。

【护理措施】

（一）提高视力

对婴幼儿先天性白内障手术患者，按年龄相关性白内障手术及全麻手术常规护理。术后头侧位，床边准备吸引器及氧气，嘱家长必须在清醒6小时后方可给患儿进食，以免未清醒前进食发生窒息甚至死亡；术后尽早除去眼垫，以免引起弱视。

（二）健康指导

1. 嘱家长护理患儿应适应其身心特点，动作轻柔，精心呵护，保持患儿的安静与合作。要注意防止因哭闹、挠抓等影响术眼康复。

2. 对术后视力极差、手术效果不佳或已发生弱视的患儿，应尽早进行遮盖疗法、精细动作训练等低视力康复训练；并进行定期随访，适时调整康复训练计划。

3. 宣传并鼓励优生优育，防止先天性疾病的发生。

4. 重视孕期卫生保健，提倡均衡营养膳食；避免胎儿受到病毒、药物、放射线等因素的影响。

第六节 葡萄膜病与视网膜病患者的护理

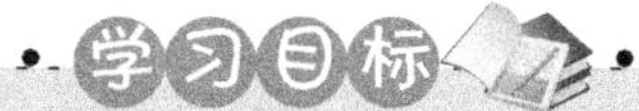

1. 掌握虹膜睫状体炎和视网膜动脉阻塞的临床表现及并发症。
2. 熟悉视网膜静脉阻塞的临床表现及治疗原则。
3. 了解糖尿病性视网膜病变的临床表现。

一、葡萄膜炎

葡萄膜炎（uveitis）是一种发病原因复杂，主要累及葡萄膜、视网膜、视网膜血管及玻璃体等部位的自身免疫性疾病。具有病程长、易反复发作的特点，多发生于青壮年。按其发病部位可分为前葡萄膜炎（包括虹膜炎、虹膜睫状体炎和前部睫状体炎）、中间葡萄膜炎、后葡萄膜炎和全葡萄膜炎。本节主要介绍虹膜睫状体炎。

【护理评估】

（一）健康史

发病由细菌、真菌、病毒等直接或由身体其他部位经血行播散进入眼内引起感染性虹膜睫状体炎。而自身免疫异常、眼外伤、手术及理化刺激等可引起非感染性虹膜睫状体炎。

（二）临床表现

1. 症状 眼部疼痛、畏光、流泪、视力减退。

2. 体征 ①睫状充血或混合充血；②角膜后沉着物（keratic precipitates，KP）：炎症时由于血-房水屏障破坏，房水中进入大量炎症细胞和色素，常附着在角膜后表面的下方；③房水混浊：炎症细胞进入房水所致；④虹膜改变：虹膜充血水肿、纹理不清，因炎症渗出致虹膜后粘连；⑤瞳孔改变：对光反射迟钝或消失，因虹膜后粘连可出现不规则瞳孔形状。

3. 并发症 可出现并发性白内障、继发性青光眼、低眼压和眼球萎缩等。

（三）实验室及辅助检查

检查患者血常规、血沉、HLA-B27抗原分型等，以了解机体有无感染、结核、类风湿病等。

（四）心理-社会状况

由于发病急，并反复发作，严重影响视力，使患者的生活、工作、学习和社会活动均受到不同程度的影响而产生焦虑和悲观等心理障碍。

（五）治疗原则

应用散瞳剂、糖皮质激素、非甾体消炎药和抗感染药及热敷，以解除痉挛，减轻疼痛，改善局部血液循环，减少渗出及充血水肿，防止虹膜后粘连等。

【常见护理诊断/问题】

1. 感知觉紊乱：视力下降 与房水混浊等有关。

2. 急性疼痛 与炎症引起睫状神经刺激有关。

3. 焦虑 与视力障碍、疾病反复发作有关。

4. 潜在并发症：并发性白内障、继发性青光眼等。

5. 知识缺乏：缺乏对本病相关防治知识。

【护理措施】

（一）提高视力

1. 药物护理 遵医嘱用药，并进行相应的护理。

（1）散瞳剂：如1%阿托品眼药水，2～3次/天，滴药后应压迫泪囊区3～5分钟，防止药物经鼻腔黏膜吸收致全身中毒。告知患者可出现口干、面色潮红等药物反应，应多饮水。

（2）糖皮质激素滴眼液：如0.2%醋酸氢化可的松、0.1%地塞米松眼药水等。炎症减退后应逐渐减少点眼次数。对于全身用药的患者，要注意观察糖皮质激素的副作用，如激素性青光眼、向心性肥胖、胃出血等。

（3）非甾体消炎药：如双氯酚酸钠眼药水，3～5次/天。用药前应告知患者该药有较强的刺激性。

2. 病因治疗 协助患者寻找和进行病因治疗，防止复发。

（二）减轻疼痛

1. 湿热敷 患眼湿热敷可促进炎症吸收，减轻炎症反应和疼痛。每次15分钟，2～3次/天。

2. 散瞳 告知患者局部应用散瞳剂可防止或拉开虹膜后粘连，避免并发症，同时可解除睫状肌、瞳孔括约肌的痉挛，以减轻充血、水肿及疼痛，促进炎症恢复，以使患者配合治疗、坚持治疗。

（三）减轻焦虑

了解患者的需要，理解同情患者的感受，由于病情反复发作，多数患者情绪低落，甚至悲观，在治疗护理上多关心体贴患者，耐心细致地做好安慰解释工作。减轻焦虑悲观等心理障碍，增强信心，使患者积极配合治疗及护理。

（四）密切观察病情，预防并发症

1. 观察视力、眼压、瞳孔、睫状充血、房水、角膜后沉着物、虹膜等变化。

2. 观察使用糖皮质激素后有无体形改变、胃出血及骨质疏松等不良反应。

（五）健康指导

1. 注意劳逸结合、生活有规律、积极参加体育锻炼，增强体质，提高抗病能力。饮食清淡，避免辛辣食物。

2. 指导患者正确的眼部护理方法，如点眼、热敷等。

3. 散瞳期间可佩戴有色眼镜，避免强光刺激。

4. 定期复查并介绍葡萄膜炎预防措施和预后、用药方法和副作用的观察。

二、视网膜动脉阻塞

视网膜动脉阻塞（retinal artery occlusion，RAO）是指视网膜中央动脉或其分支阻塞。视网膜中央血管为终末血管，动脉阻塞后，该血管供应的视网膜营养中断，视网膜发生急性缺血，导致视功能急剧损害或丧失。本病多为单眼发病，如果处理不及时，终将失明。

【护理评估】

（一）健康史

多见于高血压、糖尿病及动脉硬化患者。由于视网膜中央动脉血管内各种栓子（胆固醇栓子、血小板纤维蛋白栓子、肿瘤栓子等）栓塞或血管痉挛、血管受压，均可造成视网膜的急性缺血。

（二）临床表现

1. 症状　自觉视力突然无痛性急剧下降至手动或光感，甚至丧失光感。部分患者可有阵发性黑矇的先兆症状。

2. 体征

（1）瞳孔散大：直接对光反应明显迟钝或消失，间接对光反射存在。

（2）眼底检查：视盘水肿、边界模糊，视网膜动脉明显变细且管径不均匀，甚至呈串珠状。视网膜呈灰白色水肿。黄斑呈红色，即“樱桃红”点，此为本病的典型体征。

（三）实验室及辅助检查

眼底荧光素血管造影、视野、血沉、血常规、血脂和血糖等，有助于提示病变程度、范围以及分析病因。

（四）心理-社会状况

因发病急，视力突然障碍，患者很难接受事实，尤其是短时间内视力恢复不明显者，故焦虑、紧张心理比较严重。

（五）治疗原则

争分夺秒抢救视力，关键是扩张血管、吸氧、降低眼压和支持营养治疗。观察治疗心血管等相关的疾病。

【常见护理诊断/问题】

1. 感知觉紊乱：视力突然下降甚至丧失　与视网膜中央动脉栓塞有关。

2. 焦虑　与视力下降或丧失、视野缺损有关。

3. 知识缺乏：缺乏本病相关的防治知识。

【护理措施】

（一）提高视力

1. 血管扩张剂　遵医嘱立即应用速效药物，如亚硝酸异戊酯 0.2ml 吸入或硝酸甘油 0.5mg 舌下含化；妥拉唑啉 25mg，口服、肌内注射或球后注射。

2. 吸氧　每小时吸入 10 分钟的 95%氧及 5%二氧化碳混合气体。

3. 降低眼压　①协助或指导患者按摩眼球：患者轻闭双眼，手指压迫患眼数秒，即松开数秒再压迫，如此重复，一般按摩 10～15 分钟；②配合医生进行前房穿刺或遵医嘱使用降眼压药物。

4. 其他　遵医嘱使用尿激酶溶解血栓；维生素 B_1、B_{12}营养视神经；协助患者寻找病因积极治疗。

（二）减轻焦虑

进行心理疏导，由于发病急，帮助安慰患者，消除患者的紧张心理，耐心介绍急救护理的目的和操作方法，使其积极配合治疗和护理，树立战胜疾病的信心。

（三）健康指导

1. 指导患者积极治疗高血压、糖尿病等危害身体健康的慢性疾病并定期检查，以消除视网膜动脉阻塞发生的潜在因素。

2. 介绍本病的特点，使患者学会预防与自救的方法。

3. 多加休息、保持环境安静。饮食宜清谈，多食蔬菜、水果，禁烟戒酒。注意心血管疾病的定期复诊。

三、视网膜静脉阻塞

视网膜静脉阻塞（retinal vein occlusion，RVO）是临床上常见的眼底血管病，发病急骤、视功能损害严重，视网膜中央静脉迂曲，是一种以伴大片火焰状浅层出血及渗出为主要临床特征的视网膜血液循环障碍性疾病。临床上根据阻塞部位的不同，分为视网膜中央静脉阻塞和视网膜分支静脉阻塞两种。常为单眼发病，是致盲性眼病之一。

【护理评估】

（一）健康史

视网膜中央动脉或分支小动脉硬化对其邻近静脉的压迫或视网膜血管炎症、血液黏稠度增高等均可导致静脉栓塞，引起视网膜静脉血液回流障碍或中断。

（二）临床表现

1. **症状** 视力突然无痛性下降，视力受损程度不等。若分支静脉阻塞，其相应的区域视野缺损。

2. **体征** 视网膜大量出血，多呈火焰状，片状出血，后极部较多，视盘和附近的视网膜水肿，视网膜静脉高度迂曲扩张，严重时呈腊肠状。而未累及黄斑部时患者可无视力下降或视力下降较轻，眼底周边部散在出血，静脉充盈迂曲。较大血管破裂所致的出血可进入玻璃体内，引起玻璃体混浊。临床分缺血型和非缺血型视网膜中央静脉阻塞。

（三）实验室及辅助检查

1. **眼底荧光素血管造影** 对本病的诊断、分型、治疗、预后评估均有重要参考价值。

2. **视野检查** 提示病变程度和范围。

3. **视网膜电图检查** 提示预后情况。

4. **血液检查** 可协助分析病因。

（四）心理-社会状况

视网膜静脉阻塞病程漫长，视力多有明显下降，患者易产生焦虑不安心理。

（五）治疗原则

针对病因治疗，如高血压、糖尿病、动脉硬化等；减轻血栓形成和组织水肿，促进出血的吸收。

【常见护理诊断/问题】

1. 感知觉紊乱：视力下降 与视网膜出血等因素有关。

2. 焦虑　与病程较长、视力下降以及预后不良有关。

3. 潜在并发症：增殖性玻璃体视网膜病变、黄斑水肿、新生血管性青光眼、视网膜脱离等。

【护理措施】

（一）提高视力

1. 用药护理　遵医嘱给予药物治疗，并向患者解释用药的目的和方法。对于使用糖皮质激素治疗的患者，应告知逐渐减量后停药。

2. 激光治疗护理　对需激光光凝治疗的患者，治疗前应向患者及家属解释光凝的目的、流程和注意事项，介绍激光声音及光亮。指导患者做注视训练，嘱其激光治疗时应注意力集中，密切配合，不要紧张。光凝治疗后，勿提重物，如玻璃体有出血宜高枕卧位。

（二）减轻焦虑

耐心启发、开导、介绍视网膜静脉栓塞的原因、预防措施、治疗方法和护理基本知识，消除患者的焦虑，使患者积极配合治疗。

（三）密切观察病情，预防并发症

观察和记录患者视力的恢复情况和药物的副作用，如有视力突然严重下降、部分视野缺损等异常情况，应及时报告医生并协助护理。

（四）健康指导

1. 向患者及其家属传授本病相关的知识，提高自我护理能力和技巧。

2. 为防止视力连续下降，嘱患者定期复查，以便早期发现病情改变，及时治疗；积极治疗高血压、糖尿病等全身慢性疾病。

3. 耐心向患者解释治疗的目的和方法，指导患者饮食、运动及生活自理的方法。

四、糖尿病性视网膜病变

糖尿病性视网膜病变（diabetic retinopathy，DRP）是糖尿病的严重并发症之一。与糖尿病的控制程度和病程时间有一定关系。可造成严重的视功能损害，是当前主要的致盲性眼病之一。

【护理评估】

（一）健康史

糖尿病性视网膜病变确切的发病机制和途径尚不清楚。目前认为长期的高血糖对视网膜微循环造成损害，使视网膜毛细血管闭塞，导致视网膜缺血，由此引起视网膜水肿和新生血管的形成。

（二）临床表现

1. 症状　多数患者有糖尿病多饮、多尿、多食和体重下降等全身症状。眼部症状主要表现为早期多无视觉异常，视网膜损害达到一定程度时，视力逐渐下降，视物变形、闪光感等。

2. 体征　主要是视网膜的病变，表现为视网膜微血管瘤、出血、渗出、静脉串珠样改变，新生血管增殖性病变，玻璃体积血及牵拉性视网膜脱离。

（三）实验室及辅助检查

1. 眼底荧光素血管造影　对本病的诊断、分期治疗、预后评估均有重要参考意义。

2. 血液检查 有助于分析糖尿病的病情。

（四）心理-社会状况

糖尿病为终身性疾病，糖尿病性视网膜病变病程长，晚期严重损害视力，治疗困难，严重影响患者的生活质量和工作，因此有较重的焦虑不安、悲观情绪。

（五）治疗原则

主要是将血糖控制在正常范围内，根据视网膜病变的程度给予视网膜激光光凝治疗。对玻璃体积血或视网膜脱离可进行手术治疗。

【常见护理诊断/问题】

1. 感知觉紊乱：视力下降 与视网膜出血、渗出等有关。
2. **焦虑** 与视力下降、血糖控制欠佳及病程长有关。
3. 潜在并发症：新生血管性青光眼、玻璃体积血、黄斑囊样水肿、视网膜脱离等。
4. 知识缺乏：缺乏本病及糖尿病的治疗、护理知识。

【护理措施】

（一）提高视力

1. 目前本病没有特殊有效的治疗药物，激光光凝是目前治疗本病的有效措施（详见本节视网膜中央静脉阻塞）。
2. 指导监督患者合理饮食，并定期检查眼底情况。

（二）减轻焦虑

耐心解释控制血糖的意义，增强信心，主动配合治疗，客观认识疾病，家属也要给予理解和支持。

（三）密切观察病情，预防并发症

观察患者视力及病情变化，如出现眼痛、头痛、雾视、虹视、视力突然下降、视野突然缺损，应及时报告医生并协助护理。

（四）健康指导

为防止视力的进一步下降，告知患者控制血糖和减少糖尿病并发症有极其重要的意义，向患者及其家属传授糖尿病的有关知识，提高其自我护理能力。

第七节 屈光不正患者的护理

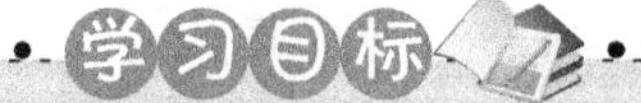

1. 掌握近视的概念、护理评估要点及主要护理措施。
2. 熟悉远视的护理评估要点、老视的配镜原则。
3. 了解屈光不正的分类、散光的健康指导。

眼球是一个复合光学系统。光线进入眼内，经屈光系统折射，在视网膜上形成清晰物像的生理功能称为眼的屈光。眼在调节静止时，外界平行光线经眼的屈光系统折射后，聚焦在视网膜黄斑中央凹处，这种屈光状态称为正视。若不能聚焦在视网膜黄斑中央凹处，称为非正视或屈光不正（图 3-1）。屈光不正包括近视、远视和散光。眼屈光作用的大小称为屈光力，单位是屈光度（diopter），用“D”表示。

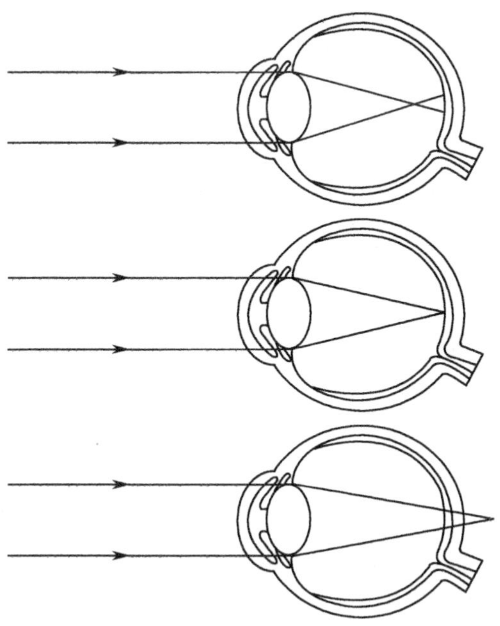

图 3-1 近视眼、正视眼、远视眼示意图

一、近 视

在调节静止时，平行光线经眼的屈光系统后聚焦在视网膜之前的屈光状态称为近视（myopia）。根据近视程度分为：轻度近视低于－3.00D、中度近视为－3.00D～－6.00D、高度近视高于－6.00D；根据屈光成分分为：轴性近视、屈光性近视；根据调节作用参与分为：假性近视、真性近视、混合性近视。假性近视是由于调节痉挛，致使物像焦点落在视网膜之前。

【护理评估】

（一）健康史

近视眼的确切病因尚未完全清楚，一般认为与遗传和环境两大因素有关；饮食不当、微量元素铬缺乏等也可影响近视的发展。

1. 遗传因素 近视眼有遗传倾向；一般认为高度近视眼属常染色体隐性遗传，而中低度近视眼为多因子遗传。应询问患者有无近视家族史。

2. 环境因素 读写距离太近、时间太长、光线太弱或太强、姿势不端正等都与近视的发生和发展有密切关系。应询问患者平时用眼卫生情况，近视的发生、进展及矫治经过。

（二）临床表现

1. 视力 远视力下降，近视力正常。看远处目标不清楚，常眯眼视物；高度近视者远、近视力均差，常伴有闪光感、飞蚊症等症状。

2. 视疲劳 长时间、近距离读写，患者可出现眼胀眼痛、头痛头晕、视物模糊、恶心呕吐等症状，适当休息后可缓解。

3. 眼位偏斜 由于视近时不用或少用调节导致集合减弱，表现为外隐斜或外斜视。常发生于近视度数较高或视力较差眼。

4. 眼球 高度近视者眼球前后径变长，眼球向前突出。

5. 眼底 高度近视一般为病理性近视，常有玻璃体异常（液化、混浊、后脱离）、豹纹状眼底、近视弧形斑；黄斑部色素沉着、变性、萎缩、出血；周边部视网膜格子样、囊样变性；甚至视网膜裂孔或脱离。

（三）实验室及辅助检查

1. 验光 包括客观验光法和主觉验光法，前者包括检影验光法、电脑验光法，后者包括插片验光法、雾视法、散光表法、交叉圆柱镜法等。滴用1%阿托品眼液或眼膏、0.5%～1%托吡卡胺滴眼液等睫状肌麻痹剂，进行散瞳检影验光可获得较为准确的度数。

2. 角膜曲率计 用于测定角膜前表面弯曲度，判定角膜中央两条主要子午线的屈光力，以确定角膜散光的度数和轴位。

（四）心理-社会状况

由于担心戴镜会影响个人形象，误以为佩戴眼镜会导致近视度数加深，诊疗时散瞳致畏光、视物模糊，担心屈光手术的效果等，患者易产生焦虑心理。

（五）治疗原则

1. 验光配镜 准确验光确定屈光度；选择合适的凹透镜矫正，包括框架眼镜、角膜接触镜等，其中框架眼镜是目前最常用、最安全的治疗方法。镜片度数原则上以矫正视力达到1.0的最低度数为准。

2. 屈光性手术 包括放射状角膜切开术（RK）、准分子激光角膜表面切削术（PRK）、准分子激光原位角膜磨削术（LASIK）、准分子激光角膜上皮下磨削术（LASEK）、机械法准分子激光角膜上皮下磨削术（Epi-LASIK）等。

3. 假性近视可使用睫状肌麻痹剂等松弛睫状肌。

【常见护理诊断/问题】

1. 感知觉紊乱：远视力下降 与屈光力过强或眼轴偏长有关。

2. 潜在并发症：外斜视、视网膜脱离、术后感染等。

3. 知识缺乏：缺乏近视相关防治知识。

【护理目标】

1. 患者能够提高视力。

2. 能无并发症发生或发生时能被及时发现。

3. 能说出近视的防治知识。

【护理措施】

（一）提高视力

1. 佩戴眼镜

（1）向患者讲解近视发生的原因；解释正确戴镜不仅可有效阻止近视度数的加深，还可起到美观的作用，以消除患者对眼镜的误解。

（2）佩戴框架眼镜：①教会患者使用双手摘、戴眼镜；②眼镜放置时，应镜面竖直或朝上；③镜片清洁时，可先用清水冲洗，再用眼镜布擦干。

（3）佩戴角膜接触镜：①戴镜前，应剪短指甲、洗手并擦干，然后确认镜片正反面、清洁度及有无破损；②切勿戴镜洗澡或游泳，睡前应取下镜片并用护理液清洁、消毒；③化妆者应戴镜后化妆，取镜后卸妆；④眼部不适时，应停戴并及时就诊。

2. 准分子激光角膜屈光手术

（1）手术前，应停戴硬性透氧性角膜接触镜1个月以上，停戴软性角膜接触镜1周以上，停用眼部化妆品3天以上。

（2）向患者及家属讲解屈光手术相关知识，说明术中可能感觉到、看到、听到和闻到的情况，使患者情绪稳定，配合手术。

（3）指导患者进行术前固视训练，嘱其术中应始终注视激光机正上方固视灯，避免用力挤眼和眼球转动。

（4）术后遵医嘱应用抗生素滴眼液、非甾体消炎药滴眼液、糖皮质激素滴眼液等，并定期测量眼压；要注意用药的时间和方法，避免碰撞术眼；出现异常情况时，应及时就诊。

（二）密切观察病情，预防并发症

1. 观察患者视力和屈光度的变化，戴镜后有无眼胀、眼痛等视疲劳症状，有问题应及时查找原因，予以纠正。

2. 佩戴角膜接触镜者，应观察其有无角膜损伤、感染、结膜炎等并发症；术后使用糖皮质激素滴眼液者，应观察其角膜上皮愈合情况、眼压是否升高；有问题应及时报告医生并协助护理。

3. 观察角膜屈光手术后患者眼球有无外斜视、视网膜脱离的征兆，有问题应及时就诊。

（三）健康指导

1. 注意用眼卫生

（1）距离：眼距读物30～35cm；眼距电脑屏幕60cm以上；眼距电视屏幕5～7倍电视对角线的距离。

（2）时间：一般用眼45分钟后，应休息10分钟并远眺。

（3）光线：亮度、对比度要适宜，勿在阳光直射或昏暗的光线下阅读，晚上看电视应开一盏柔和的小灯。

（4）姿势：养成良好的读写姿势，正确坐姿应做到“三个一”（眼与书本相距一尺、手指与笔尖相距一寸、胸与桌缘相距一拳），不要躺在床上或趴在桌上看书，不要在动荡的汽车上或行走时阅读。

2. 合理饮食

（1）多食胡萝卜、干果、黄豆、水果等耐嚼的硬质食品，增加咀嚼的机会。咀嚼运动被誉为眼的保健操。

（2）多食一些五谷杂粮，注意食物搭配，饮食不要过于精细，以防止铬元素的缺乏。

（3）多食牛奶、豆类、虾皮等含钙丰富的食物，可消除眼睛紧张。

（4）多食富含蛋白质和维生素的食物，如动物肝脏、鱼、蛋、水果、蔬菜等，做到均衡营养膳食。

3. 高度近视者要避免剧烈运动、外伤，以免引起眼底出血、视网膜脱离。

4. 屈光手术后应遵医嘱使用眼药，避免污水溅入眼内，不要揉眼，外出时可戴太阳镜以减少强光刺激，定期随访。

5. 保持良好的生活规律，锻炼身体，增强体质，并定期进行视力检查。

【护理评价】

经过治疗和护理，患者是否：①提高视力；②无并发症发生或发生时能被及时发现；③说出近视的防治知识。

知识链接

准分子激光角膜屈光手术

准分子激光角膜屈光手术是在角膜上按近视、散光度数，用波长 193nm 氟化氩（Arf）准分子激光进行精确切削。相当于在角膜上切削出一个眼镜片，使光线聚焦在视网膜上，视力变得清晰。临床上可根据屈光度、角膜厚度及个体差异等分别选择 PRK、LASIK、LASEK、Epi-LASIK 等手术。自 1983 年美国 Trokel 医生应用准分子激光进行 PRK 手术实验研究以来，准分子激光角膜屈光手术技术不断提高，是继框架眼镜和角膜接触镜之后，矫治近视的三种成熟方法之一。

二、远 视

在调节静止时，平行光线经眼的屈光系统后聚焦在视网膜之后的屈光状态称为远视（hyperopia）。根据屈光成分分为：轴性远视、屈光性远视；根据远视程度分为：轻度远视低于＋3.00D、中度远视为＋3.00～＋6.00D、高度远视高于＋6.00D。

【护理评估】

（一）健康史

1. 轴性远视 小儿发育期眼球较小，眼轴较短，属于生理性远视。随着年龄的增长，眼球不断发育，眼轴逐渐变长，至学龄前逐渐形成正视眼。若眼球发育不良，眼轴较短则会导致轴性远视。

2. 屈光性远视 眼轴正常，但角膜扁平、晶状体全脱位或无晶状体眼等因素致使眼的屈光力较弱，从而导致屈光性远视。

（二）临床表现

1. 视力 轻度远视，通过眼的调节代偿，远、近视力均正常；中度远视，远视力可正常，近视力下降；高度远视，远、近视力均下降。

2. 视疲劳 常表现为眼胀、眼痛、头痛头晕、视物模糊、恶心呕吐等；近距离工作后加重，休息后症状缓解。

3. 内斜视 过度使用调节，伴过度集合，常导致形成调节性内斜视。

4. 眼底 视盘较小、色红、边缘模糊，类似视盘炎，但视力可矫正，视野正常，长期观察眼底无变化，称之为假性视盘炎。

5. 并发症 中、高度远视可引起屈光性弱视；远视眼常伴有小眼球、前房浅、房角窄，易发生闭角型青光眼。

（三）实验室及辅助检查

1. 验光 包括主觉验光法和客观验光法，以确定远视及其度数。

2. 角膜曲率计 用于测定角膜前表面弯曲度，判定角膜中央两条主要子午线的屈光力，以确定角膜散光的度数和轴位。

（四）心理-社会状况

因眼胀、眼痛、头痛头晕、视物模糊、恶心呕吐等视疲劳表现，近距离工作不能持久，致使患者生活、工作、学习等受到影响，易产生悲观、焦虑心理。

（五）治疗原则

选择合适度数凸透镜矫正。轻度远视无症状，可不矫正；如有视疲劳和内斜视，必须戴镜；中度远视或中年以上远视患者应戴镜提高视力，防治视疲劳和内斜视的发生。

【常见护理诊断/问题】

1. 感知觉紊乱：视力下降 与屈光力过弱或眼轴偏短有关。

2. 潜在并发症：内斜视、弱视、闭角型青光眼等。

3. 知识缺乏：缺乏远视防治相关知识。

【护理措施】

（一）提高视力

1. 用药护理 遵医嘱使用睫状肌麻痹剂如1%阿托品滴眼液或眼膏等，注意不良反应的发生。

2. 眼镜使用护理 指导患者正确使用框架眼镜或角膜接触镜。

（二）密切观察病情，预防并发症

观察患者视力和屈光度的变化，注意其有无眼位的改变，戴镜后有无眼胀、眼痛等视疲劳症状。

（三）健康指导

1. 嘱患者注意用眼卫生，定期检查视力，避免用眼过度导致视疲劳。

2. 戴镜矫正者，应坚持戴镜，定期验光，及时调整镜片度数。原则上青少年远视应坚持每半年验光一次，避免戴过度矫正的眼镜。

三、散 光

由于眼球屈光系统各径线的屈光力不同，外界平行光线进入眼内不能形成焦点的屈光状态，称为散光（astigmatism）。散光分为规则散光和不规则散光两种类型。

【护理评估】

（一）健康史

1. 散光可为先天性，也可为后天获得，并可随年龄增长而发生改变。

2. 规则散光主要是由于角膜的曲率半径大小不等所致，最大屈光力和最小屈光力的两条主径线互相垂直。而由晶状体引起者较少见。

3. 不规则散光常由于角膜疾病导致角膜屈光面凹凸不平，各条径线或同一条径线各部分的屈光力不同，无规律可循。

（二）临床表现

1. 视力 散光对视力的影响取决于散光的度数和轴位。低度散光，视力可正常；高度散光，远、近视力均下降，视物似有重影。

2. 视疲劳 患者常通过改变调节、眯眼等方式，进行自我矫正以提高视力。持续的调节紧张易引起患者眼胀、眼痛、头痛、流泪、看书错行等症状。

3. 眼底 有时可见视盘呈垂直椭圆形，边缘模糊，整个眼底不能以同一屈光度观察清楚。

（三）实验室及辅助检查

1. 验光 包括主觉验光法和客观验光法，以确定散光及其度数和轴向。

2. 角膜曲率计 用于测定角膜前表面弯曲度，判定角膜中央两条主要子午线的屈光力，以确定角膜散光的度数和轴位。

3. 角膜地形图 较角膜曲率计更精确全面反映角膜前表面屈光状态，尤其对于圆锥角膜、不规则散光等可进行精确测定。

（四）心理-社会状况

视疲劳症状反复出现，致使患者个人生活、工作、学习受到影响，易产生悲观、焦虑心理。

（五）治疗原则

1. 规则散光有症状，佩戴合适度数柱镜矫正，以框架眼镜最常用。
2. 不规则散光由于角膜表面凹凸不平或弯曲度高度不规则，选择角膜接触镜矫正。
3. 屈光手术治疗。

【常见护理诊断/问题】

1. 感知觉紊乱：视力下降　与散光导致光线不能聚焦有关。
2. 知识缺乏：缺乏佩戴眼镜相关知识。

【护理措施】

（一）提高视力

佩戴合适的柱镜或角膜接触镜，必要时可行屈光性手术治疗。

（二）健康指导

1. 观察患者戴镜后视力是否提高，有无眼胀、眼痛等视疲劳症状，有无眯眼表现，有问题及时查明原因并予以矫正。
2. 重视眼的卫生保健，积极防治角膜疾病，避免因角膜疾病而导致不规则散光。
3. 佩戴较高度数的散光眼镜，常需要一个适应过程，可先使用较低度镜片，逐渐予以全部矫正。应坚持戴镜，定期检查。

知识链接

老　视

随着年龄增长，晶状体逐渐硬化，弹性减弱，睫状肌功能也逐渐减弱，从而导致眼的调节功能逐渐下降，这种由于年龄引起调节减弱的生理现象称为老视(presbyopia)，又称老花眼。自40～45岁开始，表现为视近物困难；易出现眼胀眼痛、头痛、单眼复视、视物模糊、看书错行等视疲劳症状。老视宜佩戴合适度数的凸透镜，镜片度数与年龄及原有屈光状态有关，一般规律为：正视眼者45岁佩戴+1.50D，以后每5年增加+0.50D，60岁以后不再增加；屈光不正者为原屈光不正度数与矫正老视度数的代数和。所以屈光不正者需分别佩戴视远、视近用两副眼镜，或佩戴一副双焦或渐进多焦眼镜。

第八节　斜视与弱视患者的护理

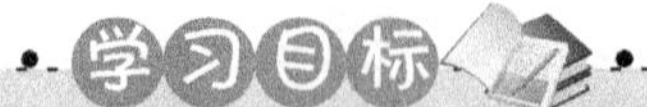

1. 掌握斜视的护理评估要点及弱视的主要护理措施。
2. 熟悉斜视、弱视的概念及弱视的临床表现。
3. 了解斜视、弱视的概念和分类。

一、斜 视

双眼注视一个目标时，物体在双眼视网膜对应部位形成物像，经大脑视觉中枢融合成完整、立体、单一的物像，称为双眼单视。若两眼不能同时注视目标，一眼注视目标时另一眼偏离目标，而出现眼位偏斜，称为斜视（strabismus）。根据病因分为共同性斜视和麻痹性斜视两大类；根据眼球偏斜方向分为内斜视、外斜视及垂直性斜视。

【护理评估】

（一）健康史

1. 共同性斜视 眼位偏斜，但眼外肌及其神经支配无器质性病变。主要是由于调节与集合不协调，远视眼过度使用调节，伴随过度集合，导致共同性内斜，近视眼一般不用调节，集合也不足，导致共同性外斜；另外，双眼屈光参差可致融合功能障碍、中枢神经控制失调、遗传和解剖等因素均可导致斜视发生。

2. 麻痹性斜视 由于炎症、肿瘤、外伤、感染等因素，使眼外肌或支配眼外肌运动的神经分支或神经核遭受损害，引起眼外肌麻痹而发生的眼位偏斜。

（二）临床表现

1. 共同性斜视 ①眼球运动正常，一眼眼位偏斜，常伴有屈光不正或弱视；②第一斜视角（健眼固视时斜视眼偏斜的角度）等于第二斜视角（斜视眼固视时健眼的偏斜角度）；③无复视及代偿头位。

2. 麻痹性斜视 ①眼球运动障碍，眼位向麻痹肌作用相反方向偏斜，可伴有头痛、头晕、恶心、呕吐等症状。遮盖一眼，症状可消失。②第二斜视角大于第一斜视角。③有复视及代偿头位。

（三）实验室及辅助检查

1. 共同性斜视常采用遮盖试验、角膜映光法、三棱镜法、同视机检查等确定斜视类型和斜视度数。

2. 麻痹性斜视可检查患者眼球六个方位运动情况，可初步判定其哪条眼外肌发生麻痹；红玻片试验法和Parks三部法则是更为精确的检查方法。

（四）心理-社会状况

因眼位偏斜影响个人外观形象，患者易产生自卑、焦虑心理。

（五）治疗原则

1. 共同性斜视 针对不同病因采取矫正屈光不正、弱视治疗或手术矫正等措施。

2. 麻痹性斜视 去除病因，辅助治疗，针灸理疗，若病因去除后保守治疗6个月以上效果欠佳，可考虑手术矫正。

【常见护理诊断/问题】

1. 自我意象紊乱 与屈光不正导致眼位偏斜有关。

2. 焦虑 与眼位偏斜影响自我形象有关。

3. 知识缺乏：缺乏斜视相关防治知识。

【护理措施】

（一）恢复正常眼位

1. 保守治疗护理

(1) 遵医嘱使用睫状肌麻痹剂，散瞳验光，佩戴合适的眼镜；并进行病因及辅助治疗，按时用药。

(2) 指导儿童患者及家属进行弱视治疗，力争双眼视力平衡，恢复融像功能；对于复视致全身不适者，嘱其暂时遮盖一眼，以消除症状。

2. 手术护理

(1) 需全麻手术的患儿，按全麻手术护理常规进行护理；局麻手术的患者，按外眼手术常规护理。

(2) 术后双眼包扎，使术眼充分休息，避免因眼球转动撕脱肌肉缝线。全麻术后患者应注意观察血压、心率等生命体征变化。

(3) 术眼如有感染症状，应遵医嘱及时去除眼垫，戴针孔镜，并嘱患者注意控制眼球运动。

(二) 减轻焦虑

向患者及家属解释疾病的相关知识、治疗方法和预后情况，增强其治疗信心；并告知患者术后可能出现的问题，使患者及家属对手术有正确、客观的认识。

(三) 健康指导

1. 要重视儿童的眼保健，定期检查视力，及时发现和矫正屈光不正。婴儿床上方应避免安装照明光源及挂固定的玩具，以防婴儿长时间注视。

2. 斜视患者戴镜治疗，疗程长，应坚持持续戴镜，不可时戴时脱。

3. 积极治疗脑炎、高血压、糖尿病、肿瘤、外伤等疾病，消除可能导致麻痹性斜视的病因。

4. 术后患者要遵医嘱定期随访。

二、弱　　视

弱视 (amblyopia) 是指由于各种原因引起视觉细胞有效刺激不足，导致其最佳矫正视力低于同龄正常儿童，而眼部检查无明显器质性病变的一种视觉状态。弱视通常为单眼，也有双眼发生。在青少年人群中的发生率为2%～4%。

【护理评估】

(一) 健康史

1. 斜视性弱视　是最常见的类型，多见于儿童共同性斜视。由于大脑主动抑制斜视眼传入的模糊图像视觉冲动，使斜视眼黄斑功能长期被抑制而形成弱视。

2. 屈光参差性弱视　当双眼屈光差别在2.50D以上时，视网膜成像大小不等，融合困难。屈光不正较重眼，因成像模糊受到抑制而形成弱视。

3. 屈光不正性弱视　较高度数屈光不正未能及时矫正，因外界物像不能在黄斑中央凹清晰聚焦，抑制视觉发育而引起弱视。多双眼发生。

4. 形觉剥夺性弱视　由于眼屈光间质混浊或眼被遮盖过久，致视觉功能发育障碍而发生弱视。多见于白内障、角膜混浊、上睑下垂等。

(二) 临床表现

1. 视力低下　最佳矫正视力≤0.8。按弱视程度分为：①轻度弱视：矫正视力0.6～0.8；②中度弱视：矫正视力0.2～0.5；③重度弱视：矫正视力≤0.1。衡量2岁以内的婴幼儿的视力可采取临床观察法、视动性眼震颤法。

2. 拥挤现象　对单个视标的识别能力大于同样大小但排列成行的视标识别能力。

3. 双眼单视功能障碍。

（三）心理-社会状况

由于患者多为年幼患儿，视力差，治疗时间长，患者及家属担心视力不能恢复，易产生焦虑心理。

（四）治疗原则

弱视治疗的关键及疗效取决于年龄、弱视程度和对治疗的依从性等。年龄越小，疗效越好。一般6岁以前疗效佳、易巩固。目前主要而有效的治疗方法是应用常规遮盖疗法，积极治疗原发疾病；还可综合采用压抑疗法、后像疗法、视觉刺激疗法（光栅疗法）、红色滤光片疗法等。

【常见护理诊断/问题】

1. 感知觉紊乱：视力低下　与视觉细胞的有效刺激不足有关。

2. 焦虑　与担心视力能否恢复有关。

3. 知识缺乏：缺乏弱视相关防治知识。

【护理措施】

（一）提高视力

1. 遵医嘱指导患者及家属进行戴镜治疗、遮盖疗法及其他综合疗法。遮盖疗法的具体方法是：遮盖优势眼（视力较好眼）强迫弱视眼注视，鼓励患者用弱视眼进行精细目力工作，并警惕遮盖性弱视的发生。

2. 注意观察眼的遮盖是否严密、遮盖的先后顺序、时间长短是否恰当。矫正屈光不正及视功能训练后，观察患者视力和屈光度是否有改变。

（二）减轻焦虑

向患者及家属讲解弱视的相关防治知识，告之弱视治疗的疗程较长及注意事项，取得其信任与合作。

（三）健康指导

1. 宣传眼保健知识，定期检查视力，及早发现弱视；告知患者家属弱视的疗效与年龄相关，早治疗，效果好。

2. 婴幼儿存在视觉发育过程，2～4岁的儿童，视力可能达不到1.0，如在0.5以上，双眼视力均等，视力呈逐渐上升趋势，视力的生长发育仍属正常。

3. 婴幼儿视力检查较困难，应注意观察日常生活中其追随、注视目标的敏感性，以了解婴幼儿的视觉发育状况是否正常；应多食富含蛋白质和维生素食物，如动物肝脏、鱼、蛋、水果、蔬菜等；锻炼身体，增强体质。

第九节　眼外伤患者的护理

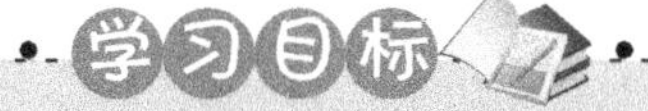

1. 掌握眼化学伤的急救护理、眼钝挫伤患者的健康指导。
2. 熟悉眼球表面异物伤、电光性眼炎患者的护理措施。
3. 了解眼球穿通伤的护理措施。

眼外伤（ocular trauma）是指机械性、物理性和化学性等因素直接作用于眼部，导致眼的结构和功能损害。根据致伤原因，眼外伤分为机械性眼外伤和非机械性眼外伤两大类；前者包括眼球表面异物伤、眼钝挫伤、眼球穿通伤及眼内异物，后者包括眼化学伤、辐射性眼外伤等。

一、眼球表面异物伤

眼球表面异物伤是指异物黏附于结膜、角膜的表层。常见有结膜异物和角膜异物。

【护理评估】

（一）健康史

多由于防护不慎，灰尘、沙砾、铁屑、谷物等细小颗粒黏附或嵌顿在角膜、结膜表面所致。若给予及时处理，预后好；角膜异物处理不当，容易继发感染，引起角膜溃疡、角膜瘢痕、虹膜睫状体炎等，影响视力。

（二）临床表现

1. 症状 表现为眼部疼痛、畏光、流泪、异物感、眼睑痉挛、视物模糊等。

2. 体征 结膜异物常位于上睑板下沟或穹隆部结膜；角膜异物多位于睑裂暴露处角膜的浅层或深层，常伴有视力下降，铁屑异物可形成锈斑。

（三）心理-社会状况

患者因眼部不适、异物不能被及时发现和取出，感到烦躁、紧张、焦虑。

（四）治疗原则

及时取出异物，防治感染及并发症发生。

【常见护理诊断/问题】

1. 感知觉紊乱：眼痛、畏光、流泪等 与异物存留引起刺激有关。

2. **有感染的危险** 与异物的性质、处理是否及时等有关。

3. 知识缺乏：缺乏角膜、结膜异物的防治知识。

【护理措施】

（一）减轻眼痛、畏光、流泪

遵医嘱剔除结膜、角膜异物。眼球表面大量异物可先行眼部冲洗后再取出；结膜异物可用棉签拭去，角膜异物在表面麻醉下用异物刀或针剔除，然后涂抗生素眼膏并包眼。

（二）密切观察病情，预防并发症

注意观察有无异物存留、视力及眼痛的变化、伤口愈合情况等，有问题及时报告医生并协助护理。

（三）健康指导

1. 眼外伤重在预防。应积极做好安全防护，必要时佩戴防护眼镜。

2. 眼睛溅入异物，切忌用力揉眼或自行剔除异物，应及时到医院处理。遵医嘱次日复诊。

二、眼钝挫伤

眼钝挫伤是指眼部受到机械性钝力引起的多种组织和结构的外伤，占眼外伤发病总数的 1/3 以上，可严重损伤视功能。

【护理评估】

（一）健康史

眼球或眼附属器受到石块、木棍、拳头、球类等钝性物体打击或爆炸产生气浪的冲击，导致打击部位和眼内组织的多处损伤。

（二）临床表现

1. 症状　根据损伤部位不同，可有视物模糊、眼部肿痛、瘀血、出血等。

2. 体征　根据不同挫伤部位及程度，视力正常或下降，并有相应表现：①眼睑挫伤：眼睑水肿、裂伤、皮下瘀血、泪小管断裂，眶壁骨折累及鼻窦可致皮下气肿；②结膜挫伤：结膜水肿、裂伤及结膜下瘀血；③角膜挫伤：角膜上皮擦伤、基质层水肿、裂伤甚至破裂；④巩膜挫伤：角巩膜缘或赤道部破裂，眼压降低，前房及玻璃体积血；⑤虹膜睫状体挫伤：外伤性瞳孔散大、虹膜根部断离呈“D”形瞳孔、前房积血、外伤性虹膜睫状体炎、继发性青光眼等；⑥晶状体挫伤：晶状体脱位或半脱位、外伤性白内障；⑦其他：如玻璃体积血，脉络膜破裂，视网膜出血、震荡或脱离，视神经挫伤等。

（三）实验室及辅助检查

X线、CT、超声波等影像学检查，有助于确定眼钝挫伤的程度。

（四）心理-社会状况

眼部意外损伤直接导致患者视功能损害或面部形象受损，患者及家属不能及时适应，常有悲观、焦虑心理。

（五）治疗原则

根据病情给予对症治疗。遵医嘱应用抗生素、维生素、糖皮质激素、止血剂等药物抗炎、止血，配合医生进行相应部位的手术治疗。

【常见护理诊断/问题】

1. 感知觉紊乱：视力障碍　与角膜伤口、眼内积血及眼内组织损伤有关。

2. **焦虑**　与担心视功能不能恢复或容貌受损有关。

3. 潜在并发症：继发性青光眼、前房积血、视网膜脱离等。

【护理措施】

（一）提高视力

1. 眼外伤较重的患者需卧床休息；前房积血患者需半卧位休息；视网膜、脉络膜损伤出血患者，早期需卧床休息。

2. 遵医嘱及时给药，并观察药物的疗效和不良反应。

（1）角膜上皮擦伤者，涂抗生素眼膏后包眼，防治感染；角膜基质层水肿者，应用糖皮质激素眼药水或眼膏，减轻水肿。

（2）外伤性虹膜睫状体炎者，应用散瞳剂、糖皮质激素眼药水或眼膏。

（3）眼内出血者，应用止血剂。

（4）视网膜震荡者，应用血管扩张剂、糖皮质激素及维生素类药物。

3. 做好手术患者的手术前准备和手术后护理工作。

（二）减轻焦虑

积极对患者进行心理疏导，并解释病情和预后。强调积极因素，消除或减轻患者的悲观、焦虑心理，使其主动配合治疗和护理。

（三）密切观察病情，预防并发症

观察视力和眼压的变化，房水有无混浊、积血，视网膜有无裂孔、脱离，注意伤口有无分泌物、出血、感染等情况，有问题及时报告医生并协助护理。

（四）健康指导

1. 眼睑挫伤、水肿、皮下瘀血患者，24小时内冷敷，24小时后热敷。以减轻水肿反应，促进瘀血吸收。

2. 眼钝挫伤瞳孔散大的患者，外出时可戴太阳镜以减少强光刺激。

3. 积极开展生活与生产安全教育，注意做好自我防护，预防眼外伤的发生。

三、眼球穿通伤及眼内异物

眼球穿通伤是指锐器或异物碎片击穿眼球壁全层，是致盲的主要原因。其预后主要取决于损伤部位、程度、有无感染及并发症等。按其损伤部位分为角膜穿通伤、角巩膜穿通伤和巩膜穿通伤三类。异物碎片击穿眼球并存留于眼内，称为眼内异物。

【护理评估】

（一）健康史

1. 多由刀、针、剪、树枝等锐器或敲击金属飞溅的碎片、枪弹等所致。

2. 眼内异物分为金属异物和非金属异物。金属异物分为磁性和非磁性异物，以铁质异物最常见，可引起铁质沉着症，铜可引起铜质沉着症；非金属异物多为玻璃、碎石、木材等。

（二）临床表现

1. 症状 眼痛、畏光、流泪和视力下降等。房水外流时，常有“热泪”涌出的感觉。

2. 体征 ①角膜穿通伤，较小伤口常自行闭合，仅见角膜线状条纹；较大伤口多伴有虹膜脱出、嵌顿和晶状体损伤；②角巩膜穿通伤，可引起葡萄膜、晶状体、玻璃体的损伤、脱出及眼内出血；③巩膜穿通伤，较小伤口可被结膜下出血掩盖，难以发现；较大伤口常伴有脉络膜、视网膜和玻璃体的损伤；④眼内异物可存留于前房、晶状体、玻璃体及眼球后段，易并发铁质沉着症、铜质沉着症、化脓性眼内炎、交感性眼炎等。

交感性眼炎（sympathetic ophthalmia）是指受伤眼（诱发眼）发生葡萄膜炎持续不退，经一段潜伏期后，另一眼（交感眼）也可出现类似的葡萄膜炎。多发生于伤后2～8周。

（三）实验室及辅助检查

X线、CT有助于确定眶壁有无骨折、眼内有无异物以及异物的位置，MRI不能用于磁性异物检查。超声波检查可判断眼球壁有无破裂、眼内容物有无脱出、玻璃体有无积血等。

（四）心理-社会状况

眼部突然遭受穿通伤，患者及家属难以及时面对和适应，视功能损害、剧烈眼痛、面部形象受损、自理能力缺陷以及经济负担等，都可使患者产生恐惧、悲观、焦虑等心理。

（五）治疗原则

眼球穿通伤属眼科急症，应及时手术缝合伤口、防治感染和并发症。如有眼内异物，可及早行异物取出术；如伤后眼球外形和视功能恢复无望，应行眼球摘除术。

【常见护理诊断/问题】

1. 感知觉紊乱：视力下降 与角膜伤口、眼内积血、眼内异物及眼内组织损伤等因素有关。

2. 焦虑　与担心视功能不能恢复、面部形象受损等有关。

3. 潜在并发症：继发性青光眼、外伤性白内障、玻璃体积血、化脓性眼内炎、视网膜脱离、交感性眼炎、铁质沉着症、铜质沉着症等。

【护理措施】

（一）提高视力

1. 遵医嘱及时应用抗生素、糖皮质激素、止血剂等，并观察药物疗效及不良反应。

2. 积极做好手术前准备和手术后护理

（1）术前协助患者清洗面部血迹或污物，切忌冲洗结膜囊、挤压眼球，禁忌剪睫毛，以避免增加眼球压力和感染机会。

（2）术后遵医嘱应用抗生素，严格执行各项无菌技术操作，谨防眼内感染的发生。

（二）减轻焦虑

耐心对患者进行心理疏导，详细解释病情与预后；尤其是行眼球摘除术者，应认真说明手术的必要性和义眼的安装使用方法；积极安慰和开导患者，强调积极因素，鼓励其正确面对现实，减轻或消除患者恐惧、悲观、焦虑的心理，使其主动配合治疗和护理。

（三）密切观察病情，预防并发症

密切观察视力、伤口的变化，眼球穿通伤并发症多且严重，应注意观察患眼房水、眼压变化以及积血吸收情况，同时要密切关注健眼房水、眼部充血等改变，警惕交感性眼炎的发生；有问题及时报告医生并协助护理。

（四）健康指导

1. 眼外伤重在预防。生活中要远离危险物品，儿童不要玩刀棍、针头等，燃放鞭炮须注意安全；工作时须搞好安全防护，必要时佩戴防护眼镜。

2. 较重眼外伤患者需卧床休息，保持环境舒适，温度适宜，光线柔和；给予营养饮食，多吃水果、蔬菜，保持大便通畅。

3. 如眼内异物未取出或择期取出，应注意眼部情况变化，定期随访。健眼发生不明原因的视力下降、疼痛、眼部充血等应及时就诊，以防发生交感性眼炎。

4. 发生眼外伤应及时就诊，以免延误病情。

四、眼化学伤

眼化学伤是指化学物质的溶液、粉尘或气体接触眼部引起的眼部损伤，包括酸性伤和碱性伤。眼化学伤属眼科危急重症，其损伤程度和预后取决于化学物质的性质、浓度、量的多少以及处理是否及时得当。

【护理评估】

（一）健康史

1. 多见于硫酸、盐酸、硝酸等酸性物质或石灰、氢氧化钠、氨水等碱性物质引起的烧伤。

2. 由于强酸可凝固组织的蛋白质，阻止酸继续向深层组织渗透；而碱可溶解组织蛋白质和脂肪，并能继续向深层组织渗透，所以，碱烧伤比酸烧伤的后果严重得多。

3. 眼化学伤常发生于化工厂、工地、实验室等处。

（二）临床表现

1. **症状**　眼痛、畏光、流泪、视力下降和眼睑痉挛等。

2. 体征 ①轻度：眼睑皮肤潮红，结膜轻度充血、水肿，角膜上皮点状脱落；痊愈后无瘢痕遗留。②中度：眼睑皮肤起水疱或糜烂；结膜水肿、部分坏死；角膜明显混浊、水肿，上皮层完全脱落或呈白色凝固层。愈合后遗留角膜斑翳，视力下降。③重度：多由强碱引起，结膜呈广泛灰白色混浊、缺血性坏死；角膜全层混浊甚至呈瓷白色，可发生角膜溃疡、穿孔，伴有虹膜睫状体炎、继发性青光眼和并发性白内障等。晚期可发生眼睑畸形、睑球粘连及结膜干燥症等。

（三）心理-社会状况

眼化学伤发生突然且严重，眼部疼痛剧烈，面部形象受损，缺乏眼化学伤相关知识，担心治疗效果等，均可使患者产生焦虑、恐惧心理。

（四）治疗原则

现场急救，立即冲洗；中和药物治疗；给予抗炎、对症或手术治疗，防治并发症及后遗症。

【常见护理诊断/问题】

1. 感知觉紊乱：视力下降　与化学物质导致眼内结构损伤有关。

2. 急性疼痛　与化学物品刺激眼部组织有关。

3. 恐惧　与视力下降甚至丧失、担心预后等有关。

4. 潜在并发症：眼睑畸形、睑球粘连、结膜干燥症、角膜溃疡、虹膜睫状体炎、继发性青光眼、并发性白内障、眼球萎缩等。

5. 知识缺乏：缺乏眼化学伤相关防治知识。

【护理措施】

（一）提高视力

1. 急救护理　眼化学伤现场急救原则是争分夺秒、就地取材、彻底冲洗。立即就近取水，反复冲洗眼部30分钟以上。冲洗时要翻转眼睑，嘱患者转动眼球，充分暴露穹隆部，彻底清除存留在结膜囊内的化学物质。送至医院后，根据时间早晚可再次进行冲洗，并检查结膜囊内有无异物存留。

2. 用药护理　致伤后1小时内，遵医嘱给予中和药物。酸性眼化学伤可用2%碳酸氢钠溶液冲洗，球结膜下注射磺胺嘧啶钠；碱性眼化学伤可用3%硼酸溶液冲洗，球结膜下注射维生素C。

（二）减轻疼痛

疼痛明显时，遵医嘱使用止痛剂，并观察、记录止痛的效果。

（三）减轻恐惧

通过心理疏导，解释病情与预后，消除或减轻患者的焦虑、恐惧心理，使其情绪稳定，配合治疗。

（四）密切观察病情，预防并发症

1. 密切观察视力、眼压、眼痛的变化；观察有无角膜混浊、睑球粘连、角膜穿孔等，有问题及时报告医生并协助护理。

2. 为防止睑球粘连，每次换药应以玻璃棒分离粘连的睑球或安放隔膜，并涂大量抗生素眼膏。如球结膜或角膜上皮有坏死组织，应早期去除。

3. 遵医嘱局部应用抗生素滴眼液或眼膏防治感染；应用1%阿托品滴眼液或眼膏散瞳，防止虹膜后粘连。

（五）健康指导

1. 大力宣传眼化学伤的危害，牢固树立预防为主的意识。化工人员应掌握基本的防护知识，规范操作，必要时佩戴防护眼镜，防止化学物质溅入眼内。

2. 高度重视眼化学伤现场急救的重要性。一旦发生眼化学伤，应争分夺秒，就地用自来水、河水、井水或饮用矿泉水等大量清水充分冲洗伤眼。也可将面部浸入盛水的面盆中，经30分钟充分冲洗后，再到医院做进一步治疗。

3. 指导患者及家属学会继续用药的方法，定期复诊检查。

五、辐射性眼外伤

辐射性眼外伤包括电磁波谱中各类辐射线造成的损害，如紫外线、X线、γ线等。下面主要介绍由紫外线损伤引起的电光性眼炎。

【护理评估】

（一）健康史

电光性眼炎，也称雪盲。常见于电焊、紫外线消毒、高原、雪地及水面反光等引起的紫外线损伤。

（二）临床表现

1. **症状** 多为夜间急性发病，双眼可出现眼剧痛、畏光、流泪、眼睑痉挛等强烈的刺激症状。潜伏期一般为3～8小时；24小时后症状缓解或痊愈。

2. **体征** 双眼混合充血，角膜上皮细胞呈弥漫性点状脱落，荧光素钠染色阳性。

（三）心理-社会状况

多数患者常反复发病，对本病有一定了解，心理负担不大。初次发病或对此病知识缺乏者，常有紧张、焦虑心理。

（四）实验室及辅助检查

荧光素钠染色检查法是检查角膜上皮有无缺损和溃疡的方法，用消毒玻璃棒蘸1%～2%荧光素钠也置于患者下穹隆部结膜囊内，1～2分钟后观察结果，正常角膜不着色，如角膜上皮缺损或溃疡，病变区则被染成黄绿色。

（五）治疗原则

止痛、预防感染。

【常见护理诊断/问题】

1. **急性疼痛** 与紫外线刺激眼部组织有关。

2. 知识缺乏：缺乏电光性眼炎相关防治知识。

【护理措施】

（一）减轻疼痛

遵医嘱滴用0.5%丁卡因和抗生素滴眼液止痛及预防感染。

（二）健康指导

1. 重视安全教育，加强劳动防护，以预防为主。对有辐射源的工作场所，须严格遵守操作规程；在特殊电磁环境下工作，应佩戴防护眼镜。

2. 外出时可戴太阳镜防止紫外线损伤。

知识链接

义　眼

义眼俗称“假眼”，对眼球摘除患者可起到美容和心理慰助作用，但不能恢复患者视力。义眼多采用有机玻璃、冰晶石等材料制作，有普通义眼、薄壳义眼和活动义眼三种类型。普通义眼有笨重、固定且易致眼窝凹陷等缺点；薄壳义眼薄且轻，但仍不能随意活动；活动义眼是由义眼眼座和义眼两部分组成，义眼眼座固定在眼的四条直肌上，可带动义眼和对侧眼球同步转动，双眼注视效果较为逼真。义眼眼座多采用源于天然珊瑚的羟基磷灰石（HA），具有质轻、多孔、组织相容性和成形性良好、利于新生血管及纤维组织长入等优点，临床上应用广泛。

第十节　盲与低视力患者的康复与护理

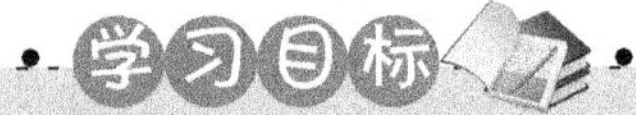

1. 掌握盲与低视力康复护理措施。
2. 熟悉盲与低视力的心理护理措施。
3. 了解盲与低视力的定义。

盲与低视力统称为视力残疾。根据世界卫生组织（WHO）1973 年制定的标准，低视力是指双眼中好眼的最佳矫正视力＜0.3 但≥0.05；盲是指双眼中好眼最佳矫正视力＜0.05 或视野＜10°。盲分为可避免盲和不可避免盲两大类。世界卫生组织 1999 年规定：盲人为因视力损伤不能独自行走的人，通常需要社会的帮助和扶持。

【护理评估】

（一）健康史

1. 引起盲与低视力的主要眼病有白内障、角膜病、沙眼、屈光不正/弱视、视网膜脉络膜病变、青光眼、先天遗传性眼病等。其中，白内障是我国致盲的首要原因，约占致盲性眼病的 49%。

2. 约 80%的致盲性眼病如沙眼、白内障等是可以预防、控制或恢复的，称为可避免盲。反之为不可避免盲，如年龄相关性黄斑变性、视网膜色素变性等，约占 20%。

3. 盲与低视力患者随年龄的增长而增加。发展中国家老年人盲患病率增高特别明显，以年龄相关性白内障和感染性眼病为主要致盲原因；而经济发达地区以年龄相关性黄斑变性、糖尿病性视网膜病变等为主要致盲原因。

（二）临床表现

1. 症状　视力低下或丧失，以致无法独自行走，工作、生活自理能力严重下降或丧失。

2. 体征

（1）盲与低视力的分类标准分为五级（表 3-1）。

（2）低视力患者常有视觉对比敏感度降低。

（3）患者视力损伤可伴有听力障碍。

表 3-1　视力损伤的分类（WHO，1973）

视力损伤		最佳矫正视力	
类别	级别	较好眼	较差眼
低视力	1 级	<0.3	≥0.12
	2 级	<0.1	≥0.05（3m 指数）
盲	3 级	<0.05	≥0.02（1m 指数）
	4 级	<0.02	光感
	5 级	无光感	

注：如中心视力无损伤，以注视点为中心，视野半径≤10°但>5°时为 3 级盲；视野半径≤5°时为 4 级盲

（三）心理-社会状况

1. 视力丧失是患者情感上最难接受的躯体障碍之一。患者对视力残疾的反应适应过程包括：震惊和否认、愤怒和怨恨、沮丧和悲伤、承认并接受等。最后阶段患者情绪稳定，为进行低视力康复的最佳阶段。

2. 患者的心理适应可受到视力损害类型及程度、家庭成员的反应、年龄、生活事件以及患者的期望、自制能力、个性等因素影响。

3. 视力残疾患者常因社交障碍，易产生偏执、敏感、孤僻、怯懦、情绪不稳定、有依赖性等个性心理反应。

（四）实验室及辅助检查

1. 验光　因低视力患者患有不同眼病，故验光较一般患者复杂，且应以检影验光为基础，插片主觉验光为主；一般不主张应用综合验光仪。

2. 视野检查　可了解患者病变程度，并为低视力助视器提供依据。常用检查方法包括：①Amsler's 表：检测 10°半径范围的中央视野；②正切屏视野计：检测 25°半径范围的中央视野；③弧形或球形视野计：检测周边视野的变化。

3. 对比敏感度　准确检查对比敏感度有助于为患者提供合适的助视器。

4. 其他检查　根据实际需要进行色觉、暗适应、B 超及电生理检查。

（五）治疗原则

1. 临床治疗　应用相应药物或手术方法，阻止或延缓眼病的发展，尽可能恢复眼组织的完整性及视功能。

2. 康复治疗　科学使用最佳的助视器或增加视觉对比度，帮助低视力患者提高独立生活能力。

【常见护理诊断/问题】

1. 自理缺陷　与严重视力障碍有关。

2. 有受伤的危险　与视功能障碍以致不能识别危险环境因素有关。

3. 功能障碍性悲哀　与盲或视力严重低下、长期不能恢复有关。

4. 知识缺乏：缺乏视力残疾相关康复知识。

【护理措施】

（一）提高自理能力

1. 指导和协助患者依据屈光度、放大率、视野等选择合适的助视器。

（1）助视器的种类：有光学助视器和非光学助视器。前者包括眼镜助视器、望远镜、

放大镜、视野扩大设备等；后者包括电子放大系统、专用照明灯、大字号印刷品、有声读物、阅读架等。其中，眼镜助视器最常用。

（2）助视器的使用：讲解助视器的使用方法及注意事项，指导患者进行远、近距离视觉功能性训练，使患者学会用助视器认识、注视、辨认、追踪、搜寻、记忆目标等。

2. 减少眩光，提高视觉对比敏感度 ①低视力患者对照明的要求因人而异，应注意调整光线的强弱，避免光线照射眼部引起眩光和光线阴影降低视觉对比度；②低视力患者读写时用黑色粗横格线条纸或黑底白字，可减少眩光，提高视觉对比度；③低视力患者外出时戴浅灰色太阳镜、宽边眼镜、宽檐帽可防止眩光；④老年低视力患者戴用抗反射的镀膜眼镜，可降低对眩光的敏感；⑤视神经萎缩、视网膜色素变性和青光眼患者戴用黄色滤光镜，可改善视觉对比敏感度。

3. 视觉及其他感觉训练 指导患者进行残余视觉训练以及依靠其他感觉如听觉、触觉和嗅觉方面的训练，以弥补视觉之不足，帮助盲童获取外界信息。

（二）预防受伤

指导低视力患者学会日常生活技巧，生活用品放置要固定，取放要方便，以提高生活自理能力；视力残疾人的生活、居住环境应安全和无障碍物，以免受伤。

（三）减轻焦虑

与患者及家属进行心理沟通，耐心解释病情及治疗情况，倾听其心理感受，安慰和开导患者接受视力残疾现实，使其坚持进行低视力康复，树立生活自信心。

（四）健康指导

1. 通过卫生宣教，使视力残疾人得到社会、家庭的理解、关心和帮助。
2. 约80％致盲性眼病是能预防、控制或恢复的，应积极防治，避免发生视力损伤。
3. 低视力儿童应尽早使用助视器，以便在成长的过程中获得生活和学习的重要体会。
4. 老年人对助视器的适应时间较长，初诊后2～3周，应复诊以适时调整助视器。

知识链接

全国爱眼日

1992年9月25日王延华、徐广第、耿贯一、董坚首倡设立全国爱眼日，并在天津召开“全国爱眼日”第一次研讨会。该倡议受到了全国眼科学界和眼科专家们的响应，随后国内一些大城市先后举办了许多爱眼宣教活动，成效显著，共同倡议者的队伍也不断壮大。1996年1月19日，卫生部等12个部委在《关于开展“爱眼日”宣传教育活动的通知》中将每年6月6日确定为全国爱眼日，每年爱眼日都设立一个活动主题，旨在深入宣传眼保健和防盲知识，推动全社会的防盲工作，提高全民的眼保健意识。

（李 莉 廖志敏 王 震）

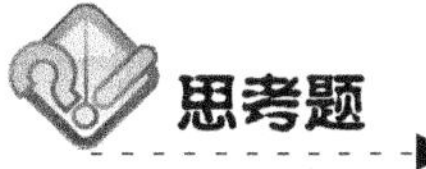

一、选择题

A_1 型题

1. 内睑腺炎的病变在（　　）
   A. 皮脂腺　　B. 毛囊腺　　C. 睑板腺
   D. 副泪腺　　E. 泪腺
2. 瘢痕型睑内翻最主要的治疗方法是（　　）
   A. 0.25%氯霉素眼液　　B. 1%阿托品眼液　　C. 四环素眼膏
   D. 4%吗啉胍眼液　　E. 手术矫正
3. 慢性泪囊炎最主要的症状是（　　）
   A. 泪溢　　B. 眼痛　　C. 头痛
   D. 视力下降　　E. 发热
4. 引起沙眼的病原体是（　　）
   A. 细菌　　B. 病毒　　C. 衣原体
   D. 支原体　　E. 寄生虫
5. 细菌性角膜炎由病菌感染，其前提多是（　　）
   A. 角膜上皮损伤　　B. 抵抗力下降　　C. 滥用激素
   D. 沙眼　　E. 屈光不正
6. 急性闭角型青光眼患者眼球局部解剖因素**不包括**（　　）
   A. 眼轴较短　　B. 角膜较小　　C. 前房浅
   D. 房角狭窄　　E. 晶状体较薄
7. 以下哪项**不是**急性闭角型青光眼急性发作期的体征（　　）
   A. 混合性充血　　B. 角膜雾化混浊　　C. 瞳孔散大
   D. 瞳孔缩小　　E. 眼压升高
8. 以下哪项**不属于**皮质性白内障按其发展过程的分期（　　）
   A. 进展期　　B. 初发期　　C. 成熟期
   D. 过熟期　　E. 膨胀期
9. 白内障的主要症状是（　　）
   A. 视力障碍　　B. 眼痛　　C. 眼充血
   D. 压痛　　E. 眼分泌物
10. 年龄相关性白内障中最常见的是（　　）
    A. 皮质性白内障　　B. 核性白内障　　C. 后囊下性
    D. 后极性白内障　　E. 绕核性白内障
11. 近视眼患者视力改变特点多为（　　）
    A. 远视力正常，近视力下降　　B. 远视力下降，近视力正常
    C. 远、近视力均正常　　D. 远、近视力均下降
    E. 以上都不对

12. 目前治疗近视眼比较理想的方法是（　　）
A. 配镜　B. 理疗　C. 药物
D. 手术　E. 以上都不对

13. 矫正近视眼应使用（　　）
A. 凸透镜　B. 凹透镜　C. 圆柱镜
D. 平面镜　E. 三棱镜

14. 高度远视的儿童，应尽早矫正，主要是预防（　　）
A. 斜视　B. 弱视　C. 复视
D. 低视力　E. 双眼单视

15. 老花眼的发生年龄多在（　　）
A. 30～35 岁　B. 35～40 岁　C. 40～45 岁
D. 45～50 岁　E. 50～55 岁

16. 以下哪项属于共同性斜视的特点（　　）
A. 第二斜视角大于第一斜视角　B. 第二斜视角小于第一斜视角
C. 第二斜视角等于第一斜视角　D. 眼球运动障碍
E. 有复视及代偿头位

17. 弱视治疗的最佳年龄为（　　）
A. 6 岁以前　B. 7～8 岁　C. 9～10 岁
D. 11～12 岁　E. 13 岁以后

18. 眼化学伤的健康指导**不包括**（　　）
A. 安全教育　B. 强调现场抢救的重要性
C. 争分夺秒就地取水　D. 彻底冲洗伤眼
E. 等待医务人员来处理伤眼

19. 酸性眼化学伤应首选的冲洗液是（　　）
A. 2%碳酸氢钠溶液　B. 生理盐水　C. 3%硼酸溶液
D. 蒸馏水　E. 自来水

20. 下列关于盲与低视力描述**错误**的是（　　）
A. 低视力指单眼最佳矫正视力<0.3 但≥0.05
B. 低视力指双眼中差眼最佳矫正视力<0.3 但≥0.05
C. 低视力指双眼中好眼最佳矫正视力<0.3 但≥0.05
D. 盲指双眼中好眼最佳矫正视力<0.05 至无光感
E. 盲指中心视力好而视野半径≤10°

A_2 型题

21. 张先生，20 岁。诉今晨起床后右眼红、灼热感，眼屎多并将睫毛粘住。初步印象是（　　）
A. 病毒性结膜炎　B. 急性细菌性结膜炎　C. 沙眼
D. 免疫性结膜炎　E. 急性泪囊炎

22. 李女士，55 岁，前房较浅，散瞳检查眼底后数小时出现双眼雾视、虹视、头痛、呕吐。该病最可能的诊断是（　　）
A. 急性结膜炎　B. 细菌性角膜炎

C. 开角型青光眼　　D. 闭角型青光眼急性发作

E. 以上都不对

23. 王先生，63岁，左眼确诊为年龄相关性白内障，并行白内障囊外摘除术联合人工晶状体植入术，术后护理指导错误的是（　　）

A. 清淡易消化饮食　　B. 避免脏水入眼　　C. 按摩术眼

D. 避免低头弯腰　　E. 学会滴眼药水

24. 学生，14岁，诉最近几个月看书久时视远模糊。检查：右裸眼远视力0.4，左裸眼远视力0.5，双眼近视力均为1.2；散瞳后右裸眼远视力1.0，左裸眼远视力1.2，双眼近视力1.2。其诊断是（　　）

A. 近视正视　　B. 远视　　C. 散光

D. 假性近视　　E. 正视

二、名词解释

1. 青光眼　　2. 白内障　　3. 近视

三、简答题

1. 简述睑腺炎的护理措施。
2. 简述急性闭角型青光眼患者的护理诊断。
3. 简述白内障术后护理要点。

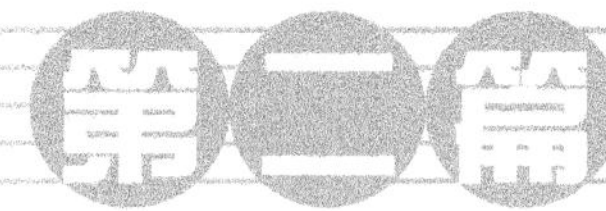

第二篇

耳鼻咽喉科护理学

第四章　耳鼻咽喉的应用解剖及生理

学习目标

1. 掌握鼻腔外侧壁的重要结构、鼻窦的分组及其开口的位置、咽的分部、喉腔的分区及中耳的构成。

2. 熟悉外鼻静脉的特点、黎特尔区（易出血区）的位置、咽峡的组成、婴幼儿喉部的解剖特点及声音的传导途径。

3. 了解耳、鼻、咽、喉的生理功能。

第一节　鼻的应用解剖及生理

一、鼻的应用解剖

鼻（nose）为呼吸道的门户，也是嗅觉、共鸣器官，由外鼻、鼻腔及鼻窦三部分构成。

（一）外鼻

外鼻（external nose）形如三棱锥体，突出于面部中央，易受外伤（图 4-1）。由骨和软骨构成支架（图 4-2），外覆皮肤及皮下组织。骨部皮肤薄而松弛，易于移动。软骨部皮肤则较厚，且与皮下组织紧密相连，并富有皮脂腺和汗腺，为鼻疖、痤疮和酒渣鼻的好发部位。

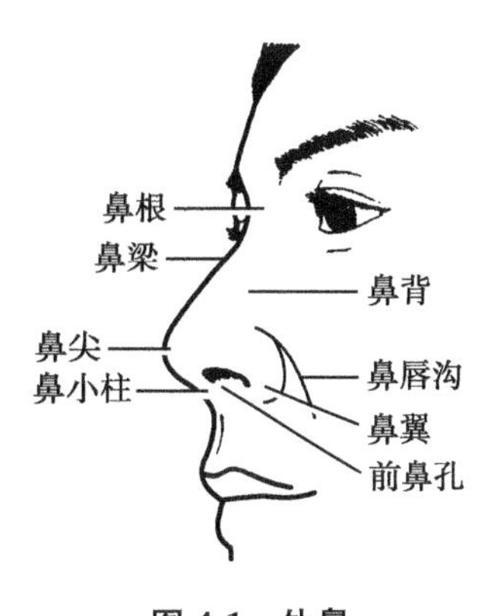

图 4-1　外鼻

外鼻的静脉主要经内眦静脉及面前静脉汇入颈内静脉。内眦静脉又经眼上、下静脉与颅内海绵窦相通（图 4-3）。面部静脉无瓣膜，血液可上下流动，当鼻或上唇有疖肿时，如挤压，则有引发海绵窦血栓性静脉炎的危险。

（二）鼻腔

鼻腔为一狭长腔隙，顶窄底宽，起自鼻前孔，向后止于鼻后孔，与鼻咽部相通，并被鼻中隔分为左右两腔，每侧鼻腔包括鼻前庭及固有鼻腔两部分。

1. 鼻前庭（nasal vestibule）　始于鼻前孔，止于鼻阈（鼻前庭皮肤与固有鼻腔黏膜交界处称鼻阈）。由皮肤覆盖，长有鼻毛，富有皮脂腺和汗腺，故易发生疖肿。因缺乏皮下组织，皮肤与软骨膜紧密相贴，故患疖肿时，疼痛较重。

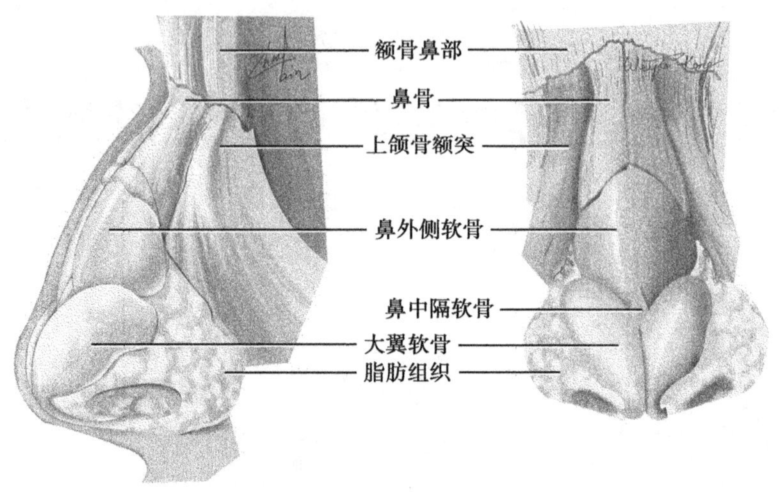

图 4-2 外鼻的骨和软骨支架

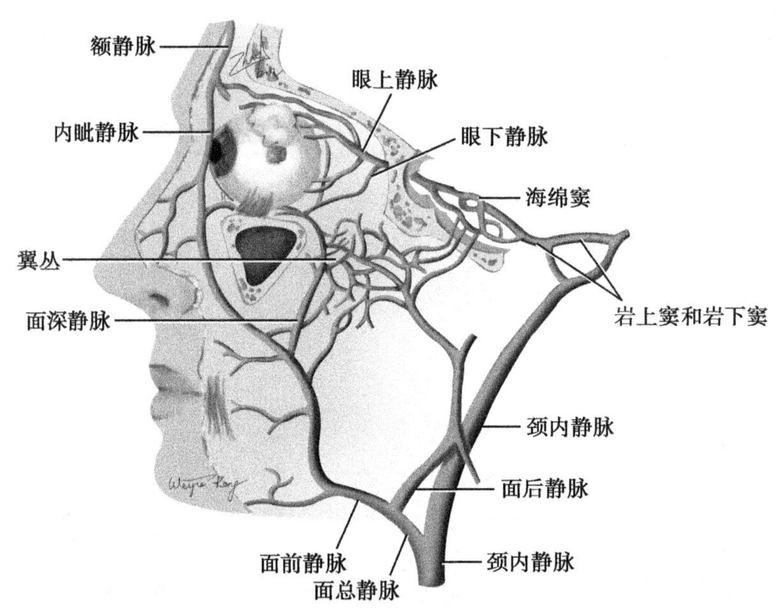

图 4-3 外鼻的静脉与海绵窦的关系

2. 固有鼻腔（nasal fossa proper） 简称鼻腔，由黏膜覆盖，起自鼻阈，止于鼻后孔。具有内、外、顶、底 4 壁。

（1）内壁：即鼻中隔，由鼻中隔软骨、筛骨垂直板及梨骨组成，其外覆骨膜及黏膜。在其鼻中隔前下部的黏膜内动脉血管汇聚成丛，称黎特尔区（Little's area），是鼻出血的好发部位，故又称“易出血区”（图 4-4）。

（2）外壁：为鼻腔的重要部分。表面有三个呈梯形排列突出而卷曲的骨片，外覆黏膜，称为鼻甲。各鼻甲外下方的间隙，称为鼻道，故有上、中、下三个鼻甲及相对应的上、中、下三个鼻道（图 4-5）。

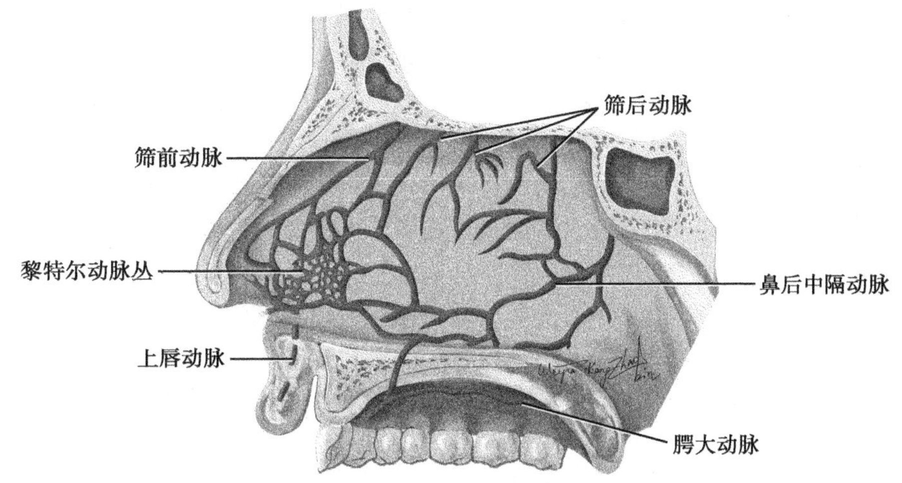

图 4-4 鼻中隔动脉

上鼻甲最小，属筛骨一部分，位于鼻腔外侧壁的后上部，位置最高，用鼻镜检查难以窥见。后组筛窦开口于上鼻道。上鼻甲后上方有一凹陷，称蝶筛隐窝，蝶窦开口于此。

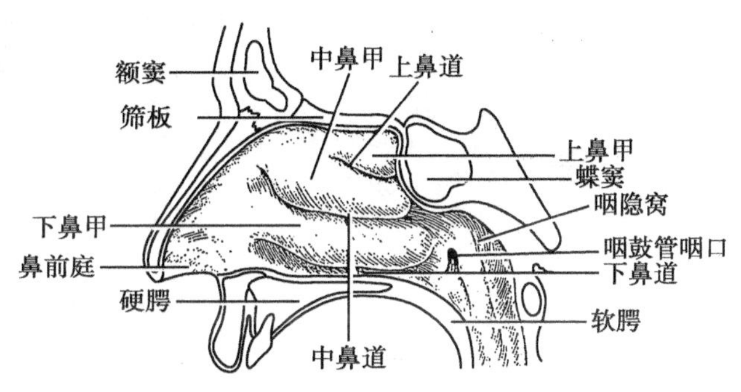

图 4-5 鼻腔外侧壁

中鼻甲稍大，属筛骨一部分，为筛窦内侧壁的标志，附着于筛窦顶壁和筛骨水平板的连接处。中鼻道有两个隆起，前下呈弧形峪状隆起，称钩突，其后上称筛泡，内含 1～4 个气房。两个突起之间有一半月形裂隙，名半月裂孔。此孔向前下和外上扩大呈漏斗状，名筛漏斗，额窦、前组筛窦及上颌窦均开口于此。中鼻甲、中鼻道及其附近的区域统称为窦口鼻道复合体（ostiomeatal complex）。中鼻甲、钩突和筛泡亦是内镜筛窦手术的手术标志和进路。

下鼻甲最大、最长，为一单独的骨片，前端接近鼻阈，后端距咽鼓管咽口 1～1.5cm，故肿大时可致鼻塞或影响咽鼓管通畅引起耳部症状。下鼻道前上方有鼻泪管的开口，下鼻道外侧壁后部近鼻咽处有表浅扩张的静脉丛，称为鼻-鼻咽静脉丛，常是中老年人鼻腔后部出血的好发部位。在下鼻道外侧壁前段近下鼻甲附着处，骨质较薄，血管少，是临床上上颌窦穿刺冲洗的最佳进针部位。

各鼻甲外侧壁与鼻中隔之间的共同狭窄腔，称总鼻道。以中鼻甲游离缘水平为界，其上方鼻甲与鼻中隔之间的间隙称为嗅沟，此部位的鼻腔黏膜为嗅区黏膜。其下为呼吸区黏膜。

（3）顶壁：呈穹隆状，很窄，主要由筛骨水平板构成，借以与颅前窝相隔。嗅神经的分支穿过水平板的筛孔进入颅内。该板菲薄，易因外伤骨折或手术误伤，导致脑脊液鼻漏，而继发颅内感染。

（4）底壁：即硬腭的鼻腔面，借此与口腔相隔。

3. 鼻腔黏膜 按其结构及其功能分为：①嗅区黏膜：范围很小，内含嗅细胞，嗅腺。

嗅腺分泌浆液性液体，能溶解到达嗅区的气味物质颗粒，刺激嗅细胞，产生嗅觉。②呼吸区黏膜：分布在除嗅区以外的鼻腔黏膜。为复层或假复层柱状纤毛上皮，黏膜内有丰富的腺体及杯状细胞，产生大量的黏液性分泌物，并在黏膜表面形成一薄层具有黏性的黏液毯，随着纤毛运动不断向鼻咽部移动。在中鼻甲、下鼻甲的游离缘及前后端有丰富的静脉丛和血管窦构成的海绵状组织，其血管壁上有丰富的平滑肌及弹性纤维，在受到刺激时，具有灵敏的舒缩性，对调节吸入空气的温度、湿度起着重要的作用。

（三）鼻窦

鼻窦（accessory nasal sinuses）为鼻腔周围颅面骨内含气的空腔，各有窦口与鼻腔通连，共有四对（图 4-6）。鼻窦按其解剖位置及窦口所在部位，分为前后两组：前组包括上颌窦、额窦和前组筛窦，均开口于中鼻道；后组包括后组筛窦和蝶窦，前者开口于上鼻道，后者开口于蝶筛隐窝。

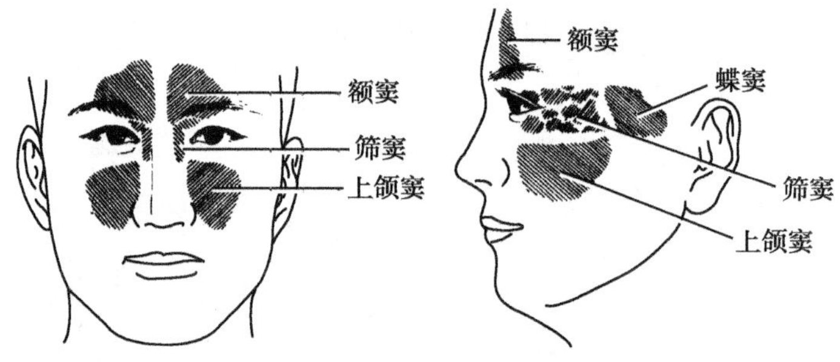

图 4-6 鼻窦面部投影

1. 上颌窦（maxillary sinus）居于上颌骨体内，为鼻窦中最大的一对，平均容量约13ml。有 5 个壁：①前壁：即面壁，中央稍凹陷，称尖牙窝（canine fossa），此处骨壁较薄，上颌窦手术多经此进入；②顶壁：为眶底，眶内与窦内疾病常相互影响；③后外壁：与翼腭窝和颞下窝毗邻；④底壁：为上颌骨牙槽突，常低于鼻腔底，与上颌第二前磨牙和第一、二磨牙的根部关系密切，故根尖感染可引起牙源性上颌窦炎；⑤内壁：为部分鼻腔外侧壁，上方有上颌窦开口通中鼻道。

因上颌窦窦口位置较高，不利引流，故上颌窦炎发病率较高。

2. 筛窦 位于鼻腔外上方的筛骨内，形似蜂房，以中鼻甲附着处为界分成前、后两组，分别开口于中鼻道和上鼻道。筛窦的顶壁借一薄骨板与颅前窝相隔。外壁与眼眶仅隔纸样板，故其罹病时，可引起眶内感染及球后视神经炎。

3. 额窦 位于额骨的下部，左右各一。前壁为额骨外板，后壁借一薄骨板与颅前窝为界。底壁相当于眼眶内上角处，骨质较薄。额窦开口于窦底的内侧，经鼻额管开口于中鼻道的前部。

4. 蝶窦 位于鼻腔最后上方的蝶骨体内，左右各一。前壁内上方有蝶窦窦口，开口位于蝶筛隐窝。其顶、后、外壁均以薄骨板与颅腔相隔，底壁即鼻咽顶。

二、鼻的生理

1. 呼吸功能 呼吸是鼻的主要功能。鼻腔是正常的呼吸通道，对吸入的空气具有过滤、清洁、调温及湿润作用，对维护呼吸道的正常功能具有重要意义。

2. 嗅觉功能 吸入的空气中含有气味的微粒经过嗅区黏膜时，溶解于嗅腺的分泌液中，刺激嗅细胞产生神经冲动，通过嗅神经、嗅球传到大脑嗅觉中枢，而产生嗅觉。

3. 共鸣作用　喉发出的声音经鼻腔和鼻窦的共鸣作用，而变得洪亮、悦耳。如鼻塞时则失去共鸣作用，出现“闭塞性鼻音”；当软腭麻痹或腭裂时，鼻咽部不能闭合，则出现“开放性鼻音”。

4. 反射作用　鼻黏膜神经十分丰富，反应极为敏感，不仅外界温度的变化可引起鼻黏膜血管反射性收缩和扩张，刺激物接触鼻黏膜也可引起喷嚏反射及腺体分泌物增加，借强大的呼出气流及分泌物冲刷排出进入鼻腔的异物。

第二节　咽的应用解剖及生理

一、咽的应用解剖

咽位于颈椎的前方，为一肌性管道，成人长约12cm，是呼吸道和消化道的共同通道。上宽下窄，上起颅底，下达第6颈椎水平与食管相接，前方分别与鼻腔、口腔及喉腔相通，自上而下分为鼻咽、口咽及喉咽三部分（图4-7）。

（一）鼻咽

鼻咽（nasopharynx）位于鼻腔后方，上起颅底，下达软腭平面之上，后壁为第一、二颈椎。鼻咽的顶后壁交界处有呈橘瓣状排列的淋巴组织，称腺样体，幼儿时期较大，10岁以后逐渐萎缩。在离下鼻甲后端约1.5cm处的两侧壁有咽鼓管咽口，其后上方有一隆起，称咽鼓管圆枕，圆枕之后上方有一凹陷，称咽隐窝（pharyngeal recess），是鼻咽癌的好发部位，此窝接近颅底破裂孔，故鼻咽癌常循此侵入颅内。

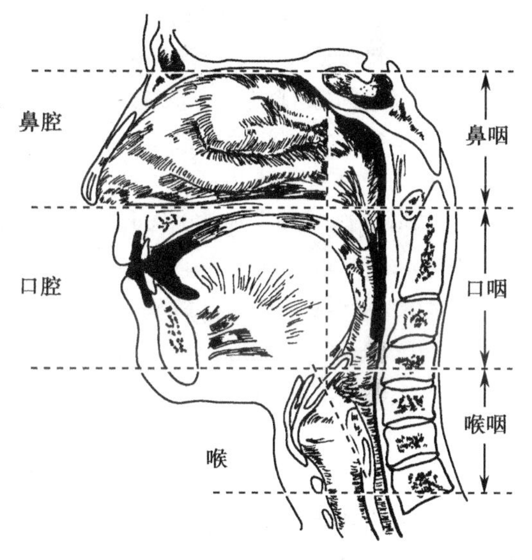

图4-7　咽的分部

（二）口咽

口咽（oropharynx）位于口腔后方，上接鼻咽，下至会厌软骨上缘，前经咽峡与口腔相通。咽峡为腭垂、软腭、腭舌弓、腭咽弓及舌根构成的环状狭窄部。腭舌弓和腭咽弓之间为扁桃体窝，腭扁桃体（习称扁桃体）即位于其中（图4-8）。扁桃体呈椭圆形，是咽部最大的淋巴组织，左、右各一。扁桃体内侧朝向咽峡，表面覆盖鳞状上皮，黏膜上皮向扁桃体实质内陷入，形成6～20个深浅不一的分支状盲管，称为扁桃体隐窝，常有细菌存留繁殖。其中有一最大而位置最高的隐窝称扁桃体上隐窝，为扁桃体周脓肿的好发部位。扁桃体侧面有一层结缔组织被膜包绕，与咽肌附着不紧密，手术时易于剥离。

在咽腭弓的后方，即咽后壁两侧有条索状淋巴组织，称咽侧索。咽后壁黏膜下有散在的淋巴组织，称淋巴滤泡。舌根部聚集的淋巴组织称舌扁桃体。舌根与会厌之间有一凹陷，舌会厌正中韧带将其一分为二，称会厌谷，常为异物存留处。

（三）喉咽

喉咽（laryngopharynx）上接口咽，前方通喉入口，下接食管，形如漏斗，在两侧杓状软骨后外侧各有一较深的隐窝，称梨状窝，也为异物常停留处。喉上神经内支经此窝入喉，分布于其黏膜下。在此进行表面麻醉可达理想效果。

（四）咽的淋巴组织

咽部淋巴组织丰富，构成内、外淋巴环。内环包括腺样体、腭扁桃体、舌扁桃体、咽鼓管扁桃体、咽侧索及咽后壁淋巴滤泡。内环淋巴流向颈部淋巴结，后者又互相交通自成一环，称外环，包括咽后淋巴结、下颌角淋巴结、颌下淋巴结、颏下淋巴结。故咽部感染或肿瘤不能被内环淋巴组织所局限，可扩散或转移至相应的外环淋巴结。

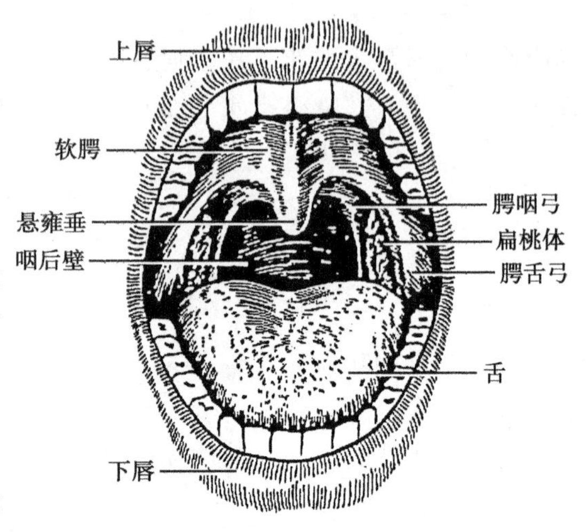

图 4-8 口咽部

（五）咽周围间隙

根据其位置，分为：

1. 咽后间隙 位于颊咽筋膜与颈椎前筋膜之间。上起颅底，下接后纵隔，两侧以薄层筋膜与咽旁间隙相隔，中间的咽缝将其分为左右两部分。每侧间隙中幼儿期各有数个淋巴结存在，3 岁后逐渐萎缩消失，故咽后脓肿多发于 3 岁以下的幼儿。

2. 咽旁间隙 位于咽后隙两侧。上起颅底，下至舌骨大角，位于咽上缩肌与翼内肌和腮腺之间，后壁为椎前筋膜。茎突及其附着的肌肉将此间隙分为前后两部分。前部较小，与腭扁桃体邻近。后部较宽大，内有颈内动脉、颈内静脉及舌咽、舌下、迷走、副神经、颈交感神经及颈深淋巴结。该间隙感染侵蚀大血管可导致大出血，感染也可循血管、神经鞘侵入颅内。

二、咽的生理

咽为消化和呼吸的通道，具有以下生理功能：

1. 呼吸功能 咽腔是上呼吸道重要组成部分，咽黏膜和黏膜下含有大量的腺体，对吸入的空气有继续调温、加湿和清洁作用，但其功能弱于鼻腔。

2. 吞咽功能 食物经口进入咽腔后，软腭上抬，关闭鼻咽，咽缩肌收缩，喉头上提，会厌覆盖喉入口，声门紧闭，食物经梨状窝进入食管。

3. 共鸣作用 咽腔为共鸣器官之一，咽可根据发声的需要来改变，从而使声音清晰、悦耳，并在唇、齿、舌、腭等协同下，完成构音功能。

4. 免疫保护功能 咽部丰富的淋巴组织是保护机体的第一道屏障，尤其腭扁桃体是特别重要的免疫器官，产生的免疫因子及淋巴细胞有抵御经口、鼻入侵的病原体的能力。这种作用在儿童时期尤为显著，故儿童期不可随意摘除扁桃体。

5. 调节中耳气压功能 由于咽部不断地进行吞咽，咽鼓管经常获得开放，以调节中耳与外界气压的平衡，这是保持正常听力的重要因素之一。

第三节　喉的应用解剖及生理

一、喉的应用解剖

喉为呼吸的通道又为发音器官。位于颈前正中，舌骨之下，上通喉咽，下接气管。上端为会厌上缘，下端为环状软骨下缘，约相当于第三至第六颈椎水平。喉以软骨为支架，软骨间借韧带、肌肉、纤维组织及黏膜构成一个锥形管腔（图 4-9）。

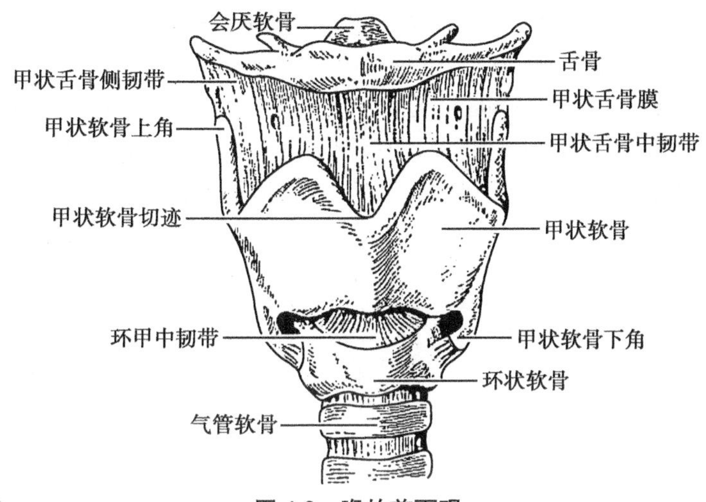

图 4-9　喉的前面观

（一）喉软骨

喉软骨：单块软骨有会厌软骨、甲状软骨、环状软骨；成对的有杓状软骨、小角状和楔状软骨。后两对软骨很小，无临床意义（图 4-10）。

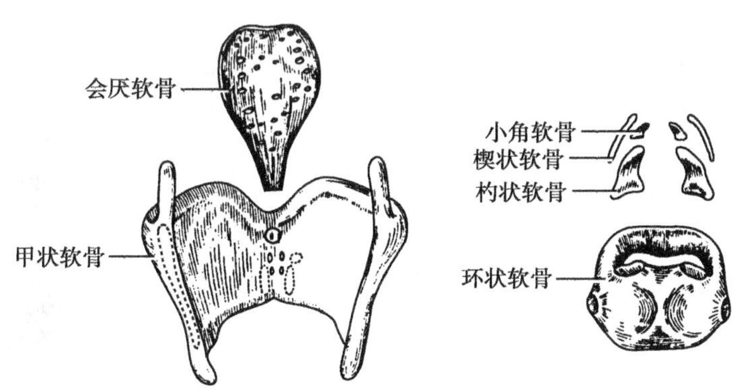

图 4-10　喉软骨

1. 会厌软骨（epiglottic cartilage）　位于喉的上部，扁平形如叶状，上缘游离呈弧形，柄在下端，借韧带附着于甲状软骨切迹下方。分为舌面和喉面，舌面黏膜下组织疏松，发炎时易肿胀。

2. 甲状软骨（thyroid cartilage）　为喉部最大的软骨，由左右对称的四边形软骨板在中线融合而成，两板前缘在中线相交形成一定的角度，男性成锐角，其上端向前突出称喉结，为成年男性的特征。女性为钝角，喉结不明显。甲状软骨上缘正中有一“V”形凹陷，称甲状软骨切迹，为喉部手术的重要标志。

3. 环状软骨（cricoid cartilage） 位于甲状软骨之下，下接气管，呈指环状，是喉部唯一完整的软骨环，对保持喉及呼吸道通畅极为重要。前部细窄为弓部，后部宽阔称板部。弓部上缘以环甲膜与甲状软骨连接。

4. 杓状软骨（arytenoid cartilage） 形如三角锥体，左右各一，位于环状软骨板部上缘的关节面上，与环状软骨构成环杓关节。其关节滑动和旋转时，声带可外展、闭合。

（二）喉肌

分为喉外肌和喉内肌。

1. 喉外肌 位于喉的外部，将喉和周围结构连接，主要有甲状舌骨肌、胸骨甲状肌等；作用是使喉体上升或下降，同时使喉固定。

2. 喉内肌 根据功能分为 4 组：①声带内收肌：使声门闭合，有环杓侧肌、杓斜肌及杓横肌；②声带外展肌：使声门开大，有环杓后肌；③声带紧张肌及松弛肌：环甲肌使声带紧张，甲杓肌使声带松弛；④会厌活动肌：杓会厌肌使喉入口关闭，甲状会厌肌使喉入口开放。

（三）喉腔

以声带为界分为声门上区、声门区和声门下区三部分（图 4-11）。

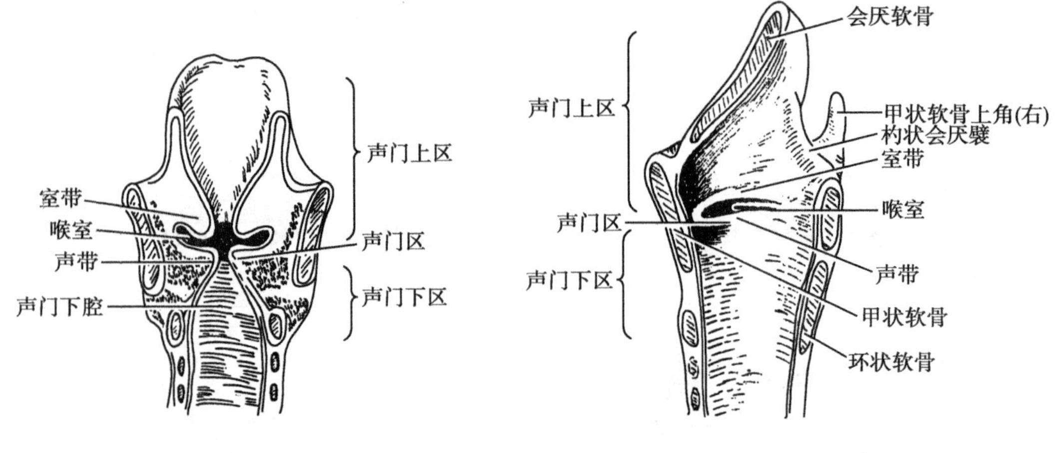

图 4-11 喉腔的分区

1. 声门上区 位于声带上缘以上，喉入口之下。包括：①喉前庭：位于喉入口和室带之间；②室带：又称假声带，位于声带上方并与其平行，左右各一，由黏膜、室韧带及少量肌纤维组成，外观呈淡红色；③喉室：位于室带和声带之间的腔隙，其前端后外上形成一小憩室，称喉室小囊，该处富有黏液腺，分泌黏液，润滑声带。

2. 声门区 位于声带之间，包括两侧声带、前连合与后连合。声带位于室带下方，左右各一，由黏膜、声韧带及声带肌组成。在间接喉镜下，声带呈白色条状带，边缘整齐。呼吸时两声带间呈现一三角形裂隙，称声门裂（rima vocalis），简称声门，为喉最狭窄处。

3. 声门下区 为声带以下，环状软骨下缘以上的喉腔，上小下大。幼儿期该区黏膜下组织结构疏松，血管淋巴丰富，故炎症时极易肿胀，引起喉阻塞。

（四）喉的淋巴

声门上区的淋巴较丰富，主汇入颈总动脉分叉处的颈深上群淋巴结，该区癌易发生颈部淋巴结转移。声门区淋巴管极少，故声带癌的转移率极低。声门下区淋巴较少，汇入喉前、气管前及气管旁淋巴结后，进入颈深下群淋巴结。

（五）喉的神经

均来自迷走神经的喉上神经和喉返神经。①喉上神经内支司感觉，分布于喉黏膜；外支司运动，支配环甲肌，调节声带紧张度；②喉返神经支配除环甲肌以外的喉内各肌。喉返神经是迷走神经入胸后的分支，左右两侧路径不同。左侧喉返神经行程较长，故受损机会较多。

二、喉的生理

1. 呼吸功能　喉是空气进入肺部必经之路。吸气时声门开放，呼气时稍内收。深呼吸或运动时，需氧量增加，声门就自动开到最大，以增加肺内气体交换调节血液中二氧化碳的浓度。声门的大小是根据机体的需要，受中枢神经系统的反射性调节来完成的。

2. 发音功能　喉是发音器官。发音是一复杂的反射活动。发音时，先吸入空气，然后声带内收、拉紧，并控制呼气，肺部呼出的气流冲击声带，使之振动而发出的声音，为基音（原音），再经过上共鸣腔（咽、口、鼻、鼻窦）和下共鸣腔（气管和肺）的共鸣以及舌、唇、牙及软腭等构音器官，才形成具有音调特色的语言。如声带或共鸣器官有病变时，则出现声音的改变。

3. 反射功能　吞咽时喉体上提，会厌向后下倾倒盖住喉入口，同时室带、声带向中线移动关闭喉腔，防止食物进入下呼吸道。除此之外，喉部感觉神经分布特别丰富，当其受到异物刺激时，即产生防御反射性剧咳或痉挛，以阻挡或排出异物。

4. 屏气功能　吸气后，声带内收，声门紧闭，呼吸暂停，控制膈肌活动，固定胸廓内压，增加腹压，有助于负重、分娩、跳跃及排便等动作的完成。

第四节　气管、支气管及食管的应用解剖及生理

一、气管、 支气管的解剖及生理

气管上起于环状软骨下缘，止于气管分叉的隆突处。由16～20个马蹄形软骨环组成，后方软骨环缺口处由平滑肌和纤维组织将其封闭成为管状，各环之间有纤维结缔组织相连，气管内衬黏膜。在颈部气管较浅，向下进入胸腔，约在第五胸椎上缘水平分为左、右支气管，分叉处为隆突，为支气管镜检查时的重要解剖标志。右支气管粗短，较垂直长约2.5cm，与气管约成25°角，分为上、中、下肺叶支气管。左支气管细而长，其长度约5cm，与气管约成45°角，向下分为上、下肺叶支气管。因其解剖上的这一特点，故异物易进入右侧支气管。

气管、支气管不仅是进行气体交换的主要通道，而且还有呼吸调节、清洁、防御性咳嗽反射等功能。

二、食管的解剖

食管为内衬黏膜，具有一定伸缩性的肌性管道。上接喉咽与环状软骨下缘相平，下止

于胃的贲门，成人食管全长约25cm，上、下两端较为固定。

食管有4个生理性狭窄：①食管入口是食管最狭窄部位，静止时因环咽肌的作用成一额状缝隙，异物最易存留此外，也是食管镜检查最难通过的部位；②主动脉弓横过食管左侧壁处；③左主支气管横过食管前壁处；④食管穿过横膈裂孔处。

食管的主要生理功能为摄入物质的通道，能将咽下的食团和液体运送到胃，并能阻止其反流（有必要呕吐时除外）。食管壁黏膜下层黏液腺分泌的黏液，对黏膜有润滑保护作用。

第五节　耳的应用解剖及生理

一、耳的应用解剖

耳由外耳、中耳及内耳三部分组成（图4-12）。

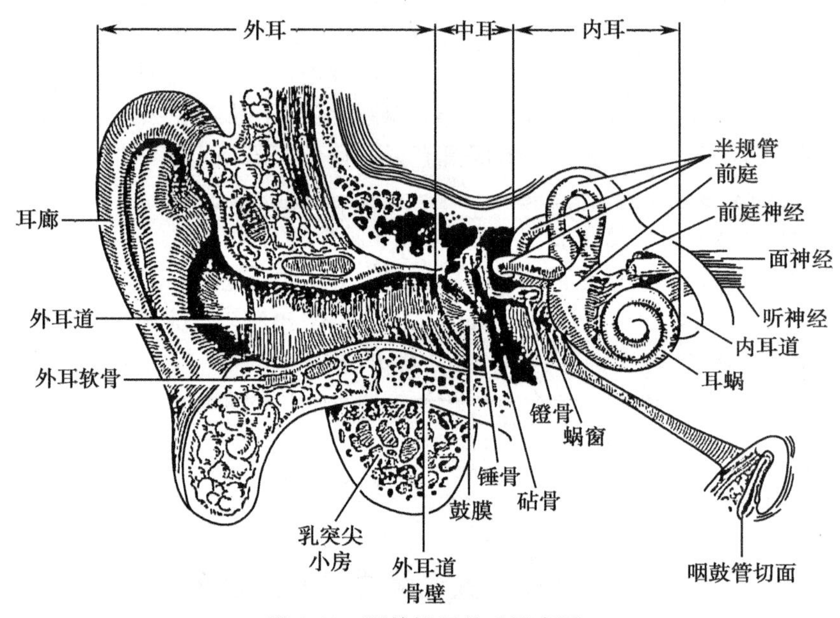

图4-12　耳的解剖关系示意图

（一）外耳

包括耳廓和外耳道。

1. 耳廓（auricle）　除耳垂为脂肪和结缔组织构成外，余均为弹性软骨组成，外覆软骨膜和皮肤，并借韧带及肌肉附于头的两侧。

由于耳廓皮肤较薄，血管表浅，故易发生冻疮。耳廓前面皮肤与软骨膜紧密相连，皮下组织很少，血液供应差，受伤后易感染，引起软骨膜炎，导致耳廓畸形。耳廓软骨与外耳道软骨相连续，当外耳道疖肿时，牵引耳廓可致剧痛。

2. 外耳道（external acoustic meatus）　起自外耳道口，止于鼓膜，成人长2.5～3.5cm，外1/3为软骨部，内2/3为骨部。骨部与软骨部交界处较狭窄，故异物常嵌顿于该处。整个外耳道覆以皮肤，软骨部皮肤富有皮脂腺、耵聍腺及毛囊，是耳疖的好发部位，因此处皮肤与软骨膜紧密相贴，故当感染肿胀时引致神经末梢受压而引起剧痛。此外，外耳道略呈S形弯曲，在成人其走向是先向内前上而后弯向内前下，故在检查外耳道深部或鼓膜时，需将耳廓向后上牵拉，使外耳道呈一直线方易窥及。新生儿的外耳道软骨部及骨部尚未发育完全，故耳道较狭窄。

（二）中耳

包括鼓室、咽鼓管、鼓窦和乳突四部分。

1. 鼓室　鼓室（tympanic cavity）又名中耳腔，在颞骨内，是位于鼓膜与内耳外侧壁之间的一含气空腔，容积为1～2ml。依鼓膜紧张部的上、下缘为界，将其分为上、中、下鼓室三部分。鼓室形似一立方体，共有6个壁（图4-13）。

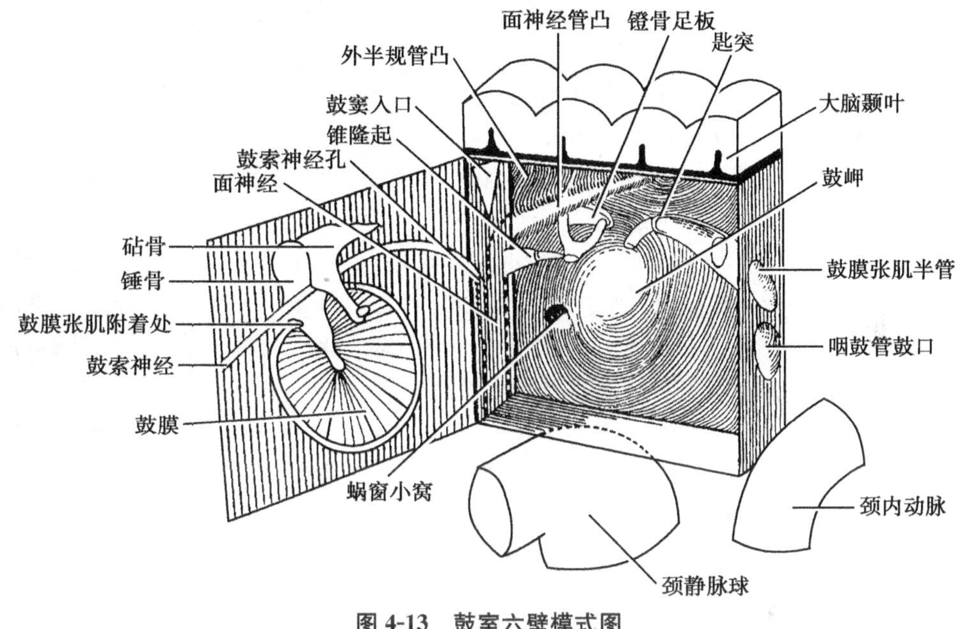

图4-13　鼓室六壁模式图

（1）上壁：称鼓室盖，为一薄骨板，借此与颅中窝相隔。婴幼儿因岩鳞缝尚未闭合，故中耳感染可经此向颅内扩散。

（2）下壁：借一薄骨板使鼓室与颈静脉球分隔。

（3）前壁：上部有两口，上为鼓膜张肌半管开口，下为咽鼓管的鼓室口；下部借以薄骨板与颈内动脉相隔。

（4）后壁：为乳突壁，是外耳道后壁的延续。面神经垂直段通过此壁之内侧。上方有鼓窦入口，借此与鼓窦及乳突气房相通，为急性化脓性中耳炎向后扩散的通道。

（5）内壁：即内耳的外侧壁。中央隆起部为鼓岬，为耳蜗底周所在处。在鼓岬的后上方有前庭窗（卵圆窗），为锤骨足板和环韧带所封闭，向内通入内耳的前庭阶。在鼓岬后下方有圆窗（蜗窗），为一纤维膜（又称第二鼓膜）所封闭，向内通入内耳的鼓阶。鼓岬的上方有面神经管水平段经过。面神经可由于骨壁不全而暴露于鼓室黏膜下，是急性中耳炎早期出现面神经麻痹的原因之一。

（6）外壁：由骨部及膜部构成。骨部较小，为上鼓室之外壁，膜部占大部分，即鼓膜（tympanic membrane）。

鼓膜为一半透明有弹性、呈椭圆形的薄膜，介于鼓室和外耳道之间，呈浅漏斗状，凹面向外，自外上斜向内下，与外耳道底成45°～50°角。婴儿鼓膜的倾斜度更为明显，几乎成水平。

正常鼓膜有以下标志：①鼓膜中心最凹点为锤骨柄的尖端，称为脐；②自脐向上稍向前达紧张部上缘处有一灰白色小突起为锤凸（锤骨短突）；③脐与锤凸之间有一白色条纹称锤纹（锤骨柄）；④自脐向前下达鼓膜边缘有一三角形反光区，称光锥；⑤在锤凸前、后各有一皱襞，此襞将鼓膜分为两部分，下部为鼓膜紧张部，上部为鼓膜松弛部（图 4-14）。为了便于临床描述，将鼓膜分为四个象限，即沿锤骨柄作一延长线，另经鼓膜脐作一与其垂直相交的直线，把鼓膜分为前上、前下、后上、后下四个象限。

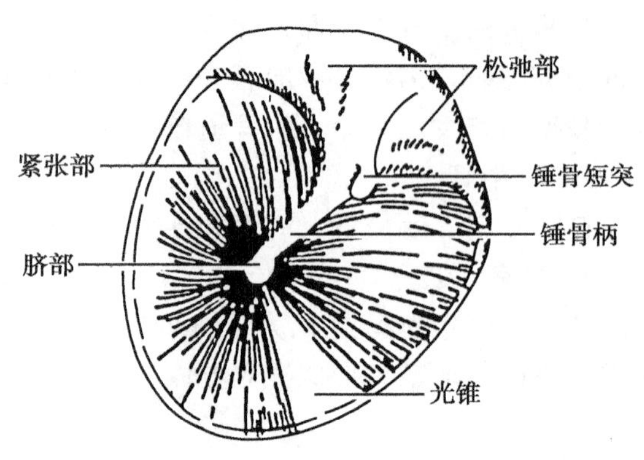

图 4-14 右耳正常鼓膜像

鼓室内有三块听小骨，即锤骨、砧骨和镫骨，借韧带与关节连接成听骨链。外侧以锤骨与鼓膜相接，镫骨足板借周围韧带连于前庭窗。

2. 咽鼓管（pharyngotympanic tube） 为沟通鼓室与鼻咽的管道，成人全长约35mm。在静止时是闭合的，当吞咽、呵欠动作时软骨部开放，空气进入鼓室，借以调节中耳与外界大气压的平衡，以维持中耳的正常生理功能。成人咽鼓管细、长、咽口低于鼓室口，而婴幼儿咽鼓管宽、短，又接近水平，故咽部感染易经此管侵入鼓室引致中耳炎。

3. 鼓窦（tympanic antrum） 为鼓室向后上延展的气房，出生时即已存在，鼓窦向前经鼓窦入口与上鼓室相通，后下与乳突气房相连，上壁借鼓窦盖与颅中窝相隔。

4. 乳突（mastoid process） 为致密骨质的外壳所围成的许多大小不等、形态不一和互相通连的气房。后壁借骨板与乙状窦和颅后窝相隔。根据气房发育的程度，将乳突分为气化型、板障型、硬化型、混合型。

（三）内耳

内耳又称迷路（labyrinth），深居于颞骨岩部内。外层为致密的骨质形成的骨管，称骨迷路。骨迷路内有与其形状相仿的膜性管，称膜迷路。骨迷路与膜迷路之间充满外淋巴液，膜迷路内充满内淋巴液。内、外淋巴互不相通。

1. 骨迷路 可分为前庭、骨半规管、耳蜗三部分（图 4-15）。

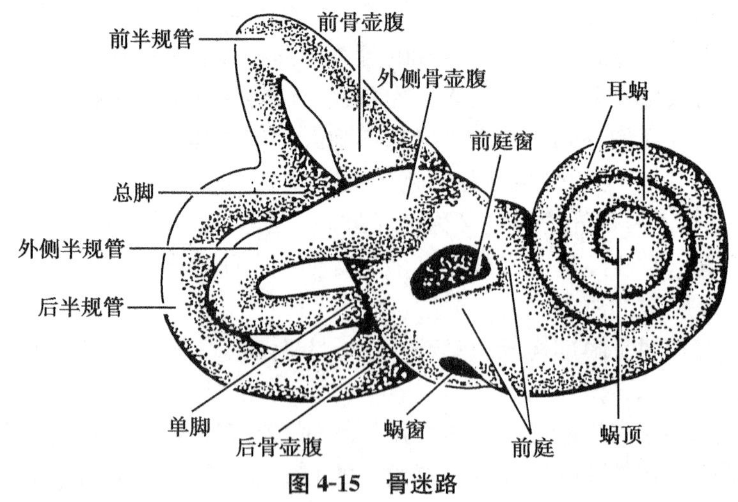

图 4-15 骨迷路

(1) 前庭 (vestibule): 位于中耳中部，呈椭圆形，前连耳蜗，后接骨半规管。外壁为鼓室内壁的一部分，有前庭窗及蜗窗。内壁即内耳道底。

(2) 骨半规管 (semicircular canals): 位于前庭后上方，为3个在不同平面上互相垂直的弓状弯曲骨管。按其位置分别称为前、后、外骨半规管。每个骨半规管一端膨大为壶腹，另一端叫单脚。前骨半规管与后骨半规管的单脚合成一个总脚，故3个半规管共有5个孔通入前庭。

(3) 耳蜗 (cochlea): 位于前庭的前部，形似蜗牛壳，由中央的蜗轴和周围的骨蜗管组成。骨蜗管旋绕蜗轴2.5～2.75周，底周相当于鼓岬。蜗轴有薄骨板伸入蜗管内，绕蜗轴由蜗底盘旋至蜗顶，称骨螺旋板。从骨螺旋板外缘到耳蜗外壁，有基底膜连接，并由螺旋板斜伸出一薄膜称前庭膜。如此，前庭膜与基底膜将骨蜗管分隔成前庭阶、鼓阶和膜蜗管（中阶）3个管道（图4-16）。膜蜗管为一封闭的盲管，含内淋巴液。前庭阶和鼓阶都含外淋巴液，在蜗顶借蜗孔相通。

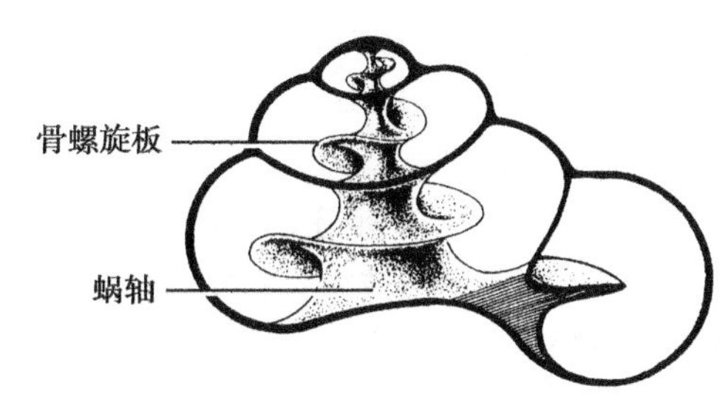

图4-16 耳蜗剖面

2. 膜迷路 由椭圆囊、球囊、膜半规管及膜蜗管组成，各部相互通连形成一密闭的管道，内含内淋巴液，借纤维束固定于骨迷路壁上，浮悬于外淋巴液中（图4-17）。①椭圆囊、球囊位于前庭内，其囊壁上均有囊斑，为前庭神经的末梢感受器；②膜半规管位于骨半规管内，其壶腹壁增厚的部分为壶腹嵴，也是前庭神经的末梢感受器；③膜蜗管位于耳蜗内的前庭阶与鼓阶之间，蜗管底壁的基底膜上有螺旋器，又名Corti器，是听觉感受器。

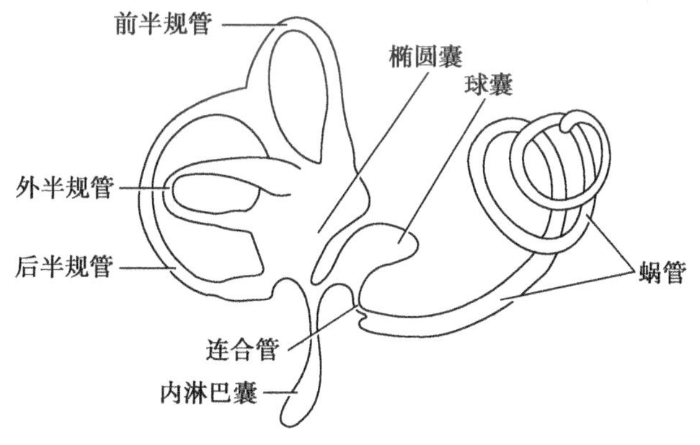

图4-17 膜迷路

二、耳的生理

(一) 听觉功能

声波传入内耳兴奋听觉末梢感受器的途径有两种：

1. 空气传导 简称气导，是声波传导的主要途径。声波由耳廓收集，经过外耳道振动鼓膜，使听骨链产生运动，连接前庭窗的镫骨足板振动前庭阶的外淋巴，经前庭膜使蜗管内的内淋巴产生运动，刺激基底膜上的螺旋器产生神经冲动，此冲动通过耳蜗神经纤维传入大脑皮质听觉中枢，产生听觉（图 4-18）。

2. 骨传导　简称骨导。声波也可直接由颅骨传至耳蜗，引起外淋巴液及内淋巴液振动，使基底膜上的螺旋器兴奋，产生听觉。但在正常情况下，由颅骨传入内耳的声波，大部分为颅骨所反射，故传入内耳的极为微弱，对正常听觉不起重要作用。

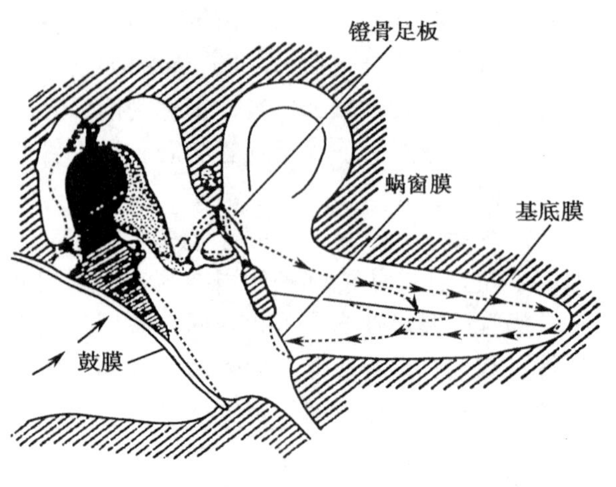

图 4-18　声音的传导途径

（二）平衡功能

正常人体平衡的维持，有赖于本体感觉器、视器及前庭器官的协调一致，其中前庭系统最为重要。位于前庭的椭圆囊及球囊的囊斑，接受直线加速和减速运动及头位变动的刺激，而膜半规管壶腹部的壶腹嵴神经上皮，接受角加速或减速的刺激，产生神经冲动，由前庭神经传至中枢，再经传出神经至相应的运动系统，从而产生平衡反应，以协调身体的平衡。

（李　敏）

思考题

一、选择题

A_1 型题

1. 上颌窦自然开口位于（　　）
   A. 上鼻道前　　B. 中鼻道　　C. 下鼻道
   D. 蝶筛隐窝　　E. 总鼻道
2. 下鼻甲后端距离咽鼓管咽口为（　　）
   A. 1.0～1.5cm　　B. 1.5～2.0cm　　C. 2.0～2.5cm
   D. 2.5～3.0cm　　E. 3.0～3.5cm
3. 外鼻静脉的特点是（　　）
   A. 静脉腔狭小　　B. 静脉腔无法扩张　　C. 静脉无瓣膜
   D. 直接通海绵窦　　E. 静脉分支较多
4. 咽峡的组成，不包括（　　）
   A. 侧索素　　B. 腭舌弓　　C. 腭垂
   D. 软腭游离缘　　E. 腭咽弓
5. 喉软骨中唯一完整的环状软骨是（　　）
   A. 小角状软骨　　B. 会厌软骨　　C. 甲状软骨
   D. 环状软骨　　E. 楔状软骨
6. 会厌软骨黏膜下组织最疏松处是（　　）

A. 会厌喉面　　B. 会厌舌面　　C. 会厌结节
D. 会厌游离缘　　E. 会厌茎

7. 喉部最狭窄处为（　　）
A. 喉前庭　　B. 室带　　C. 喉室间
D. 声门裂　　E. 声门下

8. 咽隐窝位于（　　）
A. 下鼻甲后方　　B. 中鼻甲后方　　C. 会厌前方
D. 咽鼓管圆枕后上方　　E. 会厌两侧

9. 关于鼓膜描述有误的是（　　）
A. 位于外耳道和鼓室之间　　B. 组成鼓室外壁
C. 分为紧张部和松弛部　　D. 透明
E. 紧张部分为三层

10. 食管最狭窄的部位是（　　）
A. 第一狭窄　　B. 第二狭窄　　C. 第三狭窄
D. 第四狭窄　　E. 贲门

二、名词解释

1. 黎特尔区　　2. 窦口鼻道复合体　　3. 声门裂

三、简答题

1. 说出鼻窦的分组及自然开口的位置。
2. 简述声音的传导途径。

第五章　耳鼻咽喉科护理概述

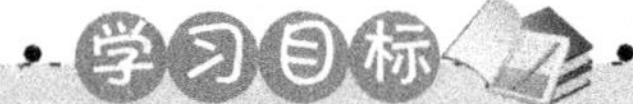

学习目标

1. 掌握耳鼻咽喉科患者常见症状、护理检查；常用护理诊断；手术的常规护理。
2. 熟悉耳鼻咽喉科护理工作的基本特征。
3. 了解耳鼻咽喉科护理管理。

第一节　耳鼻咽喉科护理工作的基本特征

一、耳鼻咽喉科疾病的基本特征

（一）疾病间常相互累及

耳鼻咽喉诸器官在解剖结构和生理功能方面相互关联，因而其疾病的发生和发展也是紧密关联的。往往一个器官的病变可累及多个器官，或多个器官同时受到病变的侵害。例如：急性鼻炎可并发急性化脓性鼻窦炎、中耳炎、扁桃体炎、咽炎、喉炎、气管炎、支气管炎、肺炎；慢性肥厚性鼻炎除有鼻塞外，可伴有耳鸣、耳闭塞感和听力下降等不适感觉。

（二）多种急症后果严重

耳鼻咽喉科急症较多且凶险，有的甚至危及生命。如呼吸道异物、鼻出血、耳源性颅内并发症、喉阻塞等，若抢救治疗不及时可致严重后果，因此对这类患者一定要高度重视，严密观察，积极治疗。

（三）可与全身疾病相关

耳鼻咽喉等器官与全身有着紧密的联系，一些耳鼻咽喉疾病可并发全身性疾病，如急性扁桃体炎可并发风湿热、急性关节炎、急性肾炎、心肌炎等；反之，一些全身性疾病也可引起耳鼻咽喉的疾病，例如高血压可引起鼻出血、反流性食管炎可引起咽异感症、血管疾病可引起突聋等。

（四）心理症状较为明显

耳鼻咽喉科疾病具有多器官性、多管道性、多阻塞性、多变化性及多交叉性的特点，患者由于鼻塞、吞咽困难、听力减退、发音障碍、呼吸困难、疼痛等症状，多有心烦气躁的表现，情绪波动大。同时，耳鼻咽喉科疾病常会对患者的正常生活、工作、学习、社交乃至个性行为造成极大影响，如变应性鼻炎常伴有心情郁闷、工作和学习效率降低、社交范围缩小、个性行为孤僻等表现。

（五）专业操作技能娴熟

耳鼻咽喉各个器官位置深且隐蔽，故其检查常需借助特殊的专科器械和良好的照明设备才能进行。检查操作难度较高，稍有不慎就有可能造成黏膜损伤，常需反复练习才能学会。如鼻内镜检查、间接鼻咽镜检查、纤维喉镜检查等。

二、耳鼻咽喉科护理的工作要点

（一）重视各个器官保护

平时注意耳部、鼻腔、口腔等器官的卫生。尽量避开嘈杂的环境，少吃辛辣食物；控制鼻部症状，避免张口呼吸；学会正确擤涕方法；避免讲话过多等。

（二）掌握特殊给药方法

耳鼻咽喉诸器官位置深而隐蔽，多借弯曲的孔道和体表相通，局部给药方法特殊多样，常用滴药、喷药、雾化吸入或穿刺给药等方法，如滴鼻、滴耳、超声雾化吸入、上颌窦穿刺给药等。

（三）掌握护理操作技巧

耳鼻咽喉科检查和治疗护理操作可致患者不适，如纤维鼻咽喉镜检查、鼻腔填塞止血等专科特殊检查治疗方法，应详细耐心地介绍检查治疗的目的、配合技巧与注意事项，消除患者的顾虑和心理负担，通过熟练的专科操作技能帮助患者顺利完成诊疗，减轻痛苦。

（四）做好术前心理护理

向患者耐心解释手术的目的、方式及注意事项，使其有充分的思想准备，减轻其术前紧张、焦虑情绪，以获得患者的良好配合。

（五）注意加强病情观察

一些耳鼻咽喉科疾病病情复杂变化快，有时甚至危及生命，应严密观察尤其是生命体征的变化，若有异常应及时报告医师并协助处理。如小儿急性喉炎要密切观察呼吸变化，预防窒息发生。

（六）做好患者健康指导

对患者、家属、社区人群广泛宣教耳鼻咽喉疾病特别是危急重症的危害，提高护理对象身心健康。讲解常见耳鼻咽喉科疾病的基本知识和自我保健知识，应注意清淡饮食，少吃刺激性食物，并经常保持口腔卫生；多饮水；戒烟酒，少熬夜，放松心情，规律生活，改善工作环境。

第二节 耳鼻咽喉科护理评估

一、耳鼻咽喉科患者常见症状

1. 鼻塞 即鼻腔通气不畅。因鼻腔内分泌物增多、鼻黏膜充血、增生肥厚或鼻腔内的新生物等原因引起。见于各类鼻炎、鼻窦炎、鼻息肉、鼻及鼻咽肿瘤等。

2. 鼻溢 指鼻内分泌物过多而从前鼻孔或后鼻孔流出。鼻漏可为水性、黏液性、脓性或血性等。水性鼻漏多见于急性鼻炎早期和变应性鼻炎；黏液性鼻漏常见于慢性鼻炎；脓性鼻漏常见于化脓性鼻窦炎、鼻腔异物；血性鼻漏可见于鼻部肿瘤、鼻腔异物、鼻外伤等。

3. 鼻出血 指血液经鼻流出。可表现为涕中带血、滴血、流血。既可为鼻腔局部疾病所致，也可为全身疾病在鼻部的表现。有关内容详见第六章。

4. 嗅觉障碍 临床上以嗅觉减退、嗅觉丧失为常见。呼吸性嗅觉减退是由于呼吸气流达不到嗅区黏膜所致，多见于鼻甲肥大、鼻内肿物、气管切开等；感受性嗅觉减退或丧失是由于嗅觉神经末梢、嗅觉中枢病变所致，多见于萎缩性鼻炎、脑肿瘤、颅脑外伤等。

5. 咽痛 是咽部疾病最常见的症状。可见于急性咽炎、急性扁桃体炎、咽异物、咽外伤、咽肿瘤及某些全身病（白血病）等。

6. 咽异常感觉 咽部除疼痛之外的所有不适感觉，如异物感、干燥、蚁行感、堵塞感、紧束感等异常感觉，可由器质性或功能性因素引起。见于慢性咽炎、扁桃体肥大、茎突过长或咽部肿瘤等。

7. 吞咽受损 指难以吞咽或不能吞咽。可分为梗阻性、神经性和功能性三种。梗阻性常见于咽部或食管肿瘤或异物；神经性多见于咽肌麻痹；功能性由于咽痛引起，见于急性咽炎、急性扁桃体炎。

8. 打鼾 指睡眠时软腭、腭垂、舌根处的软组织随呼吸气流颤动产生节律性的声音。多见于上呼吸道狭窄如鼻甲肥大、腺样体肥大、鼻中隔偏曲；或某些全身性疾病，如肥胖、内分泌紊乱等。

9. 声音嘶哑 简称声嘶，是喉部常见和特有的症状。见于急、慢性喉炎及声带小结、声带息肉，喉癌、喉神经麻痹等。

10. 呼吸困难 指患者主观上感到气体不足，表现为呼吸费力。一般分为吸气性、呼气性、混合性三种类型。喉阻塞引起者为吸气性，常见于喉部炎症、水肿、异物、外伤及肿瘤等。

11. 喉痛 喉部疾病常见症状之一，见于急性会厌炎、喉结核、喉外伤、喉癌。

12. 耳漏 又称耳溢液。是指外耳道内分泌物流出。脓性及黏脓性多见于急、慢性化脓性中耳炎；血性溢液见于大疱性鼓膜炎、耳外伤、中耳恶性肿瘤；水样溢液应考虑是否为脑脊液耳漏。

13. 耳聋 即听力下降。根据病变部位可将耳聋分为传导性聋、感音神经性聋及混合性聋。传导性聋的病变主要在外耳和中耳，见于外耳道炎、外耳道疖、中耳炎等；感音神经性聋病变位于内耳、听神经及其传导径路，见于梅尼埃病、听神经瘤等。

14. 耳鸣 指患者主观感觉耳内有响声，而周围环境并无相应的声源。耳鸣多由耳部病变所引起，也可为全身（如心血管系统、神经系统和内分泌系统等）疾病所致。可见于耵聍栓塞、中耳炎、鼓室积液、高血压等。

15. 眩晕 是一种运动性或位置性错觉，感觉自身或外界景物发生运动。眩晕有前庭性（主要是内耳疾病和颅内病变引起）和非前庭性（颈椎病、某些眼病及心血管疾病、内分泌疾病等引起）两类，前庭性眩晕常见于梅尼埃病、迷路炎、耳毒性药物中毒等。

二、耳鼻咽喉科常用护理检查

（一）检查的基本要求

1. 检查室的设置 检查室内光线宜稍暗，应备有立灯、检查椅、转凳及检查器械和用后的器械盛具，酒精灯、痰盂。还应准备常用的敷料和药品，如无菌纱布、棉球、棉签、1%麻黄碱生理盐水、1%丁卡因等。

2. 常用检查器械　耳鼻咽喉科常用检查器械如图 5-1 所示。

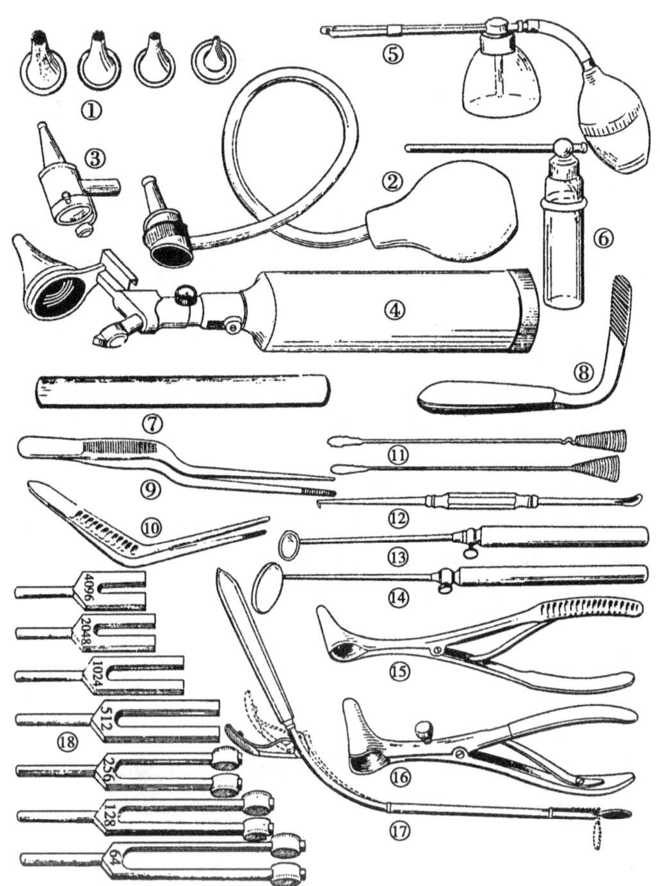

①耳镜；②鼓气耳镜；③电鼓气耳镜镜头；④电耳镜；⑤喷雾器；⑥喷粉器；⑦直压舌板；⑧角形压舌板；⑨枪状镊；⑩膝状镊；⑪捲棉子；⑫耵聍钩；⑬后鼻镜；⑭间接喉镜；⑮小儿前鼻镜；⑯前鼻镜；⑰可动后鼻镜；⑱音叉

图 5-1　耳鼻咽喉科常用检查器械

3. 检查体位　受检者多取坐位，上身略前倾。检查过程中应根据需要调整患者的头位，小儿不能配合检查时，应由家属或医护人员将小儿抱持，夹紧患儿双腿，一手环抱固定患儿的上肢和身体，另一手固定其头部。注意动作要轻柔，避免患儿吵闹及受到惊吓。

4. 额镜的使用　额镜为一中央有孔的凹面反射聚光镜，借额带固定于头部前额处。通过调整联结关节，使瞳孔、镜孔、反光焦点、受检部位成一线。照明灯多为 100W 的磨砂灯，一般置于受检者一侧，并略高于其头部，利用额镜的反光将检查部位照明。

（二）鼻部检查

1. 外鼻检查　观察外鼻有无畸形，皮肤有无红肿、缺失。触诊有无压痛、肿块，鼻骨有无塌陷及骨摩擦感等。

2. 鼻腔检查　①鼻前庭检查：被检者头稍后仰，用拇指将其鼻尖上推，观察鼻前庭皮肤有无充血、肿胀、皲裂、溃疡及结痂等；②前鼻镜检查：检查者一手持鼻镜，另一手扶住被检者头部，随检查需要调整头位。先将镜叶闭拢，与鼻底平行放入鼻前庭（不可超过鼻阈)，继而上下张开镜叶扩张前鼻孔，随头位变化，从下往上依次观察鼻腔各部，观察黏膜颜色（正常为淡红色且光滑湿润)、鼻甲大小、鼻道内有无异常分泌物、鼻腔有无新生物及鼻中隔是否偏曲。若下鼻甲肥大，可用1%麻黄碱生理盐水收缩后再行检查。检查完毕，应将鼻镜叶呈半张开状态退出，防止夹住鼻毛引起疼痛。

3. 鼻窦检查 观察各组鼻窦区相应体表区的皮肤有无红肿、隆起，压迫局部有无疼痛，有无叩击痛。①前鼻镜检查：主要观察鼻腔内有无脓液以及脓液来源，中鼻道积脓多提示前组鼻窦发炎，嗅裂积脓常为后组鼻窦发炎。鼻内镜检查可更全面地观察鼻腔各部，包括鼻窦开口及鼻腔内的情况。对于鼻内未发现脓液但又疑为鼻窦炎者，可通过体位引流或上颌窦穿刺进一步观察，有助于诊断。②鼻窦影像学检查：主要有鼻窦X线摄片、鼻窦CT扫描和MRI检查。

4. 嗅觉检查 简易的方法是：准备各种不同气味的液体，如酒精、醋、樟脑油等作为嗅剂，分别装入同样式有色小瓶内，用水做对照。检查时，令受检者闭目，将小瓶盖打开置于一侧鼻孔前嗅之，而后用同样的方法交替检查另一侧。全部嗅出为正常，部分嗅出为嗅觉减退，全部不能嗅出为嗅觉丧失。

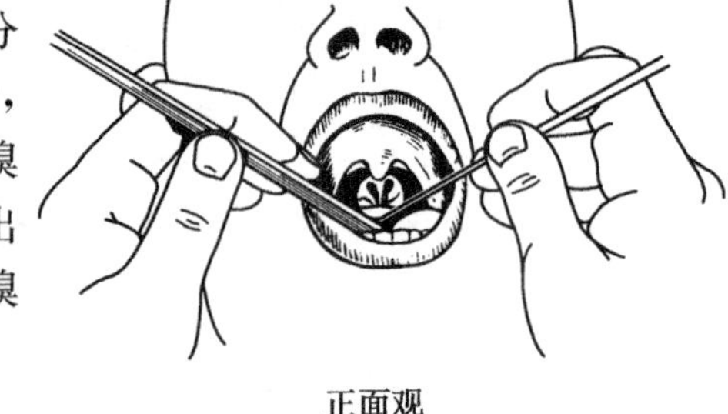

图5-2 间接鼻咽镜检查

（三）咽喉部检查

1. 口咽检查法 受检者放松端坐，自然张口，检查者用压舌板轻压舌前2/3处，使舌背低下，嘱患者发“啊”音，观察软腭运动情况，扁桃体有无肿大，其隐窝口有无脓性渗出物，咽后壁黏膜有无充血、肿胀、溃疡，淋巴滤泡是否肿大。若遇咽反射敏感者，可先用1%丁卡因行黏膜表面麻醉后再检查。

2. 鼻咽检查 间接鼻咽镜检查：受检者正坐头微前倾，张口用鼻轻轻呼吸，检查者左手持压舌板轻压舌前2/3，右手持加温但不烫的间接鼻咽镜置于软腭与咽后壁之间，镜面朝上（图5-2），从镜面中可观察软腭背面、鼻中隔后缘、后鼻孔、咽鼓管咽口、圆枕、咽隐窝、鼻咽顶壁及腺样体（图5-3）。咽反射敏感者可经口向咽部喷入1%丁卡因溶液，麻醉咽后壁黏膜后再行检查。

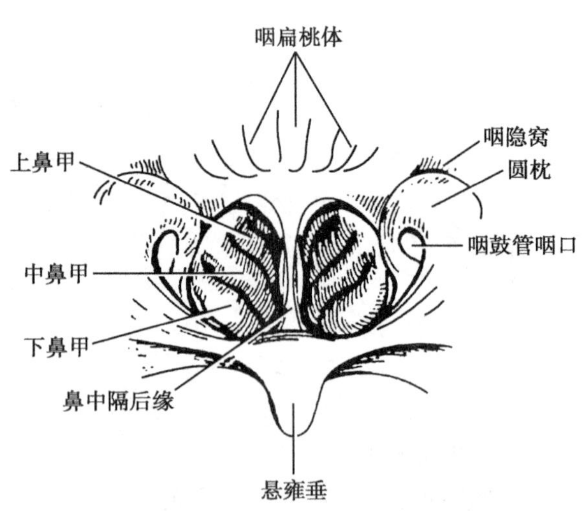

图5-3 间接鼻咽镜检查时的正常镜像

3. 喉咽及喉部检查 首先观察喉体大小、位置是否正常，触诊有无疼痛，颈部有无肿大的淋巴结或皮下气肿。间接喉镜检查：受检者端坐，身体放松，张口伸舌，检查者左手将伸出的舌尖用纱布包裹并轻轻外拉，右手持预热的间接喉镜放入口咽部，镜面朝下（图5-4）。通过镜面即可观察舌根、会厌、会厌谷、梨状窝，嘱受检者发“衣”音，会厌抬起，即可窥见喉腔（图5-5），仔细观察喉腔黏膜有无充血、声带有无息肉及新生物，运动是否对称等。

此外还有直接喉镜、纤维喉镜、电子喉镜及动态喉镜检查等。

（四）耳部检查

1. 耳廓与耳周检查　观察耳廓有无红肿、畸形，耳周围组织有无红肿或瘘口，触诊有无淋巴结肿大，乳突和耳屏有无压痛，耳廓有无牵拉痛。

2. 外耳道及鼓膜检查　检查成人时将耳廓往外后上牵拉，婴幼儿则将耳廓向下方牵拉，使外耳道变直，即可观察外耳道内有无耵聍、异物、分泌物；外耳道壁有无红肿、糜烂；鼓膜的正常标志是否存在，有无充血、内陷或穿孔。若耳道内有脓液或耵聍，应先清除干净，再行检查。

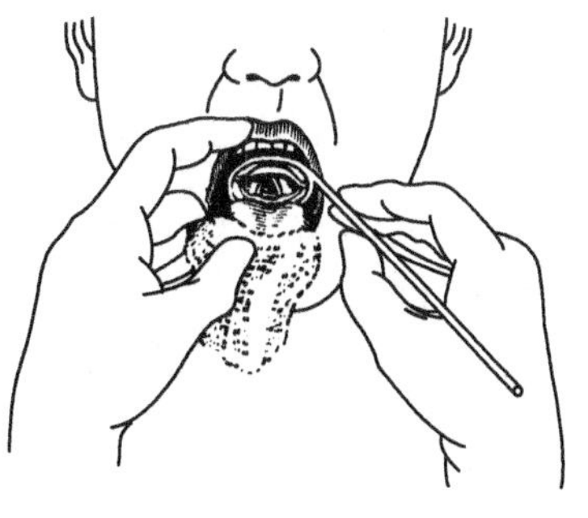

图 5-4　间接喉镜检查法

3. 咽鼓管功能检查　主要是了解咽鼓管的通气功能。在急性上呼吸道感染期间，鼻腔或鼻咽部有脓性分泌物或新生物时忌用。常用的检查方法有以下几种：

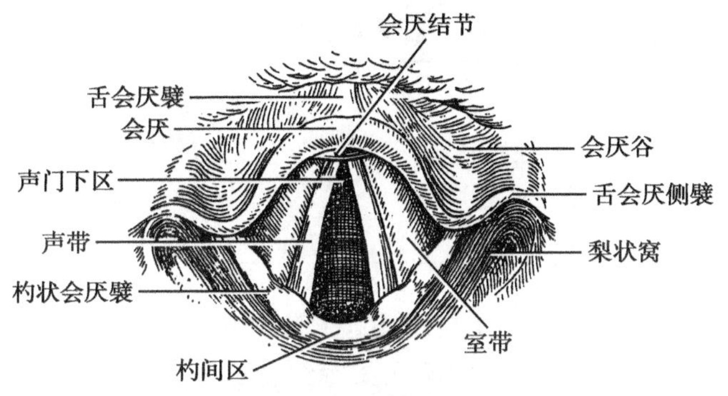

图 5-5　间接喉镜检查所见

（1）吞咽法：将听诊管两端的橄榄头分别置于受检者和检查者的外耳道口，嘱受检者作捏鼻吞咽动作，咽鼓管功能正常时，检查者可听到轻柔的“咯哒”声。

（2）捏鼻鼓气法：受检者擤尽鼻涕后闭口、捏鼻，用力鼓气，使气体经咽鼓管进入鼓室，检查者经听诊管可听到鼓膜轰响声。若用耳镜检查，可看到鼓膜向外运动，受检者亦诉说耳内有膨胀感或有“咯哒”声，鼓膜穿孔者常诉患耳漏气，表示咽鼓管通畅，功能正常。

（3）波氏球吹张法：嘱受检者含一口水，检查者将波氏球的橄榄头塞入一侧前鼻孔，并压紧对侧前鼻孔，嘱受检者将水咽下，在咽水的同时，检查者迅速挤压波氏球，若咽鼓管通畅，球内气体可经鼻腔、鼻咽部进入咽鼓管而达鼓室，受检者感到耳内有声响，检查者经听诊管可听到鼓膜振动声。

（4）导管法：受检者擤尽鼻涕后用1%丁卡因麻黄碱棉片收缩和麻醉鼻腔黏膜，然后取一合适的咽鼓管导管，弯头向下，沿鼻底贴鼻中隔缓缓送到鼻咽后壁，再将弯头往外旋转90°，缓缓拉出少许，使弯头越过咽鼓管圆枕，滑入咽鼓管咽口，再往外上方旋转45°固定好导管，用橡皮球向导管内鼓气，借听诊管听诊，以判断咽鼓管是否通畅，吹气完毕，经原路缓缓退出。

4. 听功能检查法　临床听功能检查法分为主观测听法和客观测听法两大类。

（1）主观测听法：要依靠受检者对刺激声信号进行主观判断，并作出某种行为反应，结果受到受检者主观意识影响，包括语音检测法、表试验、音叉试验、纯音听力计检查法、言语测听等。

1）音叉试验：是门诊检查听力常用方法之一，多用于判断患者耳聋的性质，包括以下三种：①林纳试验（RT）：即单耳气骨导比较试验，将振动的音叉柄置于受检耳鼓窦区，待受检耳听不到声音时，立即将叉臂置于外耳道口，若能听见说明气导>骨导，记作RT（+）；若气导听不到后，骨导仍能听到，说明骨导>气导，记作RT（－）；若气导与骨导相等，则以（±）表示；②韦伯试验（WT）：比较受检者两耳的骨导听力，即骨导偏向试验。将振动的音叉柄底置于受检者颅面中线任何一点。请受检者辨别音叉声偏向何侧。记录时以“→”示所偏向的侧别，“＝”示两侧相等；③施瓦巴赫试验（ST）：比较受检者与正常人的骨导听力。将振动的音叉柄底置于检查者（正常人）耳后鼓窦区，至听不到声音时，立即移至受检者耳后鼓窦区，比较两者骨导时间长短。若受检者较检查者骨导延长，以（+）示之；若骨导缩短，则以（－）示之；（±）示两者相似。

传导性耳聋和感音神经性耳聋的音叉试验结果比较见表5-1。

表5-1 音叉试验结果比较

试验方法	正 常	传导性耳聋	感音神经性耳聋
RT	（+）	（－）	（±）
WT	＝	→ 患耳	→ 健耳
ST	（±）	（+）	（－）

2）纯音听力计检查法：纯音听力计能发生频率范围为125～8000Hz的纯音，听阈为足以引起耳听觉的最小声强值，人耳对不同频率纯音听阈不同。测试需在隔音室内进行，一般先测气导再测骨导。测试前应先向受检者说明检查方法，以求配合。气骨导检查均从1000Hz开始，给受检耳该频率的纯音，当受检者听到声音后，每5dB为一档，逐渐下降声强级，直至听不到为止，然后再按5dB为一档增加声强级，直至听到声音为止，此时即为测得该频率的听阈，再用同样的方式按2000Hz、3000Hz、4000Hz、6000Hz、8000Hz、250Hz、500Hz顺序依次进行测试，记录测试结果并连接各点，绘制成纯音听阈图。纯音听力测听能较准确判断耳聋的类型、程度，初步判断病变部位。

结果判断：气导和骨导的听阈曲线均在25dB以内，且两者之差小于10dB为正常；若气导听阈提高，以低频区为主，骨导听阈正常或接近正常，两者之差大于10dB，呈上升型曲线，为传导性聋；气骨导听力曲线一致性下降，气骨导差缩小，高频区听力损失较低频区严重，听力曲线呈渐降型或陡降型，提示感音神经性聋；若骨气导听阈曲线均明显下降，兼有传导性聋和感音神经性聋听阈曲线特点，气骨导差存在，以低频区明显，常为混合性耳聋。

（2）客观测听法：无需受检者的行为配合，不受其主观意志影响，结果客观可靠，包括声导抗测听法、电反应测听法及耳声发射测试等。其中音叉测试、纯音测听及声导抗测试法在临床较为常用。

5. 前庭功能检查 检查目的在于了解前庭功能状况，由于前庭神经系统与小脑、脊髓、眼、自主神经等有着广泛的联系，因而前庭功能检查主要包括两个方面：一是平衡及协调功能检查，二是眼动检查。

（1）闭目直立检查法：嘱受检者闭目直立两脚并拢，双手手指互扣于胸前并向两侧拉紧，观察受检者睁眼及闭目时有无倾倒。如迷路或小脑病变出现自发性倾倒现象，正常者无倾倒。

（2）过指试验：检查者与受检者相对端坐，受检者睁眼、闭目各数次，用两手示指轮流碰触置于前下方的检查者示指。迷路及小脑病变时出现过指现象。

（3）自发性眼震检查法：眼震是眼球的一种不随意运动，眼震方向多为水平或水平旋转性，并有快相和慢相之分。检查时，受试者取坐位，睁眼前视，检查者手指在患者眼前方 40～60cm 处，引导被检者视线跟随检查者的手指自上而下、从左到右移动及向前平视，观察受检者有无眼震以及眼震的特点，并记录结果。

（4）诱发性眼震检查法：是通过旋转试验、冷热水试验、瘘管试验等方法刺激内耳，使内淋巴液产生流动，继而诱发前庭反应导出眼震。

其中冷热试验和旋转试验是判断外周前庭功能状况的主要定位方法。① 旋转试验：受检者于转椅上坐稳，头前倾 30°，使半规管处于水平位。以每 2 秒转一圈的速度顺时针旋转 10 圈后突然停止，嘱受检者抬头向前平视，观察其眼震类型、强度、方向、持续时间以及相应的前庭反应；② 冷热水试验：将检查用的冷水（30℃）、热水（44℃）分别注入受检者外耳道，注水时间为 40 秒，继而观察眼震特点并记录。此方法适用于鼓膜完整者。

第三节　耳鼻咽喉科患者常用护理诊断

1. 体温过高　与耳鼻咽喉的急性感染性炎症有关，如急性化脓性中耳炎，耳源性颅内、外并发症，急性化脓性鼻窦炎，急性扁桃体炎，急性会厌炎等。

2. 有感染的危险　与耳鼻咽喉以及诸器官均与外界相通的特殊解剖位置、先天性耳前瘘管、耳咽管功能不良、鼻腔通气及鼻窦引流不畅、咽部的慢性病灶、耳鼻咽喉外伤以及异物等因素有关。

3. 体液不足　与鼻出血及手术后出血致体液丢失过多、咽或食管的炎症、异物或肿瘤等引起吞咽困难致摄入不足等有关。

4. 清理呼吸道无效　与鼻、咽、喉、气管的炎症或异物引起分泌物增多，咳嗽、咳痰困难等因素有关。

5. 有窒息的危险　与上呼吸道急性炎症、喉外伤或肿瘤等引起喉阻塞、气管支气管异物阻塞、气管套管脱管等有关。

6. 感知觉紊乱

（1）感知觉紊乱：嗅觉障碍　与鼻甲肥大、鼻息肉、鼻肿瘤、萎缩性鼻炎、颅底骨折等疾病有关。

（2）感知觉紊乱：听觉障碍　与外耳道炎、鼓膜穿孔、中耳炎、梅尼埃病、听神经瘤等疾病有关。

7. 语言沟通障碍　与各种因素引起的听觉障碍、开放或闭塞性鼻音、咽痛、声嘶或失音以及气管切开术后发音障碍等因素有关。

8. 吞咽受损　与炎症或异物引起的咽喉疼痛，以及双侧扁桃体肥大、咽与食管异物或肿瘤引起的机械性梗阻等因素有关。

9. 急性疼痛　主要与耳鼻咽喉的急性炎症、外伤、异物或手术创伤、肿瘤等因素有关。

10. 知识缺乏：缺乏耳鼻咽喉科疾病的发生、发展、诊断、治疗以及预防保健等方面的知识。

11. 焦虑 与缺乏对耳鼻咽喉科疾病的发生、发展、并发症的产生、治疗措施、疾病的预后以及对就诊环境的陌生或与患病后影响正常的生活、工作、学习以及医疗费用的负担等因素有关。

12. 身体意象紊乱 与耳鼻咽喉等器官的畸形如鞍鼻、歪鼻、酒渣鼻、甲状舌管囊肿、耳廓畸形、慢性化脓性中耳炎、慢性化脓性鼻窦炎、变应性鼻炎等的分泌物增多，上颌骨截除术、全喉切除后遗留的缺陷等因素有关。

13. 自主呼吸受损 与喉、气管、支气管内异物存留或炎症肿胀，阻碍正常呼吸有关。

第四节 耳鼻咽喉科护理管理

一、门诊诊室护理管理

耳鼻咽喉科科门诊护理的主要任务是做好开诊前准备，安排患者就诊，协助医师进行检查和治疗，搞好健康宣教和护理指导等。

1. 诊室卫生安全 应搞好诊室卫生，做到清洁、整齐、明亮、通风。同时，每日清晨开诊前准备好洗手、消毒用水及擦手毛巾，下班前关闭门窗，切断电源。

2. 诊室物品准备 检查并备齐各种常用检查器械、药品、敷料及办公用品，并按固定位置摆好，包括额镜、前鼻镜、间接喉镜、间接鼻咽镜、耳镜、枪状镊、耳镊、音叉、1%丁卡因溶液、1%麻黄碱生理盐水、3%过氧化氢溶液、30%硝酸银溶液以及消毒干棉球（签）、75%乙醇棉球、无菌纱布等。同时，备好文具、病历纸、处方签、住院证和各种检查、化验及治疗单等办公用品，检查医疗电脑，并处于工作状态。

3. 维持就诊秩序 按病情特点及挂号先后进行分诊。危重急症患者应随到随诊，如遇鼻出血、呼吸困难、耳源性颅内并发症等应立即安排诊治，并密切配合医生，迅速准备好急救药品和器材，共同抢救；若遇重度耳聋患者，应酌情采用笔谈，避免喧哗；做好分诊工作，按病情特点，将患者分送给各有专长的医生诊治。

4. 协助检查治疗 协助医生做好病情解释和患者思想工作，指导就医，使其积极配合治疗与护理。检查婴幼患儿时，应协助医生固定其头位。按医嘱进行各种门诊检查及诊疗操作，协助医生做好术前准备、术中巡回、术后观察及护理等。

5. 健康教育宣传 根据患者具体情况，给予生活、用药、预防及预约复诊等方面必要的护理指导；利用壁报、板报、电视等形式，宣传常见耳鼻咽喉科常见疾病的病因、诊疗方法和预后知识，掌握预防保健方法。

二、隔音室护理管理

隔音室是检查耳听觉功能的场所，应设专职护士或技术人员共同管理。

（一）环境管理

1. 隔音室室内环境噪声的声压级应符合国家 GB7583-87 的要求。

2. 保持室内空气清新、物品整洁，注意防潮。

（二）物品管理

1. 准备好检查器具，如音叉、纯音听力计、声导抗仪以及检测记录单等。

2. 仪器应妥善保管，定期校验。

3. 耳塞应用肥皂水清洗，并用75%乙醇擦拭。

（三）工作职责

1. 向受试者做必要的说明，让其了解听力检测的目的、过程及配合方法。

2. 测试前，让受检者摘去眼镜、耳环、头饰及助听器，清洁外耳道，调整耳机位置。婴幼儿在必要时可遵医嘱给予镇静药。测试中，使受检者处于舒适的体位，保持安静。

3. 测试结束应填写记录，整理好物品，检查结果及时移交医生。

三、内镜检查室护理管理

耳鼻咽喉科常用的内镜检查包括耳内镜检查、鼻内镜检查、纤维鼻咽镜检查、纤维喉镜检查、直接喉镜检查、支气管镜检查及食管镜检查等。这些方法现已广泛应用于耳、鼻腔、鼻窦、咽、喉、气管、支气管及食管疾病的诊断和治疗。内镜检查室主要是耳鼻咽喉科患者进行耳内镜检查、鼻内镜检查、纤维鼻咽镜检查及纤维喉镜检查等的检查场所，内镜室应有专职技术人员负责管理，并协助医生进行各项检查和治疗操作。内镜有硬管和软管两种，均系贵重精密光学仪器，配有光源及摄录像与监视系统，常易因各种原因影响使用，故对仪器设备的妥善保管、正确使用和消毒等显得十分重要。

（一）妥善保管仪器设备

1. 建立仪器保管档案。妥善保存好仪器设备的各种证件、使用说明书，以备使用和维修时参考；建立保养和维修登记卡。

2. 制定规范的使用、消毒及保管制度。

3. 注意防尘、防潮、防霉。保管处宜干燥、通风，仪器罩以专用防尘套。

4. 专柜存放。器材不用时应放回其原装盒内的海绵槽中，并通常把仪器设备按顺序置于一专用柜内，以便于移动和操作。纤维内镜及光源导线内部系光导纤维，存放时应避免扭曲和过度弯折。光学仪器不得在日光下曝晒，也不能与挥发性或腐蚀性物质一起存放，零部件不得随意拆卸。

5. 电器及用电器具使用完毕后须将各调节控制钮旋至零位后再关闭电源开关，拔下插头，清洁擦干附件，放回固定位置。

6. 定期检查、保养，及时维修，保持仪器功能良好。

（二）做好检查前准备

1. 受检者的准备。检查前应先告知患者检查的目的、方法、过程和注意事项，进行常规体检及完成必要的辅助检查，以查明有无内镜检查的适应证、禁忌证。术前必须对受检者做详细解释，消除其紧张、恐惧心理，使其能与检查者密切合作。术前遵医嘱用药或禁食。检查过程中嘱受检者全身松弛，深长而有规律呼吸。

2. 所需器械的准备，尤其对于容易发生故障的器械，如照明装置、吸引器等更应重点检查，检查器械各部件是否合套、齐全、功能良好。发现损坏和松动的零部件，应及时修配，不可勉强使用。

3. 检查者在实施内镜检查前应阅读X线片、CT片，详细了解病情，正确选择内镜的种类和大小，同时应熟悉器械的使用方法以及消毒和保养等相关知识。

（三）正确使用仪器设备

1. 内镜使用前应以无菌盐水冲洗（管腔内尚需用注射器冲洗），以免残留有甲醛或器械消毒液等刺激组织。

2. 术中要严格遵守操作规程，动作应轻柔、细心，进镜时要避免粗暴推进以免损伤黏膜、出血和影响镜像。

3. 保持镜面干净和视野清晰。因室温较鼻腔低，镜检时镜面会起雾，可先在镜面涂防雾硅油或不时在消毒盆内温热的蒸馏水中加温；遇少量出血或有分泌物时应及时抽吸或冲洗干净；镜面沾有血污时应用蒸馏水或者75％乙醇棉球擦净。

4. 使用器械时要轻拿轻放，持镜要稳，切忌碰撞与摔损，要避免镜面受到擦划损伤。不要过分弯折导光线以免折断导光纤维而造成视像模糊不清。

（四）器械消毒

1. 检查结束后，用清水将所有器械及其部件冲洗干净（尤其是各种内镜管腔及吸引管等须反复冲洗以保持通畅无阻），内镜要用脱脂纱布或棉球反复擦拭消除污渍，不能用毛刷刷洗，而对其他器械均需仔细刷洗，尤其关节、缝隙处要彻底洗净、拭干、涂油。

2. 各种器械的消毒方法，应依据材料及说明书选定。

第五节　耳鼻咽喉科患者手术的常规护理

一、鼻部手术前、后的常规护理

鼻部常见手术有鼻甲部分切除术、鼻息肉摘除术、鼻中隔矫正术、功能性鼻内镜手术及上颌骨切除术等。不同手术方式护理措施有所不同，但鼻科护理常规相似。

（一）术前护理

1. 介绍手术的目的和注意事项，说明术中可能出现的情况及配合方法。给予心理护理，解除其精神紧张、减轻焦虑等，必要时术前可遵医嘱给予镇静药。

2. 了解患者术前各项检查结果，遵医嘱做好皮肤过敏试验。

3. 为患者备皮，剪鼻毛，男性患者需刮净胡须。必要时术前进行鼻腔冲洗，上颌窦手术前1日应行上颌窦穿刺冲洗。术前1～2天可给予复方硼砂溶液漱口。

4. 术前1日沐浴，剪指甲，做好个人卫生。

5. 全麻者按全麻术前准备。

6. 术晨测量并记录体温、脉搏、呼吸、血压，遵医嘱给术前药。

7. 嘱患者进手术室前排空大小便，摘掉眼镜、取下活动义齿及贵重物品。

8. 有上呼吸道感染或月经来潮者应暂缓手术。

（二）术后护理

1. 局麻者术后取半卧位，以减轻头部充血，利于鼻内、口内分泌物排出。有虚脱现象者，改为平卧位。全麻后未清醒者，宜采用平卧侧头位，防止血液和分泌物误吸。术后根据患者的情况给以流质或半流质饮食。

2. 由于手术刺激、术后鼻腔填塞等原因，使患者鼻面部胀痛，影响其呼吸、睡眠，常出现焦虑。此时应多关心患者，做耐心细致的解释，消除其不安情绪，使之保持良好心态，以利康复。

3. 遵医嘱给予止痛、止血、抗感染治疗。并密切监测患者的体温、脉搏、呼吸及血压，注意有无出血情况，嘱患者有血流入咽部时应吐出，切勿咽下，可用冰袋敷鼻部；注意观察鼻及面部肿胀的消退情况，疑有感染者，应及时报告医生处理。

4. 嘱患者尽量避免打喷嚏，如欲打喷嚏时，可张口做深呼吸，或用下切牙咬住上唇以抑制，抑制不住时则采用张口打喷嚏方法，以免鼻内填塞物松动、脱出，导致出血。

5. 术后鼻腔填塞，用口呼吸，应加强口腔护理，保持口腔清洁、舒适。

6. 当医生取出鼻腔内填塞物后，应注意观察鼻腔有无出血。嘱患者不要用力擤鼻，鼻腔少量出血者遵医嘱给予1%麻黄碱生理盐水滴鼻或鼻腔喷雾。

二、咽喉部手术前、后的常规护理

咽喉部手术常见有扁桃体摘除术、咽后脓肿切开排脓术、声带息肉摘除术、喉癌者全喉或半喉切除术等。手术方式常有经口腔或颈部切开手术、喉内镜手术等。

（一）术前护理

1. 介绍手术的目的和注意事项，说明术中、术后可能出现大出血、呼吸困难等情况，必要时需做气管切开术。可能暂时或永久失去说话能力。给予心理护理，以消除其恐惧、焦虑情绪等，争取患者的理解和配合。必要时术前可遵医嘱给予镇静药。

2. 患者各项术前检查是否正常。备皮，男患者还需刮胡须。术前1～2天给予复方硼砂溶液漱口。呼吸困难明显者应吸氧。

3. 术前4小时禁食以防止术中患者呕吐误吸而窒息。

4. 术晨测量并记录体温、脉搏、呼吸、血压。

5. 按医嘱做皮肤过敏试验并给予术前药。

6. 嘱患者进手术室前排空大小便，摘除活动义齿及其他贵重物品。

（二）术后护理

1. 保持病室安静。局麻者术后取半卧位，利于吐出口内分泌物和呼吸。全麻者则采用平卧侧头位。术后可根据手术情况、麻醉方法及患者的病情给予半流质或普通饮食。咽后脓肿切开排脓术或做了全喉或半喉切除术的喉癌患者，不能经口进食，应鼻饲流食。

2. 由于手术影响患者的呼吸、发音和睡眠，常出现焦虑不安。应理解、关心患者，做耐心的解释，消除其不安情绪，有利于其康复。

3. 注意监测患者的体温、脉搏、呼吸及血压。咽部手术的患者，嘱其将口内分泌物轻轻吐出，切勿咽下，以利于观察有无出血情况。仍有呼吸困难者应吸氧。已做气管切开术的患者要按气管切开术后常规护理。

4. 遵医嘱给予止痛、止血、雾化吸入、抗感染等治疗。伤口或手术创面异常出血、感染者，应及时报告医生处理。

5. 术后加强口腔护理，可给予含漱，保持口腔清洁。

三、耳部手术前、后的常规护理

耳部手术常见有鼓膜修补术、鼓室成形术、乳突根治术、电子耳蜗植入术等。

（一）手术前准备

1. 配合医生与患者或家属谈话，了解患者的心理状态，说明术中、术后可能出现的疼痛、面瘫、听力恢复不理想等问题，做好充分的心理准备，争取患者理解、配合。

2. 对于慢性化脓性中耳炎耳内有脓的患者，入院后根据医嘱给予3%过氧化氢溶液清洗外耳道，并滴入抗生素滴耳液，每日3次。术前一天剃除患侧耳廓附近头发，一般距发际5～6cm，清洁耳廓及周围皮肤。女性患者还应将头发梳理至健侧，用发夹、橡皮筋扎好。

3. 术前各项检查报告是否正常，包括血、尿常规及出、凝血时间、肝肾功能、胸片、心电图等，了解患者是否患有糖尿病、高血压、心脏病或其他全身疾病，有无手术禁忌证等。

4. 术前1日沐浴、剪短指甲，做好个人卫生。术前晚可服镇静剂，以利于休息。术晨更衣，取下所有贵重物品和首饰交给家属保管。取下活动义齿，不涂口红，不戴角膜接触镜。嘱患者进手术室前排空大小便。

5. 术前有上呼吸道感染者，女患者月经来潮，应暂缓手术。

（二）手术后护理

1. 嘱患者卧床休息，头偏健侧。

2. 患者术后如无恶心、呕吐，全麻清醒后6小时可进流质或半流质饮食，3～5天后根据病情可改普通饮食，以高蛋白、高热量、高维生素，清淡为宜。

3. 观察敷料的渗血情况及是否松脱，如渗血较多，应及时通知医生更换。

4. 密切观察有无面瘫、恶心、呕吐、眩晕、平衡失调等并发症，开颅手术者注意患者有无高热、嗜睡、神志不清、瞳孔异常变化等颅内并发症发生。

5. 术后6～7天拆线，2周内逐渐抽出纱条，拆线后外耳道口应放置挤干的酒精棉球，保持耳内清洁并能够吸收耳内渗出液。

6. 嘱患者防止受凉感冒，教会患者正确的擤鼻方法，切勿用力擤鼻。洗头洗澡时避免污水进入外耳道。定期复查。

（陈明全）

思考题

一、选择题

A_1 型题

1. 压舌板检查应压住何部位（　　）
   A. 舌前1/3处　　B. 舌前2/3处　　C. 舌中部
   D. 舌后部　　E. 舌前1/3
2. 检查成人鼓膜时耳廓的牵拉方向是（　　）
   A. 后上外　　B. 后下外　　C. 前上外
   D. 前下外　　E. 正下方
3. 鼻腔检查发现嗅裂有脓，可能是（　　）
   A. 上颌窦炎　　B. 额窦炎　　C. 蝶窦炎
   D. 前组筛窦炎　　E. 全组鼻窦炎

4. 耳病不可能有的症状是（ ）

A. 耳鸣　B. 耳痛　C. 听力减退

D. 眩晕　E. 头昏

5. 鼻部手术后患者清醒者多采用的体位是（ ）

A. 平卧位　B. 半卧位　C. 侧卧位

D. 俯卧位　E. 右侧卧位

6. 音叉检查主要用于判断耳聋的（ ）

A. 部位　B. 程度　C. 性质

D. 原因　E. 预后

7. 目前临床上检查成人喉部最常用的方法是（ ）

A. 直接喉镜　B. 间接喉镜　C. 纤维喉镜

D. 动态喉镜　E. 电子喉镜

8. 正常鼻黏膜颜色是（ ）

暗红色　B. 鲜红色　C. 淡红色

D. 灰白色　E. 浅蓝色

9. 正常声带的颜色是（ ）

A. 暗红色　B. 鲜红色　C. 淡红色

D. 灰白色　E. 白色

二、名词解释

1. 鼻溢　2. 打鼾　3. 咽感觉异常　4. 耳鸣

三、简答题

1. 简述耳鼻咽喉科护理的工作要点。
2. 简述门诊护理工作的主要内容。

第六章　耳鼻咽喉科常见疾病患者的护理

第一节　鼻部疾病患者的护理

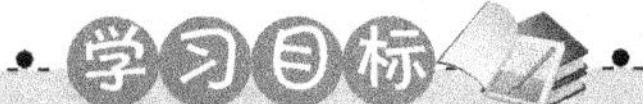

1. 掌握慢性鼻炎、急性鼻窦炎、慢性鼻窦炎的临床表现、护理措施；鼻出血的病因、出血部位、常用的止血方法。

2. 熟悉鼻疖的护理要点；变应性鼻炎的临床特点及治疗原则。

3. 了解鼻部疾病的基本概念、分类、病因及病理改变。

一、鼻　　疖

鼻疖（furuncle of nose）是鼻前庭毛囊、皮脂腺或汗腺的局限性急性化脓性炎症，有时也可发生于鼻尖或鼻翼。多为单侧发病。

【护理评估】

（一）健康史

1. 常因挖鼻、拔鼻毛等损伤鼻前庭皮肤，金黄色葡萄球菌感染所致。

2. 可继发于鼻前庭炎。

3. 糖尿病患者易患此病。

（二）临床表现

1. 症状　局部疼痛剧烈，严重者可伴有全身不适、畏寒、发热及头痛。

2. 体征　初期鼻前庭内有一丘状隆起，周围组织发硬、红肿，局部触痛明显。疖成熟时可在疖肿顶端见黄白色脓点。多在1周内自行溃破流脓自愈。

3. 并发症　如鼻疖处理不当或受挤压，炎症向周围扩散，此时，患侧上唇、面部和上睑红肿热痛，可引起上唇和面颊部蜂窝组织炎，如炎症循静脉向颅内扩散，则引起最严重的并发症——海绵窦血栓性静脉炎。

（三）心理-社会状况

患者往往认为疖肿是小病，不引起重视，感染时又不及时治疗。疖肿形成后因影响到面容，自行挑破，挤压排脓而造成严重并发症，甚至危及生命，而产生焦虑、恐惧心理。

（四）治疗原则

严禁挤压疖肿，疖未成熟时忌行切开，严格控制感染，预防并发症。

【常见护理诊断/问题】

1. 急性疼痛　与局部炎症有关。

2. 潜在并发症：上唇和面颊部蜂窝组织炎、海绵窦血栓性静脉炎等。

3. 知识缺乏：缺乏鼻疖的有关防治知识。

【护理措施】

（一）减轻疼痛

1. 注意休息，多饮水，忌辛辣、刺激性、油腻食物，忌酒，多食蔬菜，保持大便通畅。

2. 治疗配合

（1）疖未成熟者，早期局部热敷或理疗（超短波、红外线、透热疗法），促使炎症消退，或用10%鱼石脂软膏涂抹患处，促使疖肿早日成熟。

（2）疖已成熟者，可待其自行穿破，也可用探针蘸少许纯苯酚烧灼脓头，促其破溃排脓。还可局部消毒后用针尖或刀尖挑破脓头，取出脓栓，局部清洁后，涂以抗生素软膏。应注意不可切开未成熟部分，并严禁挤压，以免感染扩散。

（3）疖破溃后，局部清洁消毒，促进引流，破口涂以抗生素软膏。

（4）遵医嘱给予足量有效抗生素，剧痛者可服用止痛药；如有高热应给予物理降温或药物降温。

（二）密切观察病情，预防并发症

密切观察鼻疖的大小、局部肿痛变化，防止发生上唇和面颊部蜂窝织炎，并注意观察有无海绵窦血栓性静脉炎的表现，如患者出现寒战、高热、头剧痛、患侧眼睑及结膜水肿、眼球突出及固定、严重者甚至失明，应立即报告医生，请眼科和神经科医生会诊协助处理，并遵医嘱按海绵窦血栓性静脉炎护理。

（三）健康指导

1. 指导患者保持颜面及鼻部清洁，戒除挖鼻及拔鼻毛不良习惯。

2. 患鼻疖时，切忌摩擦、挤压，预防并发症。

3. 屡发鼻疖时，应注意是否有糖尿病，给予及时治疗。

二、慢性鼻炎

鼻腔黏膜或黏膜下组织的炎症持续数月以上，或炎症反复发作，间歇期内亦未恢复正常，且无明显的致病微生物感染，并伴有不同程度的功能障碍者，称为慢性鼻炎（chronic rhinitis）。临床上将其分为慢性单纯性鼻炎和慢性肥厚性鼻炎。

慢性单纯性鼻炎的病变主要为鼻黏膜血管由于神经血管功能紊乱而扩张，导致鼻甲肥大，尤其是下鼻甲的血管扩张最为明显。血管和腺体周围有炎性细胞浸润。黏液腺功能活跃，分泌增多。但组织增生不明显。

慢性肥厚性鼻炎时，上述病情继续发展，导致黏膜下层纤维组织增生，黏膜增厚，甚至累及骨膜及骨，如增生组织压迫影响血液循环，则黏膜呈苍白色。这种增生肥厚的现象尤以下鼻甲最为明显，鼻甲表面呈结节状或桑葚样。

【护理评估】

（一）健康史

1. 急性鼻炎反复发作或治疗不彻底迁延而来。

2. 鼻腔及邻近病灶的影响　如慢性鼻窦炎脓液长期刺激鼻黏膜，严重的鼻中隔偏曲阻碍鼻腔通气引流以及腺样体肥大、慢性扁桃体炎等，均可导致慢性鼻炎。

3. 职业与环境因素 寒冷、高温、干燥、潮湿、长期或反复吸入粉尘及有害气体、烟酒过度等，均能刺激鼻黏膜而致病。

4. 长期滴用麻黄碱、奈甲唑林（滴鼻净）等，可导致药物性鼻炎。

5. 全身慢性疾病 如贫血、糖尿病、营养不良、维生素A、维生素C缺乏、自主神经功能紊乱、内分泌失调等均可导致机体抵抗力下降，引起鼻腔血管长期瘀血或反射性充血而致病。

知识链接

药物性鼻炎

滴用血管收缩剂后，鼻黏膜小动脉立即收缩，如长期使用此类药物，特别是奈甲唑啉（滴鼻净），可使鼻黏膜血管长时间收缩导致血管壁缺氧，引起反应性血管扩张，造成黏膜水肿，从而出现鼻塞症状，称为药物性鼻炎。上述病理改变于停药后可逐渐恢复。

（二）临床表现

1. 慢性单纯性鼻炎

（1）症状：常有间歇性和交替性鼻塞，白天、夏季或运动后减轻，夜间、久坐或寒冷时加重，侧卧时下侧鼻塞，由于鼻塞可伴有嗅觉减退；多涕，一般为黏液性，如继发感染时为脓涕。

（2）体征：鼻镜检查可见鼻黏膜肿胀，尤以下鼻甲为甚，表面光滑、呈暗红色。触之柔软，有弹性，探针轻压可见黏膜凹陷，移去探针凹陷立即恢复。对1%麻黄碱溶液反应敏感。

2. 慢性肥厚性鼻炎

（1）症状：鼻塞，呈持续性，较重，常有闭塞性鼻音，伴明显的嗅觉减退。鼻涕少而稠，为黏液性或黏脓性，不易擤出。如肥大的下鼻甲后端压迫咽鼓管咽口，可导致耳鸣及听力障碍。

（2）体征：鼻镜检查可见鼻黏膜肿胀、增生、肥厚，呈暗红色或苍白色，尤以下鼻甲前端及游离缘最为明显。鼻甲黏膜表面高低不平，呈结节状或桑葚样；探针触之感质地坚硬，压之不易凹陷，或虽有凹陷但移去探针凹陷处不易立即恢复。对1%麻黄碱溶液反应不敏感。

（三）心理-社会状况

多数患者对急性鼻炎重视不够，认为很快会自愈或治疗不彻底而演变成慢性鼻炎；患慢性鼻炎后因长期求医，疗效不佳，可致心情苦闷，如需手术治疗，对手术的效果、并发症等产生种种忧虑。

（四）治疗原则

1. 慢性单纯性鼻炎 根除病因，消除黏膜肿胀，恢复鼻腔通气功能。

2. 慢性肥厚性鼻炎 缩小鼻甲体积，恢复鼻腔通气功能。

【常见护理诊断/问题】

1. 清理呼吸道无效：鼻塞 与鼻黏膜慢性充血、肿胀、肥厚及分泌物增多有关。

2. 焦虑　与慢性炎症久治不愈和担心手术治疗效果有关。

3. 潜在并发症：鼻窦炎、泪囊炎等。

【护理目标】

1. 患者鼻塞减轻或消失，鼻涕减少。

2. 能使苦闷或紧张情绪有所减轻或消失。

3. 能无并发症发生或发生时被及时发现。

【护理措施】

（一）恢复鼻的正常通气功能

1. 鼓励患者多到户外活动，避免过度劳累，应随天气变化增添衣服。

2. 当脓涕过多出现鼻塞时，应学会正确的擤鼻方法：紧压一侧鼻翼，轻轻擤出对侧鼻腔的鼻涕，最好将两侧鼻孔同时开放擤出，或将鼻涕吸入咽部后吐出，切忌紧捏两侧鼻翼，用力擤鼻，以防引起鼻窦炎、中耳炎等并发症的发生。

3. 治疗配合

（1）慢性单纯性鼻炎：遵医嘱给予血管收缩剂滴鼻：0.5%～1%麻黄碱滴鼻液，每日3次，儿童宜用0.5%麻黄碱滴鼻液，禁用奈甲唑林；行下鼻甲封闭：0.25%～0.5%的普鲁卡因行双下鼻甲前端黏膜下注射，每处1～1.5ml，隔日1次，5次为一疗程；针刺迎香和鼻通血穴，每日或隔日1次，7次为一疗程；中药：霍胆丸、鼻炎康等口服。

（2）慢性肥厚性鼻炎：鼻黏膜收缩尚好者，遵医嘱除首先采用慢性单纯性鼻炎的治疗方法外，亦可采用下鼻甲黏膜下硬化剂注射法、激光及冷冻疗法等。在下鼻甲黏膜下注射普鲁卡因及硬化剂时，应注意患者的反应，若出现心慌、出冷汗、头晕等症状时应立即停止操作，让患者静卧休息。如保守治疗无效者可行下鼻甲部分切除术（图6-1）。应配合医生做好术前术后护理（详见鼻部手术患者的常规护理）。

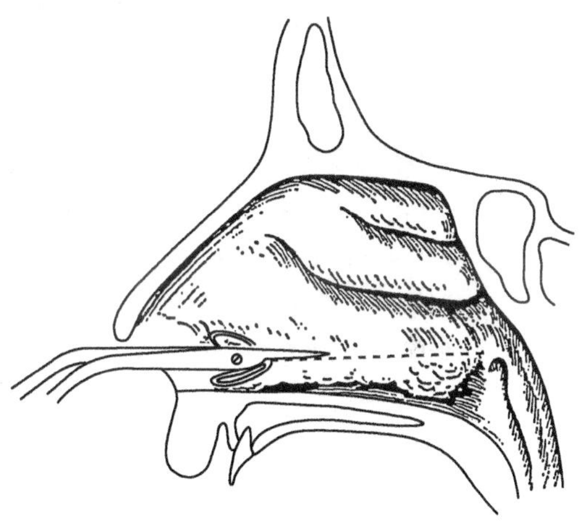

图6-1　下鼻甲黏膜部分切除术

4. 应密切观察患者，用滴鼻药及其他治疗护理后，鼻黏膜是否回缩，鼻塞是否减轻，嗅觉是否有所提高及恢复正常。

（二）减轻焦虑

慢性鼻炎的患者因长期鼻塞、嗅觉减退而影响了其正常的生活与工作，往往会产生焦虑心理。应多与患者沟通，耐心地解释病情，介绍治疗方法，使其解除忧虑，树立治愈疾病的信心，积极配合治疗。

（三）密切观察病情，预防并发症

对鼻塞较重的患者，如出现耳闷、耳鸣、耳内堵塞感，听力下降，可能是肥大的下鼻甲后端压迫咽鼓管咽口并发分泌性中耳炎。如患者出现溢泪，检查见患眼内眦部皮肤出现湿疹，挤压泪囊区有脓性分泌物由泪小点流出，提示可能是肥厚的下鼻甲前端阻塞了鼻泪管开口，引起了继发性泪囊炎，应及时报告医生并协助护理。

（四）健康指导

1. 锻炼身体，提高机体的抵抗力，积极预防和医治急性鼻炎。

2. 不宜长期滴用血管收缩剂（特别是奈甲唑林），防止发生药物性鼻炎。

3. 指导患者正确的擤鼻及滴鼻方法。劝告其戒除烟酒。

4. 对从事于空气污染环境中的工作者应加强防护措施，改善工作环境。

【护理评价】

经过治疗和护理，患者是否：①鼻塞减轻，鼻分泌物减少；②情绪稳定；③无并发症发生或发生时被及时发现。

三、变应性鼻炎

变应性鼻炎（allergic rhinitis）是发生在鼻黏膜的变态反应性疾病。以儿童、青壮年发病居多。根据发作时间不同分为常年性和季节性两种。近年来本病发病率有明显增高趋势，现已证实与大气污染有关。

变应性鼻炎属速发型变态反应。主要病理改变表现为鼻黏膜水肿、嗜酸性粒细胞浸润，腺体分泌旺盛。黏膜水肿最终可发展为息肉样变，甚至形成鼻息肉。

【护理评估】

（一）健康史

1. 特应性个体 即过敏性体质。患者常有支气管哮喘、荨麻疹、血管神经性水肿等变态反应性疾病病史或家族史。

2. 变应原刺激 是诱发本病的主要原因。

（1）常年性变应性鼻炎：主要由屋尘、尘螨、真菌、动物皮屑、羽毛、棉絮等引起。

（2）季节性变应性鼻炎：主要由树木、农作物、野草在花粉播散季节，大量花粉随风飘游，吸入呼吸道引发本病，故又称花粉症（pollinosis）。

（3）食物性变应原：如牛奶、鱼、虾、鸡蛋、大豆、水果、蔬菜等可引起。

（4）其他：某些药品、化妆品、燃料、油漆、假首饰及冷、热刺激也偶可导致本病。

（二）临床表现

变应性鼻炎多数呈阵发性发作，有一定时间性和规律性，常为与变应原接触后突然发病，发作后可迅速恢复正常。

1. 典型症状 首先鼻内发痒；继之阵发性喷嚏接连不止，少则3～5个，多则十几个；鼻腔流大量清水样分泌物，重者常如水流出，并出现鼻塞，伴嗅觉下降；有时可伴有流泪、眼部发痒、头痛、耳鸣及听力障碍。

2. 体征 鼻镜检查见发作时鼻黏膜水肿，以下鼻甲为甚，黏膜呈苍白色或淡蓝色；鼻腔内有大量清水样分泌物。反复发作者，鼻甲黏膜增生肥厚，有息肉样变性或息肉形成。

（三）实验室及辅助检查

1. 鼻分泌物涂片检查 可见大量嗜酸性粒细胞。

2. 变应性皮肤试验 为目前最常用的测试方法。用适宜浓度和微小剂量的各种常见变应原浸液作皮内注射或皮肤点刺，如患者对某种变应原过敏，则在相应部位出现风团和红晕。

3. 鼻黏膜激发试验 若为阳性，则出现典型的变应性鼻炎症状。

4. 血清或分泌物特异性 IgE 抗体检测　呈阳性。

（四）心理-社会状况

大量连续的喷嚏和流涕影响了患者正常生活、学习和社会交往。并因缺乏有关变应性疾病的知识，易造成心理紧张，不知所措，产生烦躁焦虑情绪。

（五）治疗原则

尽量避免接触过敏原，正确使用抗组胺药和糖皮质激素，有条件者行变应原脱敏疗法。

【常见护理诊断/问题】

1. 身体意象紊乱：鼻痒、打喷嚏、流清涕　与变态反应有关。

2. 知识缺乏：缺乏变应性鼻炎的有关防治知识。

【护理措施】

（一）减轻鼻痒、打喷嚏、流清涕

1. 帮助患者分析引起变应性鼻炎的原因，协助医生进行变应原皮肤试验、鼻黏膜激发试验和体外特异性 IgE 检测，寻找变应原，避免与其接触是最有效的治疗方法。

2. 用药护理　遵医嘱给药，并注意观察疗效、不良反应。

（1）抗组胺药：传统抗组胺药如氯苯那敏（扑尔敏）等对治疗鼻痒、打喷嚏和鼻分泌物增多有效，因有不同程度的中枢抑制作用，故从事精密工作人员、驾驶、高空作业人员等应慎用。第二代抗组胺药西替利嗪、氯雷他啶等，偶尔也可引起心律失常，用药时应掌握适应证，注意观察患者的脉搏、心律。近年已有鼻内局部用的抗组胺药（如左卡巴斯汀喷剂）用于临床。

（2）糖皮质激素类：具有抗炎抗过敏作用，局部常用药有丙酸倍氯米松鼻喷雾剂（伯克纳）、丙酸氟替卡松鼻喷雾剂（辅舒良）。

（3）膜保护剂：可稳定肥大细胞膜，减少化学介质的释放，常用的有色甘酸钠、酮替芬等。

（4）滴鼻剂：选用 1%麻黄碱、羟甲唑啉溶液滴鼻，每日 3 次。

3. 协助医生进行脱敏疗法　①特异性脱敏疗法：遵医嘱用皮肤试验阳性的相应变应原制成提取液，从小剂量开始，逐渐增加浓度和剂量，进行皮下注射，直至最大耐受量时改为维持剂量，直至症状减轻、消失；②组胺脱敏疗法：遵医嘱用微量组胺作皮下注射，逐渐增加剂量，使机体对组胺产生耐受性，以达治疗目的。

4. 其他疗法　如鼻甲黏膜冷冻、激光照射、微波热凝、封闭等，可降低鼻腔黏膜的敏感性。鼻内选择性神经切断术，可使其神经兴奋性降低，以达到一定的治疗作用。

5. 心理护理　变应性鼻炎因频发的喷嚏及过多的鼻腔分泌物，影响了日常生活及工作，给患者带来极大的痛苦。医务人员应加强与患者的沟通、交流，帮助寻找变应原，向患者说明疾病的规律、治疗计划及效果，通过治疗，恢复患者的自我形象。

（二）健康指导

1. 注意居室采光，经常通风、清扫除尘、勤换衣服、多晒被褥，减少螨虫繁殖。

2. 勿养猫狗，换掉地毯、羽毛被褥，去除吸入性变应原。

3. 花粉症患者在花粉播散期，控制外出或外出时戴口罩，以减少花粉的吸入。

4. 家庭室内装修时，应选用环保的装饰材料。刚装修的住房和购买的新家具，最少通风 2 个月之后再入住。

四、急性鼻窦炎

急性鼻窦炎（acute sinusitis），中医称“鼻渊”，是一种常见的鼻窦黏膜的急性化脓性炎症，重者可累及骨壁，甚至可引起周围组织和邻近器官的并发症。

临床上以上颌窦发病率最高，因其窦腔最大，腔底低，窦口高，引流条件差，而且窦口在诸窦开口中所居位置最低，故常易受其他窦腔炎症影响；筛窦则因形似蜂房，不利引流，受感染机会亦多，额窦则次之，蝶窦发病率最低。

病理改变主要为鼻窦黏膜初期短暂缺血，继之血管扩张充血，黏膜水肿，纤毛运动减弱，有多形核白细胞及淋巴细胞浸润，腺体分泌亢进。如炎症继续发展，上皮细胞坏死，纤毛脱落，分泌物变脓性。重者炎症可侵犯骨质或经血液循环扩散引起骨髓炎或眶内、颅内并发症。

【护理评估】

（一）健康史

常见致病菌有肺炎双球菌、葡萄球菌和流感杆菌等。临床上绝大多数为混合感染。牙源性鼻窦炎常为厌氧菌感染。

1. 鼻腔疾病 急性鼻炎为最主要的原因，其他凡能阻碍鼻窦窦口通气引流的因素均可导致鼻窦炎，如慢性鼻炎、鼻中隔偏曲、鼻息肉、鼻腔异物等。

2. 邻近感染性病灶 如扁桃体炎、咽炎、腺样体肥大，上颌第二前磨牙和第一、二磨牙的根尖感染，拔牙不慎损伤了上颌窦，均可引致牙源性上颌窦炎。

3. 鼻窦之间相互感染 如一鼻窦发炎时，因各窦窦口相邻，黏膜相连，易使邻近鼻窦同时受累。

4. 直接感染 上颌窦、额窦开放性骨折，细菌或异物可直接进入鼻窦；游泳跳水姿势不当或呛水时，污水进入鼻窦，均可导致鼻窦感染。

5. 气压创伤 如飞机迅速下降时，可使窦腔内形成相对的负压，引起气压创伤性鼻窦炎。

知识链接

急性鼻炎

急性鼻炎是由病毒感染引起的鼻腔黏膜的急性炎症，俗称“伤风感冒”。多为病毒引起，可继发细菌感染。为自限性疾病，若无并发症，病程一般为7～10天。患者多表现为打喷嚏、流鼻涕、鼻塞，伴发热畏寒、头痛等症状。治疗以支持和对症治疗为主，同时注意预防并发症的发生。全身治疗包括：适当注意休息，多饮水，进清淡易消化饮食，通畅大小便以加速毒素排出。初期用生姜、红糖、葱白煎水热服，热水泡脚、热水浴。根据病情可用抗病毒、解热镇疼药及中医药，以减轻症状、缓解病情，对合并有细菌感染者，应使用抗生素，以预防并发症的发生，局部治疗可用1%麻黄碱溶液滴鼻，以减轻鼻塞。

6. 全身因素 过度疲劳、营养不良、受凉潮湿、卫生条件差或身体有慢性疾病，如贫血、糖尿病、肺结核等，亦可使抵抗力降低诱发本病。

（二）临床表现

1. 全身症状 因常继发于急性鼻炎或上感，故原有症状加重，出现畏寒、发热、食欲缺乏、周身不适等。

2. 局部症状　以鼻塞、多脓涕和头痛为主，并在急性鼻炎的基础上加重。

（1）鼻塞：多为持续性鼻塞，因鼻黏膜充血、肿胀及分泌物积存所致。由于鼻塞常伴有暂时性嗅觉减退。

（2）多脓涕：大量脓性或黏脓性分泌物存留于鼻腔内，由于黏稠，难以擤尽。牙源性感染者，脓涕常有腐臭味。

（3）头痛或局部疼痛：为急性鼻窦炎最常见症状。一般前组鼻窦炎引起的头痛多位于额部和颌面部，后组鼻窦炎引起的头痛多在头颅深部或枕部。通常各鼻窦引起的疼痛多有特定的部位和明显的时间规律性，现分述如下：

1）急性上颌窦炎：前额部、同侧面颊部胀痛和上列磨牙痛。晨起轻，午后重。

2）急性筛窦炎：一般头痛较轻，局限于鼻根或内眦部，可放射至头顶部。前组筛窦炎的头痛与急性额窦炎相似，后组则与急性蝶窦炎相似。

3）急性额窦炎：前额部痛具有明显时间规律性，晨起即感头痛，逐渐加重，午后减轻，至晚间完全消失，次日又重复发作。

4）急性蝶窦炎：头痛多在头颅深部及眼球后方，可放射至头顶或枕部。晨起轻，午后加重。

3. 体征

（1）局部红肿和压痛：急性上颌窦炎患侧面颊部、下睑红肿，尖牙窝处压痛，同侧的上列牙有叩痛；急性筛窦炎鼻根及内眦部红肿，压痛；急性额窦炎额部红肿，眶内上角处有压痛，额窦前壁有明显叩痛。

（2）鼻腔检查：见鼻黏膜急性充血，肿胀，尤以中鼻甲和中鼻道黏膜为甚。鼻腔内有大量黏脓性或脓性分泌物。前组鼻窦炎脓液见于中鼻道，后组鼻窦炎见于嗅裂或上鼻道有脓液。牙源性上颌窦炎一侧鼻腔流腐臭味的脓涕。

（三）实验室及辅助检查

1. 鼻内镜检查　可较精确判断鼻腔黏膜，特别是窦口及附近黏膜的病理改变，包括窦口形态、黏膜红肿、息肉样变及脓性分泌物的来源。

2. 鼻窦影像学检查　X线摄片可显示窦腔黏膜增厚。CT扫描可更清楚地显示鼻窦内的炎症病变。

（四）心理-社会状况

急性鼻窦炎多由急性鼻炎引致，患者起病初期多不重视，认为可不治而愈或服用自备药，当症状加重、影响了正常的工作和生活时，常产生焦虑、紧张心理，求医心切，并愿接受健康指导。

（五）治疗原则

根除病因，保持鼻腔鼻窦的通气引流，控制感染和预防并发症。

【常见护理诊断/问题】

1. 体温过高　与细菌感染有关。

2. 清理呼吸道无效：鼻塞　与鼻黏膜充血肿胀，鼻腔内脓涕过多有关。

3. 急性疼痛　与炎症引起鼻黏膜肿胀、窦口关闭、窦腔内形成负压，脓性分泌物在窦内存留及细菌毒素被机体吸收有关。

4. 潜在并发症：急性中耳炎、扁桃体炎、咽炎、喉炎、支气管炎、眶内感染及颅内并发症等。

5. 知识缺乏：缺乏急性鼻窦炎的有关护理及防治知识。

【护理目标】

1. 患者体温恢复正常。

2. 能恢复鼻的正常通气功能。

3. 能使疼痛减轻或消失。

4. 能无并发症发生或发生时被及早发现。

5. 能说出急性鼻窦炎的有关护理及防治知识。

【护理措施】

（一）维持正常体温

1. 嘱患者注意休息，多饮水，避免寒冷、潮湿的环境。进清淡易消化饮食。

2. 头痛高热者，给予物理降温，或遵医嘱给予解热镇痛药，并观察记录用药效果，必要时遵医嘱补充液体。

（二）恢复鼻的正常通气功能

1. 遵医嘱全身应用足量有效抗生素及时控制感染，密切观察抗炎效果。明确厌氧菌感染者应同时服用甲硝唑。

2. 指导患者用血管收缩剂和糖皮质激素滴鼻或喷雾以消除鼻塞，并注意正确的滴鼻方法。

3. 物理疗法 局部热敷、红外线照射或超短波透热，以促进炎症消退，改善症状。

4. 急性上颌窦炎患者，在全身症状消退及局部炎症基本控制后，遵医嘱行上颌窦穿刺冲洗术，并做好穿刺前后护理。

5. 口腔护理 因鼻塞患者常张口呼吸，应嘱患者多次少量饮水，并用漱口液漱口，保持口腔黏膜湿润和清洁。口唇部涂石蜡油，防止干燥。

（三）减轻疼痛

遵医嘱给予镇痛药物，并给予心理护理，伴随着炎症被及时控制，鼻塞减轻，疼痛会逐渐缓解至消失。

（四）密切观察病情，预防并发症

密切观察病情，如患者出现体温升高，脓涕增多，鼻塞、头疼加剧，可能感染加重；出现耳疼、耳闷、听力下降，提示可能有中耳炎；出现咽疼，吞咽时疼痛加重，声音的嘶哑、咳嗽、痰多，提示可能有扁桃体炎、咽炎、喉炎、气管炎及肺炎；出现眼疼、眼球运动受限、视力下降，提示可能合并有眶内感染等。应立即报告医生并协助处理。

（五）健康指导

1. 锻炼身体，增强机体抵抗力，改善生活和工作环境。

2. 教会患者正确的擤鼻及滴鼻方法。

3. 积极防治急性鼻炎，清除邻近病灶感染，若为牙源性上颌窦炎，应同时治疗原发性疾病，防止感染扩散。

【护理评价】

经过治疗和护理，患者是否：①体温恢复正常；②鼻塞减轻，脓涕减少；③疼痛减轻或消失；④无并发症发生或发生时被及早发现；⑤掌握了急性鼻窦炎的有关护理及防治知识。

五、慢性鼻窦炎

慢性鼻窦炎（chronic sinusitis）是最常见的鼻病之一。可单发于某一鼻窦，但双侧或多窦发病极常见。若一侧或双侧鼻窦均发病，则为全鼻窦炎。

【护理评估】

（一）健康史

常因急性鼻窦炎反复发作或治疗不彻底迁延而来。变态反应体质与本病关系密切，其他病因同急性鼻窦炎。致病菌多为杆菌和球菌混合感染。

（二）临床表现

1. 全身症状　轻重不一，多不明显，患者常有精神不振、易疲劳、注意力不集中、记忆力减退及头昏等。

2. 局部症状

（1）多脓涕：长期流黏脓性或脓性分泌物为慢性鼻窦炎主要症状。牙源性上颌窦炎的脓涕常有腐臭味。前组鼻窦炎脓涕易从前鼻孔擤出，后组鼻窦炎脓涕多经后鼻孔流入鼻咽部。

（2）鼻塞：多为持续性，因脓涕滞留于鼻腔、黏膜肿胀、鼻甲息肉样变所致。

（3）嗅觉减退：多因鼻塞及嗅区黏膜功能下降所致，多可恢复。

（4）头痛：一般不明显。多表现为钝痛、闷痛和头部沉重压迫感，且随着鼻部症状加重或减轻。头痛常在休息、用滴鼻药、改善鼻引流后好转，低头或用力时因头部静脉压升高而加重。

3. 体征　鼻镜检查可见鼻黏膜慢性充血、肿胀或肥厚，中鼻甲肥大、息肉样变、中鼻道变窄、黏膜水肿或有息肉形成。前组鼻窦炎可见中鼻道有脓性分泌物。后组鼻窦炎可在嗅裂及鼻咽部见到脓性分泌物。

（三）实验室及辅助检查

1. 体位引流　怀疑鼻窦炎但检查未见鼻道有脓液者，可作体位引流，以助诊断。

2. 检查上颌第二前磨牙和第一、二磨牙，看有无病变，以排除牙源性感染。

3. 影像学检查　鼻窦X线摄片是诊断本病的重要手段。而鼻内镜检查可清楚准确判断上述各种病变及其部位，并可发现鼻镜不能窥视到的其他病变。必要时可行鼻窦CT扫描，对准确判断各鼻窦，特别是后组筛窦炎和蝶窦炎，鉴别鼻窦占位性或破坏性病变有重要价值。

4. 上颌窦穿刺冲洗　可了解窦内脓液的质与量，以推断窦腔病变情况。同时也可作脓液细菌培养和药物敏感试验，以协助制订治疗方案。

5. 鼻窦A型超声波检查　适用于上颌窦和额窦，可发现窦内积液、息肉或肿瘤等。此法具有无创痛、简便、迅速和可重复检查等优点。

（四）心理-社会状况

由于注意力不易集中，记忆力明显下降，导致学习成绩下降，工作效率低下，情绪低落，社交欠活跃等。并因长期治疗，效果不佳，对治疗缺乏信心。慢性鼻窦炎如施行鼻部手术治疗，又担心手术治疗效果，易产生悲观焦虑情绪。

（五）治疗原则

去除病因，改善鼻腔、鼻窦的通气引流，可行上颌窦穿刺冲洗、鼻窦置换疗法及中医中药治疗。保守治疗无效时，施行手术治疗，如鼻甲部分切除术、鼻息肉摘除术、鼻中隔矫正术、鼻窦根治术等。

【常见护理诊断/问题】

1. 清理呼吸道无效：鼻塞　与黏膜肿胀肥厚、鼻甲息肉样变及脓涕过多有关。

2. 感知觉紊乱：嗅觉减退　与鼻塞及嗅区黏膜功能下降有关。

3. **焦虑**　与学习成绩下降、工作效率降低及担心鼻窦手术的效果有关。

【护理措施】

（一）恢复鼻的正常通气功能

1. **鼻部滴药**　遵医嘱用血管收缩剂或糖皮质激素滴鼻，改善鼻腔通气，畅通鼻窦的引流。

2. **鼻腔冲洗**　每天1～2次，可用生理盐水冲洗，以清除鼻腔分泌物。

3. **上颌窦穿刺冲洗**　每周1～2次。穿刺冲洗时应观察脓液的性质、量及疗效，并做好记录。如发现患者诉头昏、无力、出冷汗、脉搏细弱，应立即停止冲洗，拔出穿刺针，让患者去枕平卧，密切观察生命体征，及时报告医生并协助护理。

4. **鼻窦置换疗法**　适用于额窦炎、筛窦炎和蝶窦炎，最宜用于慢性全鼻窦炎患者。遵医嘱操作时，应注意电动吸引器产生的负压不超过180mmHg，每次吸引时间不宜过长，以免引起出血。

5. **中医中药**　遵医嘱可服用中成药，如鼻窦炎口服液、霍胆丸等。

6. **鼻部手术护理**　经过保守治疗无效时，可施行手术治疗，应配合医生做好术前术后护理（详见鼻部手术患者的常规护理）。

（二）提高嗅觉

经过以上治疗护理，患者脓涕减少，鼻黏膜充血减轻，鼻塞逐渐消失，患者嗅觉有所提高或逐渐恢复正常。其他护理同慢性鼻炎。

（三）减轻焦虑

向患者耐心讲解疾病过程和治疗方案，向患者说明鼻窦手术、鼻腔填塞的必要性及可能出现的疼痛等不适，告之抽出填塞物后，症状即可消失，以减轻焦虑情绪，提高治疗信心，积极配合治疗。

（四）健康指导

1. 积极预防、彻底治愈急性鼻窦炎及上呼吸道感染。

2. 养成良好的生活起居习惯，避免过度劳累，戒烟限酒。

3. 教会患者正确的滴鼻及擤鼻方法。

4. 指导出院患者按时用药和定期复查。

六、鼻　出　血

鼻出血（epistaxis；nosebleed）是鼻部常见症状之一，而不是一个独立的疾病。多为单侧出血，亦可为双侧，可间歇反复出血，亦可持续出血。出血量多少不一，轻者仅鼻涕中带血，重者可致失血性休克，反复出血则可导致贫血。

【护理评估】

（一）健康史

1. 局部因素

（1）外伤：擤鼻、挖鼻过重、鼻腔异物或经鼻腔插管等可造成局部黏膜的损伤。此外，鼻骨骨折、鼻腔、鼻窦外伤或鼻腔手术均可损伤血管发生鼻出血。

(2) 炎症：急性和慢性鼻炎、鼻窦炎、萎缩性鼻炎、干燥性鼻炎都可引致鼻出血。

(3) 鼻中隔的病变：鼻中隔偏曲、鼻中隔溃疡及穿孔也是出血常见原因。

(4) 肿瘤：良性肿瘤如鼻腔、鼻窦血管瘤、鼻咽纤维瘤，出血一般较剧烈。鼻与鼻窦的恶性肿瘤、鼻咽癌等早期常发生反复少量的血性涕，晚期可出现大出血。

(5) 物理因素：气候干燥，高温或粉尘浓度过高的环境，常因鼻黏膜干燥结痂而导致出血。

2. 全身因素　凡能引起动、静脉压升高，凝血功能障碍或血管张力发生改变的疾病，均能发生鼻出血。

(1) 心血管疾病：如高血压、动脉硬化的患者，在用力过猛、情绪激动时出现血压骤增，易致鼻血管破裂。慢性支气管炎、肺气肿及肺源性心脏病患者，当剧烈咳嗽时，鼻腔静脉压增高，也可发生鼻出血。

(2) 急性发热性传染病：如流感、伤寒、出血热、猩红热、传染性肝炎等，也可导致鼻出血。

(3) 血液病：如白血病、血友病、再生障碍性贫血、血小板减少性紫癜等，常引起不易控制的鼻黏膜弥漫性出血。

(4) 维生素缺乏和营养不良：如机体缺乏维生素 C、维生素 K 或钙等。

(5) 内分泌失调：少数妇女在月经期或妊娠的最后 3 个月亦可发生鼻出血。

(6) 其他：如肝、肾疾病，风温热、气压的突变、化学药物中毒及长期服用水杨酸类药物等都可引致鼻出血。

(二) 临床表现

1. 出血部位　鼻出血可发生于鼻腔的任何部位。一般局部疾病引起的鼻出血，多限于一侧鼻腔。而全身疾病引起者，两侧鼻腔可同时或交替出血。小儿、青年人多发生在鼻中隔前下部的易出血区（即黎特尔区）。少数严重的出血发生在鼻腔后部，中老年人的鼻出血过去认为多见于鼻腔后部的鼻-鼻咽静脉丛，现在发现鼻中隔后部动脉出血亦较多见。

2. 估计失血量　一般健康人，少量鼻出血时可不出现任何症状。失血量 500ml 时，可出现口渴、头昏、乏力、面色苍白等症状。失血量在 500～1000ml 时，可出现出汗、血压下降、脉速无力。若收缩压低于 80mmHg，则提示血容量已损失约 1/4。

知识链接

老年人反复鼻出血，小心脑出血

老年人反复鼻出血，是脑出血的先兆，其原因是老年人鼻腔内血管硬化、血管壁纤维组织增生，血管壁弹性降低，脆性增加，当血压升高而脑血管未破裂之前，鼻腔的某条血管会破裂而发生鼻出血。

(三) 实验室及辅助检查

应结合病史和病情给患者测血压，并进行血常规、出凝血时间、血小板计数、毛细血管脆性试验、肝肾功能等检查，以确定出血原因。

(四) 心理-社会状况

青少年和儿童对少量的鼻出血多不在意，初次出血很少到医院应诊，反复出血才会引起本人及家属的重视。中老年人对鼻出血则较为重视，尤其是大量出血的患者及其家属均会有恐惧感，并能积极到医院诊治。

（五）治疗原则

止血，查病因，然后针对病因进行诊治。

【常见护理诊断/问题】

1. 体液不足 与鼻出血量较多有关。

2. 恐惧 与鼻出血及担心疾病的预后有关。

3. 潜在并发症：失血性休克、贫血、鼻腔感染及中耳炎等。

4. 知识缺乏：缺乏鼻出血的有关护理及防治知识。

【护理目标】

1. 患者能不再发生鼻出血，顺利康复。

2. 能使恐惧感减轻、消失，情绪稳定。

3. 能不发生并发症或发生时被及早发现。

4. 能说出鼻出血的有关护理及防治知识。

【护理措施】

（一）减轻鼻出血

1. 一般护理 患者取坐位或半卧位，头稍前倾，给一弯盘让其将血液吐入盘内。对失血过多、出现休克者，应取平卧位，先行抗休克治疗，并密切观察患者出血情况，记录出血量，测量体温、脉搏、呼吸及血压。

2. 少量出血者的止血方法 嘱患者头稍前倾，用手指捏紧两侧鼻翼 10～15 分钟，同时冷敷前额部，用口深呼吸；若无效，可用 1%麻黄碱或 0.1%肾上腺素棉片塞入鼻腔（高血压者禁用），既可止血又便于寻找出血点；如反复少量出血且出血部位明确，先用 1%麻黄碱棉片加数滴 1%丁卡因收缩麻醉鼻腔黏膜后，再用 50%硝酸银等烧灼出血点，烧灼后涂以抗生素软膏保护创面。也可用 YAG 激光、射频或微波的方法，其烧灼温和，易控制，损伤小，近年已常规应用。

3. 对于出血较剧、渗出面较广，出血部位不明确者，应准备好填塞物及止血器械，协助医生做好各种填塞止血术。

（1）鼻腔纱条填塞：为最常用的止血方法（图 6-2）。常用填塞物为无菌凡士林纱条及碘仿纱条。填塞时纱条要达到一定的深度，不留空隙，纱条需在 48 小时内取出，如需延长填塞时间，应给予抗生素抗感染，但不宜超过 72 小时。

（2）后鼻孔填塞法：用于鼻腔后部的出血或鼻腔纱条填塞术失败者。

（3）血管结扎法：对严重的出血，当采取以上方法均不能达到止血目的时，应根据鼻出血的部位，结扎相应的血管。

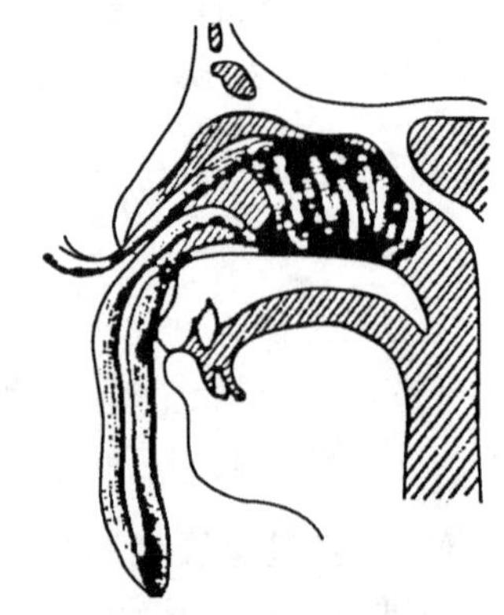

图 6-2 鼻腔填塞法

4. 对失血量较多者或疑有休克者需住院治疗，并先行抗休克治疗，严密观察病情，迅速建立静脉通道，遵医嘱给予补液、输血、止血药、抗休克药物，及补充足量的维生素等，并食用富营养易消化的食物。

5. 鼻腔填塞后的护理　应保持口腔清洁，让患者多次少量饮水，每日3～4次用复方硼酸溶液漱口，口唇部涂液体石蜡，防止口唇干燥。要避免低头打喷嚏，以防止填塞物脱出引起再次鼻出血。如不慎纱条由后鼻孔脱出，应沿软腭缘剪断纱条，切勿将纱条拉出。并注意观察后鼻孔纱球丝线是否牢固，有无断裂、松动，发现上述情况应及时处理，防止后鼻孔纱球脱落而引起窒息。

（二）减轻恐惧

鼻出血属于急症，特别是老年人在剧烈出血的情况下，患者及陪伴者多精神紧张。在接诊时，首先要安慰和鼓励患者消除紧张情绪及恐惧心理，并说明止血时，特别是行黏膜烧灼止血及鼻腔填塞时可引起局部不适和头痛，让其有思想准备，以配合治疗护理。

（三）密切观察病情，预防并发症

对于鼻出血量较多的患者，密切观察患者出血情况，记录出血量，并严密观察其肤色、体温、脉搏、呼吸及血压的变化，防止出现失血性休克；如鼻出血不治而止，不可误认为已愈，高血压鼻出血的患者，可能因出血过多，血压下降，此时不可误认血压“正常”。如有体温升高、鼻腔有异物，或出现耳闷、耳鸣、耳内堵塞感及听力的改变，可能有鼻腔、鼻窦及中耳的感染，应立即报告医生并协助处理。

（四）健康指导

1. 查找病因积极防治，纠正挖鼻等不良习惯。忌辛辣刺激性食物、戒烟酒，多吃蔬菜、水果。

2. 向患者介绍鼻出血的有关知识，教会患者简便止血方法。

3. 止血后避免用力擤鼻，重体力劳动或运动，打喷嚏时张开嘴，以减少鼻腔压力。

4. 鼻腔黏膜干燥时应多饮水，增加居住室间湿度，或涂以抗生素软膏。

5. 加强环境保护，减少空气污染。

【护理评价】

经过治疗和护理，患者是否：①鼻出血减少或停止，能顺利康复；②恐惧感减轻消失，情绪稳定；③无并发症发生或发生时被及早发现；④掌握了鼻出血的有关护理及防治知识。

第二节　咽部疾病患者的护理

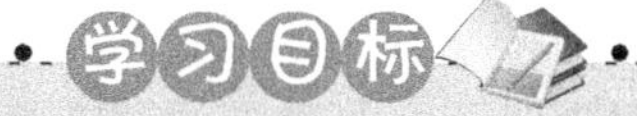

1. 掌握急慢性扁桃体炎和鼻咽癌的临床表现及护理措施。
2. 熟悉慢性咽炎、阻塞性睡眠呼吸暂停低通气综合征的临床表现和护理措施。
3. 了解阻塞性睡眠呼吸暂停低通气综合征的概念及致病因素。

一、慢性咽炎

慢性咽炎（chronic pharyngitis）为咽部黏膜、黏膜下组织及淋巴组织的慢性炎症。本病特点是病程长，症状顽固，反复发作。临床上常分为慢性单纯性咽炎和慢性肥厚性咽炎两型。

【护理评估】

（一）健康史

1. 多由急性咽炎反复发作转变而来。

2. 邻近器官疾病如鼻炎、鼻窦炎及慢性扁桃体炎等引起。

3. 烟酒过度、辛辣食物、粉尘或有害气体的刺激、用嗓不当及内分泌功能紊乱、糖尿病、贫血等全身因素均可诱发本病。

（二）临床表现

1. 症状 主要为咽部异物感，烧灼感，咽痒，干咳；少数伴有咽部微痛或吞咽阻塞感等不适；重者咽反射敏感，口腔或咽部受刺激时易恶心。

2. 体征

（1）慢性单纯性咽炎：咽部黏膜慢性充血，咽后壁淋巴滤泡充血肿大。

（2）慢性肥厚性咽炎：咽部黏膜弥漫性增生肥厚，呈暗红色，咽后壁淋巴滤泡明显增生肥大，或融合成片，腭垂肿大，可有黏稠分泌物附于咽后壁。

（三）心理-社会状况

因咽部不适、痛、痒、异物感等久治不愈而产生焦虑、烦躁等情绪，甚至产生恐癌心理，常表现为求医心切、失眠，到处诊治。

（四）治疗原则

去除病因，戒除烟酒等不良习惯，配合局部治疗。

【常见护理诊断/问题】

1. 感知觉紊乱：痛、痒、异物感等 与咽部慢性炎症刺激有关。

2. 焦虑 与长期不愈的咽部异物感和迫切希望治愈的心情有关。

【护理措施】

（一）减轻咽痛、痒、异物感

1. 一般护理 嘱患者清淡饮食，多吃新鲜蔬菜水果，多饮水，避免烟酒及辛辣食物刺激，清除鼻咽部分泌物。平时注意劳逸结合，减少发作。

2. 治疗配合 遵医嘱给予西瓜霜、金嗓子喉宝等含化剂，也可给予中成药等治疗，如金嗓利咽丸、蜜炼川贝枇杷膏等，减轻咽痒和咽异物感。病史较长且伴咽痛者，多为阴虚火旺，给予知柏地黄丸口服。也可用复方硼砂溶液含漱，超声雾化吸入，咽部封闭疗法等。对增生的淋巴滤泡、咽侧索可用激光、微波、冷冻、电凝等治疗。

（二）减轻焦虑

耐心解释疾病的发生、发展和转归，必要时通过食管钡餐透视或喉镜、食管镜等检查，以消除顾虑，解除恐癌心理，利于疾病的康复。

（三）健康指导

1. 嘱患者多参加户外锻炼，增强体质，提高抗病能力。

2. 改善生活环境，注意防护有害物质侵害。

3. 积极治疗诱发本病的全身或邻近器官炎症，预防慢性咽炎急性发作。

二、急性扁桃体炎

急性扁桃体炎（acute tonsillitis）为腭扁桃体的急性非特异性炎症，是咽部极为常见的疾病之一。临床上可分为急性卡他性扁桃体炎和急性化脓性扁桃体炎。本病以青少年多发，春秋季节易发病。

【护理评估】

（一）健康史

1. 细菌感染 乙型溶血性链球菌是主要的致病菌，其次为金黄色葡萄球菌、肺炎双球菌、流感杆菌及病毒等；近年来发现有厌氧菌感染者。

2. 诱因 当患者受凉、劳累过度、机体抵抗力低下时，存在于咽部和扁桃体隐窝内的病原体大量繁殖而引起炎症急性发作。

（二）临床表现

1. 症状与体征

（1）急性卡他性扁桃体炎：常有咽痛、低热等，全身不适较轻。检查见双侧扁桃体急性充血肿大，表面一般无脓性渗出物。

（2）急性化脓性扁桃体炎：咽痛较剧烈，可向耳部放射。严重时伴吞咽困难。患者可有高热、寒战、四肢酸痛等全身表现。检查见双侧腭扁桃体明显充血肿大，隐窝口有黄白色脓点，可融合成假膜。可有颌下淋巴结肿大、压痛。

2. 并发症 急性扁桃体炎并发症较多，最常见是扁桃体周脓肿。次之为咽旁脓肿、颈淋巴结炎、急性中耳炎、急性喉炎等。全身并发症有急性肾炎、急性关节炎、亚急性心内膜炎、心肌炎、风湿热及败血症等。

（三）实验室及辅助检查

1. 血常规检查 白细胞总数和中性粒细胞常增多。

2. 细菌培养和药敏试验 有助于查明病原微生物和有效地选用抗生素。

（四）心理-社会状况

因急性扁桃体炎常见于青少年，症状重，家长多能重视。少数患者得不到有效治疗产生并发症，严重地影响患者的生活、学习，从而产生烦恼。

（五）治疗原则

控制感染，预防并发症。

【常见护理诊断/问题】

1. 急性疼痛 与急性炎症有关。

2. 体温过高 与炎症期间细菌毒素吸收有关。

3. 潜在并发症：扁桃体周脓肿、急性肾炎、心肌炎、风湿热及败血症等。

【护理目标】

1. 患者咽部疼痛减轻或消失。

2. 能使体温恢复正常。

3. 能无并发症发生或发生时能被及时发现。

【护理措施】

（一）减轻疼痛

1. 一般护理 嘱患者注意休息，多饮水，给予易于消化、富含营养的半流质或冷流质饮食，少吃多餐，保持大便通畅。

2. 治疗配合 遵医嘱及时给予抗生素治疗。常用的抗生素有青霉素、头孢曲松钠等，多采用静脉点滴，每日1次，连用5～7天。局部可给予复方硼砂溶液或呋喃西林溶液含漱，保持咽部清洁。或给予西地碘（华素片）、西瓜霜等含服。疼痛特别剧烈者，应遵医嘱给予止痛剂或行下颌角封闭治疗。

（二）恢复正常体温

体温过高者给予物理降温，如25％乙醇擦浴、颈部冰敷等；效果不佳时可遵医嘱给予解热镇痛药进行药物降温。

（三）密切观察病情，预防并发症

密切观察体温变化及咽痛程度。如果出现持续高热，一侧咽痛加剧，言语不清，张口受限，应检查有无扁桃体周脓肿。出现关节痛、尿少、水肿、心悸、胸闷等，应及时报告医生，排除全身并发症并协助护理。

（四）健康指导

1. 加强锻炼，增强体质，注意休息，提高抗病能力，预防疾病发作。

2. 当出现扁桃体周脓肿时，建议其治愈2～3周后行扁桃体切除术，防止复发。

3. 重症患者可有小范围的传染性，应自我隔离。

【护理评价】

经过治疗及护理，患者是否：①咽部疼痛减轻或消失；②体温恢复正常；③无并发症发生或发生时能被及时发现。

三、慢性扁桃体炎

慢性扁桃体炎（chronic tonsillitis）为腭扁桃体的慢性炎症。由于腭扁桃体的隐窝引流不畅，窝内致病菌滋生感染而反复发作。本病也是青少年多发疾病。

【护理评估】

（一）健康史

主要为急性扁桃体炎反复发作或治疗不当迁延所致。

（二）临床表现

1. **症状** 反复出现咽痛、咽干、口臭或异物感等不适，也可伴刺激性干咳。儿童扁桃体过度肿大，则影响其呼吸、吞咽或发音，睡眠时有明显的鼾音。由于病灶影响，少数患者出现消化不良、食欲不振或低热。

2. **体征** 咽黏膜慢性充血，腭扁桃体呈现Ⅰ°～Ⅲ°不等的肿大，表面凹凸不平，腭舌弓呈慢性充血。压迫腭舌弓，隐窝口可有小脓栓溢出。

3. **并发症** 常见并发症有慢性咽炎、慢性喉炎、风湿性关节炎、风湿性心脏病、慢性肾炎等。少数患者手术后可发生伤口大出血、感染等。

（三）实验室及辅助检查

检查血沉、抗链球菌溶血素“O”、尿液、心电图等，有助于早期发现并发症。

（四）心理-社会状况

慢性扁桃体炎可引起全身并发症，影响患者的身心健康，部分慢性扁桃体炎患者需要手术治疗而产生紧张、焦虑心理。

（五）治疗原则

预防发作，控制炎症，反复发作者可手术治疗。

【常见护理诊断/问题】

1. 感知觉紊乱：咽痛、咽干、异物感等 与咽部慢性炎症刺激有关。

2. **急性疼痛** 与慢性扁桃体炎急性发作或扁桃体切除手术有关。

3. 潜在并发症：慢性咽炎、风湿性心脏病、慢性肾炎、术后出血、感染等。

【护理措施】

（一）减轻咽痛、咽干、异物感

1. 一般护理　嘱患者戒烟酒，忌食辛辣刺激性食物，多饮水，多吃水果及易消化富营养食物。防止受凉，勿劳累过度。早晚用淡盐水含漱，保持口腔清洁，可有效防止急性发作。

2. 治疗配合

（1）药物护理：急性发作时，遵医嘱给予抗生素及甲硝唑等治疗。选用的药物及给药方式与急性扁桃体炎相同。

（2）手术护理：慢性扁桃体炎反复发作，可行扁桃体切除术。

1）术前护理：①协助医生做好辅助检查；②术前 6 小时禁食；③手术前可给予适量的镇静剂。

2）术后护理：①一般护理：卧床休息，局麻者取半卧位，全麻者取右侧俯卧位。②术后当日禁止漱口、刷牙，次日起予复方硼砂液或呋喃西林液漱口，每日 2～3 次。③饮食：术后 4 小时如无出血，可进食冷流质，次日起可改为半流质饮食。2 周内勿进食硬、大、刺激性食物，以免损伤伤口引起出血。④治疗配合：术后常规静脉输液，补充葡萄糖和维生素。如术后伤口感染，应遵医嘱给予抗生素治疗。

（二）减轻疼痛

慢性扁桃体炎急性发作，及时遵医嘱给予抗生素进行抗感染治疗，及时控制病情，减轻疼痛；术后创面疼痛较重，应酌情肌注镇痛剂，颈部冰敷。

（三）密切观察病情，预防并发症

注意观察有无发热、关节疼痛、尿液变化及药物的疗效和不良反应，并观察伤口有无出血、是否感染等，有问题及时报告医生，并协助护理。

（四）健康指导

普及慢性扁桃体炎的防治知识，把重点放在预防并发症方面，避免过度疲劳。

四、鼻　咽　癌

鼻咽癌（carcinoma of nasopharynx）是我国常见的耳鼻咽喉科恶性肿瘤。尤以华南地区的广东、广西、江西、福建、湖南发病率最高，发病年龄大多在 40～60 岁之间，男性发病率为女性的 2～3 倍。本病以鳞状细胞癌为主，早期症状不典型，且易发生早期转移。

【护理评估】

（一）健康史

目前病因尚未完全明确，可能与下列因素有关：

1. 遗传因素　有明显的种族易感性和家族高发性。

2. 病毒感染　患者血清中大多可查出 EB 病毒抗体，且抗体滴度随着病情发展而升高，其鼻咽活组织培养的原淋巴细胞中也可分离出 EB 病毒，动物实验证实 EB 病毒可导致组织癌变。

3. 不良习惯及环境因素　烟草中含有多种致癌物质，故嗜烟者鼻咽癌较不吸烟者发病率高；流行病学调查表明，水及食物中多环烃类、亚硝酸胺及镍等含量增高可能与鼻咽癌的发生有关。

（二）临床表现

1. 症状

（1）鼻部症状：早期常为后吸或擤鼻涕时涕中带血，晚期可出现大出血；如肿瘤堵塞后鼻孔或侵入鼻腔，可出现持续性鼻塞。

（2）耳部症状：肿瘤堵塞或压迫咽鼓管，有耳鸣、耳聋、耳闷或鼓室积液。

（3）颈淋巴结肿大：早期即可向颈部淋巴结转移，两侧相继出现。无痛性的颈部肿块、质较硬、相对固定，逐渐增大。

（4）头痛及颅神经症状：肿瘤侵犯破坏颅底结构或经破裂孔转移到颅内，可出现顽固性头痛。如第Ⅱ、Ⅲ、Ⅳ、Ⅴ、Ⅵ对脑神经受累，可出现视力下降、上睑下垂、眼球活动受限、复视、面部麻木等症状；肿瘤侵犯或颈部转移肿块压迫第Ⅸ、Ⅹ、Ⅻ对脑神经，则出现软腭麻痹、呛咳、声嘶、吞咽困难、伸舌偏斜等症状。

（5）远处转移：鼻咽癌晚期可发生肺、肝、骨骼等远处转移，出现相应器官受累的表现，晚期患者呈现恶病质。

2. 体征 间接鼻咽镜检查是首选方法，可见鼻咽顶后壁或咽侧壁、咽隐窝有菜花状、结节状或溃疡状等不同类型的新生物。

（三）实验室及辅助检查

1. 内镜检查 纤维鼻咽镜或鼻内镜检查，能直接发现较小的肿物。

2. 血清学检查 EB病毒壳抗原-免疫球蛋白A（VCA-IgA）抗体测定，有助于鼻咽癌诊断、普查和随访。

3. 影像学检查 鼻咽部及颅底CT和MRI检查，可了解肿瘤的大小、侵犯范围、颅底破坏及颈部转移等情况。

4. 细胞学检查 取鼻咽部脱落细胞作涂片检查，可发现脱落的癌细胞，有助于诊断。

5. 病理检查 为确诊鼻咽癌的重要依据。对可疑病变应及时进行活检，以明确诊断。必要时可行颈部转移性肿块的穿刺抽吸活检或切取活检。

（四）心理-社会状况

鼻咽癌早期常不为患者注意。当出现典型症状，肿瘤已为临床中、晚期，给患者造成极大的痛苦和精神压力。部分患者出现不同程度的恐惧心理。

（五）治疗原则

首选放射治疗；而化学药物治疗则用于癌症的晚期、放疗后复发或远处转移者；手术治疗仅用于少数对放疗不敏感或放疗后仍有颈部残存转移灶的患者。

【常见护理诊断/问题】

1. 预感性悲伤 与鼻咽癌预后不良有关。

2. 感知觉紊乱：鼻塞、耳鸣、听力下降等 与肿瘤破坏或堵塞咽鼓管有关。

3. 慢性疼痛：头痛 与癌肿破坏颅底或颅内转移有关。

4. 知识缺乏：缺乏鼻咽癌防治知识。

【护理目标】

1. 患者能减轻悲伤。

2. 能减轻鼻塞、耳鸣，提高听力。

3. 能使头痛等症状减轻或消失。

4. 能初步了解鼻咽癌防治知识。

【护理措施】

（一）减轻悲伤

关心、体贴患者，向患者介绍鼻咽癌治疗的新方法、新成果，帮助患者树立战胜疾病的信心，积极主动配合治疗。

（二）减轻鼻塞、耳鸣，提高听力

放疗后鼻咽肿物缩小或消失，其鼻塞、耳鸣、耳聋大多数有所改善或消失。如放疗后鼻腔痂皮较多，可行鼻腔冲洗，每周1～2次；鼓室内的积液多数能自行吸收，部分患者属于放射性中耳炎，积液难以吸收，可行鼓膜穿刺抽出积液，以改善听力。

（三）减轻疼痛

鼻咽癌头痛较明显、持久，多为血管神经性头痛，影响其睡眠，可遵医嘱酌情给予止痛药或镇静剂，减轻疼痛；鼻咽癌颅内转移致颅内压升高，头痛较为剧烈，应遵医嘱使用20%甘露醇快速静脉滴注。

（四）健康指导

1. 普及鼻咽癌的防治知识，做到早发现、早诊断、早治疗。

2. 若成年人不明原因出现涕中带血、单侧耳鸣、顽固性偏头痛，应常规检查鼻咽部，以免漏诊。

3. 养成良好的饮食习惯，少食咸食、腊肉等。

4. 定期对社区易感人群进行鼻咽癌筛查，重点人员需跟踪观察。

5. 对已确诊患者应早期治疗、定期复查。

【护理评价】

经过治疗和护理，患者是否：①增强战胜疾病的信心；②鼻塞、耳鸣减轻，听力好转；③头痛等症状减轻或消失；④已初步了解鼻咽癌防治知识。

五、阻塞性睡眠呼吸暂停低通气综合征

在7小时的睡眠时间内，成人至少有30次呼吸暂停，每次呼吸暂停，口和鼻腔的气流中断至少10秒以上；或呼吸暂停指数（每小时呼吸暂停平均次数）大于5，称为阻塞性睡眠呼吸暂停低通气综合征（obstructive sleep apnea hypopnea syndrome，OSAHS），是一种较多见的睡眠障碍性疾病。70%的患者属肥胖型。

【护理评估】

（一）健康史

1. 上呼吸道狭窄或阻塞 如鼻中隔偏曲、鼻息肉及咽或喉腔狭窄等，可引起鼻、咽、喉等器官的狭窄或阻塞，导致入睡后呼吸不畅，尤以深度睡眠时明显。

2. 肥胖 常由于舌体肥厚，咽部黏膜下脂肪增多，致咽腔狭窄而引起。

3. 其他 老年期组织松弛，肌张力下降，导致咽壁松弛或舌根后坠；甲状腺功能减退引起黏液性水肿；酗酒、安眠药等均可引起。

（二）身体状况

1. 症状与体征

（1）打鼾：患者鼾声如雷，响度超过60dB，睡眠时患者发生频繁呼吸暂停，每次持续10秒以上，屡被憋醒。

（2）憋气：早期多与睡眠姿势有关，仰卧位明显，侧卧时可减轻或消失。

(3) 嗜睡：白天常有头痛、头晕、倦怠、过度嗜睡（静坐甚至与他人交谈时能不自觉入睡）、记忆力下降、注意力不集中、工作效率低、行为怪异等。

2. 并发症 病史较长者易并发心律失常、高血压、心肌缺血或呼吸衰竭。少数患者可猝死。

（三）实验室及辅助检查

1. 多导睡眠描记仪检查 可对OSAHS患者进行整夜连续的睡眠观察和监测。通过对记录的分析，可以了解患者睡眠时机体的变化，以确定睡眠呼吸暂停的性质和程度。该设备既可进行心电监护和肺功能测试，又可自动记录眼电图、脑电图、肌电图、血氧饱和度等。

2. 内镜检查 鼻内镜、纤维喉镜等检查，可了解上呼吸道阻塞的原因、病变部位、性质及阻塞程度。

3. 影像学检查 主要做颅底X线摄片，鼻咽、喉、颈部CT扫描或MRI检查。

（四）心理-社会状况

患者夜间鼾声如雷，干扰他人睡眠，常尽量回避与他人同宿。严重者常有性格改变而影响人际关系。夜间频发呼吸暂停，常引起家属的担忧。本病是一个威胁生命的潜在性疾病，但至今尚未被人们充分认识。

（五）治疗原则

在查明病因、明确诊断的基础上，进行保守治疗或手术治疗。如行鼻息肉摘除术、鼻中隔偏曲矫正术、扁桃体摘除术以及腭咽成形术等。

【常见护理诊断/问题】

1. 睡眠形态紊乱：打鼾、憋气 与上呼吸道阻塞性病变有关。

2. **社交孤立** 与鼾声干扰他人休息及性格改变有关。

3. 潜在并发症：心律失常、高血压、缺血性脑中风、猝死。

4. 知识缺乏：缺乏对OSAHS的防治知识。

【护理措施】

（一）减轻打鼾、憋气

1. 一般护理

(1) 调整睡眠姿势：建议患者尽量采用侧卧位和半坐卧位，借以减轻呼吸暂停和鼾声。

(2) 减肥：帮助患者制订减肥计划和适当控制饮食，增加体力活动。使后咽腔扩大，呼吸能有效改善。

(3) 忌饮酒：乙醇可使肌肉松弛和肌张力降低，使睡眠呼吸暂停加重。应劝患者戒酒。

2. 治疗配合

(1) 药物护理：遵医嘱用药。①滴鼻药：睡前应用血管收缩剂滴鼻以减低鼻腔阻力及吸气时咽部负压；②抗抑郁药：普罗替林睡前服用对症状较轻患者有效，但因其可致心律紊乱、口干及尿潴留等，临床应用受限。

(2) 改善气道：①舌保护器：睡眠前将舌保护器放入患者口中，牵引舌体向前以增加咽腔前后距离，从而减轻上呼吸道堵塞症状；②鼻腔持续正压通气：是目前应用较为广泛并有效的方法之一。睡眠时通过密闭的面罩将正压空气送入气道，以纠正患者缺氧症状。

（3）手术护理：OSAHS若病因明确，原则上应以手术除去病因为主。对拟行手术治疗者，应积极完善术前准备，尽快进行手术治疗，具体可参照扁桃体切除术患者的护理。

（二）改善社交

安排单独休息，以免影响他人的睡眠，使人际关系好转。鼓励患者多参加集体活动，保持愉快心情。

（三）密切观察病情，预防并发症

本病易导致缺氧，影响心脑功能。要定期测量血压，做心电图，及早发现并发症。密切观察患者入睡后呼吸暂停情况，尤其在凌晨要加强巡视，若患者憋气时间过长，应将其推醒，改变体位，改善呼吸。

（四）健康指导

1. 加强运动，合理调整和控制饮食，避免体态向肥胖型发展；控制饮酒尤其是夜间饮酒；积极治疗原发病。

2. 白天嗜睡、注意力不易集中的患者，不宜从事驾驶、高空作业等有潜在危险的工作，以免发生意外。

3. 定期随访患者，监测其心脏功能、血压等，防止并发症发生。

4. 加强OSAHS的卫生宣教，让人们认识到OSAHS是一种潜在的威胁生命的疾病。

第三节　喉部疾病患者的护理

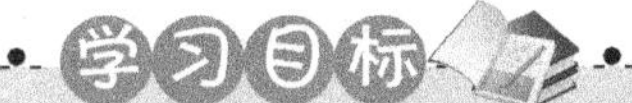

1. 掌握急性会厌炎、急性喉炎、喉癌和喉阻塞的临床表现、护理措施及气管切开术的护理。

2. 熟悉喉阻塞的病因、喉源性呼吸困难的分度及小儿急性喉炎的临床特点。

3. 了解小儿急性喉炎发生呼吸困难的致病因素和喉癌的治疗原则。

一、急性会厌炎

急性会厌炎（acute epiglotitis）是以会厌为主的声门上区的喉部急性炎症，又称声门上喉炎。本病具有发病急、进展快、易致喉阻塞等特点。成人、儿童均可患病，男性多于女性，以冬春季节多见。病理改变主要是会厌舌面的黏膜高度充血水肿，严重者可波及会厌皱襞。但很少侵犯声门区。

【护理评估】

（一）健康史

1. 感染　常见的致病菌有乙型流感杆菌、葡萄球菌、链球菌、肺炎双球菌等，也可与病毒混合感染。

2. 诱因　当异物损伤会厌或变态反应也会继发感染引起本病。故患者常有急性上呼吸道感染史，少数患者可能有异物损伤、药物或食物过敏等病史。

（二）临床表现

1. 症状 起病急，常出现高热、畏寒，伴周身不适。喉部疼痛剧烈，吞咽时更为明显。常引起吞咽困难，进食呛咳，流涎，说话含糊不清。患者由于会厌水肿，可导致不同程度的吸气性呼吸困难，严重者可发生窒息。因病变一般不累及声带，故多无声音嘶哑。

2. 体征 咽部检查体征不明显，间接喉镜检查可见会厌舌面充血水肿，若会厌脓肿形成，可见会厌如球状，表面有黄白色脓点。

（三）实验室及辅助检查

1. 实验室检查 血常规检查可见白细胞计数升高。

2. 影像学检查 儿童喉部检查不合作，可行颈部侧位X线摄片或CT扫描，显示会厌肿胀。

（四）心理-社会状况

本病发病急，患者常以喉痛、吞咽困难或呼吸困难急诊就医。但多数患者及其家属对本病缺乏认识，常误认为是普通感冒，从而耽误病情，引起窒息。

（五）治疗原则

尽快控制感染，减轻呼吸困难，预防窒息，必要时行气管切开术。

【常见护理诊断/问题】

1. 有窒息的危险 与急性会厌炎引起的喉阻塞有关。

2. 知识缺乏：缺乏急性会厌炎的有关防治知识。

【护理措施】

（一）恢复正常呼吸形态

1. 一般护理 保持病房安静，嘱其卧床休息。给予清淡、易消化的半流质饮食，忌辛辣。保持大便通畅。

2. 对症护理 患者体温过高时应采用物理方法或药物降低体温，出现呼吸困难时应予低流量吸氧。保持口腔清洁，给予复方硼砂液含漱、超声雾化吸入等处理，减轻不适症状。

3. 治疗配合

（1）遵医嘱及时给予足量的敏感抗生素和糖皮质激素治疗，以静脉滴注为宜。病重或体弱者遵医嘱加强支持治疗和纠正电解质紊乱。

（2）配合医生做好气管切开术的准备。对于出现严重呼吸困难的患者，及时配合医生行气管切开术或环甲膜切开术，解除呼吸道梗阻，挽救患者的生命。

（二）健康指导

1. 锻炼身体，增强机体抵抗力，积极防治急性上呼吸道感染。

2. 开展急性会厌炎相关的科普知识教育，使患者能及时就诊。

3. 告知患者出现严重呼吸困难需紧急做气管切开术的必要性，争取患者及家属的理解和配合。

二、急性喉炎

急性喉炎（acute laryngitis）为喉部黏膜的急性炎症，常为上呼吸道感染的一部分，本病多发于冬春季节，是声音嘶哑的最常见原因。3岁以下小儿罹患本病，可引起喉阻塞而窒息死亡。

知识链接

小儿急性喉炎呼吸困难的主要原因

1. 小儿喉腔狭小，声门下区黏膜下组织疏松，淋巴管丰富，喉炎时极易引起肿胀而致喉阻塞。

2. 喉软骨柔软，用力吸气会使喉腔内陷，加重呼吸困难。

3. 小儿喉神经反射敏感，受刺激易引起喉痉挛；而小儿咳嗽反射功能差，不易将喉及气管内分泌物咳出，痰液堵塞呼吸道。

4. 小儿免疫功能较低，易发生呼吸道感染。

【护理评估】

（一）健康史

1. 常继发于感冒。多在病毒感染的基础上，继发细菌感染。

2. 发音不当、用嗓过度、食物刺激、异物损伤、烟酒过度、有害气体或粉尘吸入等常为诱因。

3. 儿童患者可为流感、麻疹、百日咳等急性传染病的并发症所致。

（二）临床表现

1. **症状** 多数患者可出现发热等全身不适，儿童较成人为重。声音嘶哑是急性喉炎的主要症状，重者可失音。患者起病初期可有轻度喉痛。多伴有咳嗽咳痰：初期以干咳为主，继而咳嗽加重，有少量黏稠的痰液咳出。小儿急性喉炎时常呈犬吠样咳嗽，可出现夜间突然加重的吸气性呼吸困难，伴吸气性喉喘鸣和“三凹征”。

2. **体征** 间接喉镜检查可见喉黏膜呈弥漫性充血、肿胀，声带变红色，发音时声门闭合不全。小儿需在直接喉镜或喉内镜下检查，可见声门下区黏膜充血、肿胀，喉腔呈一狭小裂隙。缺氧导致烦躁不安、出冷汗、面色苍白、口唇发绀。严重时导致窒息死亡。

（三）心理-社会状况

急性喉炎起病较急，声音嘶哑和咳嗽，甚至失音，常使患者焦虑不安，急于求治。一些患者治疗不彻底而转为慢性。小儿急性喉炎多能引起家长重视，常因呼吸困难而送医院急救。

（四）治疗原则

消除病因，控制感染，恢复发音功能，避免因呼吸困难而窒息。

【常见护理诊断/问题】

1. **有窒息的危险** 与小儿急性喉炎引起的喉阻塞有关。

2. 语言沟通障碍：声音嘶哑或失音 与喉部炎症引起声带充血肿胀有关。

3. **体温过高** 与喉部感染有关。

【护理目标】

1. 患者呼吸困难缓解或消失。

2. 能使声音嘶哑减轻或消失。

3. 能恢复正常体温。

【护理措施】

（一）减轻呼吸困难，预防窒息

1. 密切观察病情 小儿急性喉炎病情变化较快，特别要加强对小儿的夜间看护，注意有无缺氧。呼吸困难加重时，应及时报告医生处理，并给予吸氧，床边备气管切开术包。

2. 尽量避免患儿哭闹，以免加重病情。可遵医嘱酌情给予镇静剂和止咳药，但忌用苯巴比妥等有抑制呼吸作用的药物。

3. 治疗配合 遵医嘱给予抗生素和糖皮质激素治疗，尽快控制炎症。重度小儿急性喉炎，药物治疗无好转时，应配合医生做气管切开术，并加强气管切开术后护理。

（二）恢复正常发音

1. 噤声 指导患者改用其他方式进行人际交流，如书写、打手势等，以利声带休息。忌烟酒，多饮水，避免进食烧烤、煎炸、辛辣等刺激性食物。注意休息，改变熬夜习惯。

2. 除遵医嘱应用抗生素和糖皮质激素外，还可给予中成药治疗，如金嗓利咽丸、清音丸，黄氏响声丸、枇杷膏等口服，或给予含片口服，均有良好效果。

3. 超声雾化吸入，每日1～2次，加快喉黏膜水肿消退。

（三）恢复正常体温

观察体温变化，持续高热者，给予物理降温或遵医嘱应用解热药物。小儿应及时补充体液，以免发生脱水和高热抽搐。

（四）健康指导

1. 告诉患者保护嗓音，注意正确的发音方法，避免长时间用嗓或高声喊叫。

2. 小儿因感冒等原因出现高热、喉痛、声嘶、咳嗽咳痰等症状时，应及时到医院就诊，以防发生严重呼吸困难。

3. 普及预防急性喉炎的常识，积极锻炼身体，增强体质。气温骤变时，小心着凉，应及时增添衣物。不要大量吃煎炸食品。

【护理评价】

经过治疗和护理，患者是否：①无呼吸困难或已缓解；②声音嘶哑减轻或消失；③体温恢复正常。

三、喉 阻 塞

喉阻塞（laryngeal obstruction）又称喉梗阻，是喉部或其邻近器官、组织病变而引起喉腔阻塞，出现以吸入性呼吸困难为主要表现的临床急症。在重症患者中，喉阻塞较为多见，病情复杂，若不及时抢救，可因窒息死亡。

【护理评估】

（一）健康史

1. 炎症 小儿急性喉炎、急性喉气管支气管炎、急性会厌炎、咽后脓肿等。

2. 喉外伤 各种喉外伤均可引起。

3. 肿瘤 喉癌、多发性喉乳头状瘤、甲状腺癌、下咽部肿瘤、舌癌等。

4. 异物 喉腔、下咽部及食管上段巨大异物、气管异物等。

5. 喉水肿 主要见于变态反应。

6. 其他原因 先天性喉蹼、喉软骨软化症、喉畸形、喉瘢痕性狭窄、声带麻痹等。

（二）临床表现

1. 症状与体征

（1）吸气性呼吸困难：为喉阻塞主要特征。表现为吸气时间延长，呼吸深而慢，吸气费力。

（2）吸气性喉喘鸣：用力吸气时，气流通过狭窄的声门裂，产生空气涡流冲击声带，使之颤动而产生喘鸣声。喉阻塞越重，喘鸣声则越响。

（3）吸气期软组织凹陷：由于气道阻塞，用力吸气，胸腔内负压增大，将胸壁及其周围的软组织吸入，而出现胸骨上窝、锁骨上窝、肋间隙内陷，称为“三凹征”。儿童肌张力较弱，剑突下软组织内陷，表现为“四凹征”。

（4）声嘶：若病变发生于声门区，出现声音嘶哑，甚至失音。

（5）缺氧：因吸气性呼吸困难，患者常表现为烦躁不安、四肢发冷、发绀、心率加快，甚至呼吸、循环功能衰竭而死亡。

2. 喉源性呼吸困难的分度 根据喉阻塞引起呼吸困难的表现，常将呼吸困难分为四度：

Ⅰ°：安静时无呼吸困难。活动或哭闹时出现轻度的呼吸困难，无缺氧。

Ⅱ°：安静时有轻度的呼吸困难，活动或哭闹时加重，但不影响睡眠和进食，无明显缺氧症状。

Ⅲ°：安静时有明显的呼吸困难，伴喉喘鸣和“三凹征”。患者因缺氧出现烦躁不安，不易入睡，厌食，脉搏加快，口唇有轻度发绀。

Ⅳ°：呼吸极度困难，坐卧不安，不能平卧，出冷汗，面色苍白或发绀，心律不齐，脉搏细弱，血压下降，定向力丧失，大小便失禁等。

（三）实验室及辅助检查

1. 喉镜检查 直接喉镜或喉内镜检查具有诊断和治疗双重意义。检查中若疑为肿瘤，可取活组织送病理检查；若发现异物则随即取出。

2. 影像学检查 X线喉部侧位片、CT扫描均有助于炎症、外伤、异物或肿瘤的诊断。

（四）心理-社会状况

患者常因担心呼吸困难会危及生命而焦虑不安和恐惧，因此，常能及时就医。少数患者由于缺乏知识，对早期症状不重视，对病情发展不了解，病情严重时才就医，给治疗带来很大困难。

（五）治疗原则

根据喉源性呼吸困难的程度，采取有效的措施，迅速解除梗阻，恢复通气功能，改善不适症状，预防和处理并发症，挽救患者生命。

【常见护理诊断/问题】

1. 低效型呼吸形态 与喉阻塞引起吸气性呼吸困难有关。

2. 有窒息的危险 与喉阻塞有关。

3. 语言沟通障碍：声音嘶哑或失音 与喉部疾病有关。

【护理目标】

1. 患者能恢复正常呼吸形态。

2. 能使呼吸困难缓解，防止发生窒息。

3. 能使声音嘶哑减轻或消失。

【护理措施】

（一）恢复正常呼吸形态

1. 消除病因 配合医生采取各种措施，尽快消除病因。

2. 治疗配合 小儿急性喉炎、急性会厌炎、喉水肿等出现呼吸困难，要及时正确执行医嘱，给予广谱、敏感的抗生素和糖皮质激素治疗，尽快缓解病情。

3. 注意患者所用药物的疗效及不良反应；各种监护设备（仪器）工作是否正常；缺氧状况是否得到改善等。

（二）减轻呼吸困难

1. 一般护理 保持病室安静，嘱患者采取最有利于呼吸的体位，如半坐卧位，卧床休息。限制探视人数或次数，减少对患者的刺激。观察生命体征和缺氧状况，并详细记录。给予易消化富营养的流质或半流质饮食。

2. 超声雾化吸入 炎症、喉外伤等引起的喉阻塞，给予超声雾化吸入，每日 1～2 次，减轻喉部水肿，改善呼吸。

3. 改善缺氧 随时清除呼吸道分泌物，保持呼吸道通畅。有Ⅱ°以上呼吸困难者，给予低流量持续吸氧。如缺氧时间过长，合并脑、心、肾功能损害及代谢性酸中毒，须遵医嘱补碱、利尿、强心、戴冰帽。对窒息患者及时行心肺复苏，上呼吸机辅助呼吸。

4. 气管切开 Ⅲ°以上呼吸困难者，病因不能很快解除，应协助医生及时行气管切开术，在床边准备好气管插管、气管切开包和抢救药物，并迅速做好气管切开的术前准备，向患者及家属做好解释工作，使其能积极配合治疗和护理。必要时可先行环甲膜切开或气管插管，以防发生窒息死亡。

（三）恢复语言交流能力

分析患者语言沟通障碍的原因，了解他们的需求。声音嘶哑患者，遵医嘱进行对症治疗和护理，帮助患者逐步恢复其语言交流能力。无法恢复语言交流者，可指导其采用手势、文字书写或运用计算机进行交流。

（四）健康指导

1. 告知患者和家属喉阻塞的基本知识，积极预防喉阻塞的发生。

2. 教会患者如何配合护士做好气管切开术后护理。需要带管出院的患者，出院前要教会患者或家属护理的方法和要求：包括：①正确取出和放入内套管的方法；②清洗和消毒内套管的方法；③意外脱管的紧急处理方法；④定期到医院复诊或更换气管套管；⑤防止异物进入气管套管等。

【护理评价】

经过治疗和护理，患者是否：①恢复正常呼吸形态；②减轻呼吸困难；③声音嘶哑减轻或消失。

附：气管切开术患者的护理

气管切开术是迅速解除喉梗阻，恢复通气功能的一种急救手术。也用于清除各种原因引起的下呼吸道分泌物阻塞，以减少呼吸道无效腔，降低胸内阻力调整内压，从而改善循环状态，保证呼吸道通畅及气体交换，纠正缺氧状态。为便于麻醉和保证头颈部、口腔等大手术安全，也常做预防性气管切开术。气管切开术已普遍应用于临床各科，为抢救危重患者赢得时机。

【术前准备】

1. 备好灯光、吸引器、气管切开包，选择合适的气管套管，需辅助呼吸者选用有气囊的气管套管。

2. 准备消毒液、注射器、麻醉及抢救药品，如1%普鲁卡因注射液，强心剂及呼吸兴奋剂等。

3. 遵医嘱给予术前用药，如注射阿托品、苯巴比妥等。

【术后护理】

（一）一般护理

1. **体位**　取平卧位，不能平卧者，可采用半坐卧位。

2. **饮食护理**　术后1周内给予流质或半流质饮食。昏迷、全喉切除术、气管食管瘘、吞咽肌麻痹等患者采用鼻饲流质饮食。鼓励患者多饮水。

3. **专人护理**　术后患者有暂时性语言交流障碍，应耐心领会患者用文字或手势所表达的情感和要求；生活不能完全自理者，应有专人护理。

（二）保持呼吸道通畅

1. **湿化呼吸道**

（1）室内保持适当的温度和湿度。温度：24～26℃，湿度：80%以上。

（2）气管套管口覆盖1～2层湿纱布。或经气管套管口进行雾化吸入湿化空气。

（3）气管内滴入湿化液，常用生理盐水，加入抗生素和α-糜蛋白酶或透明质酸酶等稀释黏液剂，滴入气管内，每次缓慢滴入2～3ml，每日2～3次，湿化液最好当日配制，以防污染。

2. **随时清除呼吸道分泌物**　气管切开术后1周内，气管内分泌物较多，须随时清除呼吸道分泌物。

3. **定期清洗内套管**　气管套管的内套管易被分泌物形成的干痂或血痂所阻塞，应定时取出清洗。术后的第1周，每日清洗内套管2次，每次煮沸消毒30分钟后，用无菌生理盐水冲洗，重新插入。取内管时要固定好外管，防止与内套管一齐拔出。术后第2周后，改为每日清洗内套管1次即可。

（三）预防脱管

1. 随时调节套管系带的松紧度，以防因咳嗽或坐起时套管脱出。

2. 可用绷带包裹患儿手掌，预防幼儿和精神失常者将套管拔出。

（四）病情观察

1. **密切观察呼吸**　术后呼吸困难症状可明显好转，如不见好转且反而加重，要考虑是否有脱管、分泌物堵塞气管套管或并发纵隔气肿或气胸，应立即报告医生，及时处理。必要时给予吸氧。

2. **预防伤口感染**　术后每天定期清洁、消毒切口周围皮肤，更换切口纱布垫，保护切口，常规给予抗生素静脉滴注，预防感染。

（五）拔管

气管切开术后，若病因已消除，呼吸道通畅，咳嗽功能恢复正常，则应拔除气管套管，以恢复生理性呼吸。拔管前应先试堵管24～48小时，观察呼吸、睡眠、发音均正常，可拔除气管套管。否则，可先更换小一号的气管套管后再试堵管。拔管后清除切口分泌物，用蝶形宽胶布将切口拉紧，数日后即可愈合。

四、喉　　癌

喉癌（carcinoma of larynx）是耳鼻咽喉科比较常见的恶性肿瘤，发病率占全身恶性肿瘤的5.7%～7.6%。我国东北、华北地区发病率较高，以50～70岁中老年人多见，男性居多。随着工业化进程，喉癌发病率有增高趋势。

喉癌以鳞状上皮细胞癌最多见，占95%～98%，其次是腺癌，约占2%，未分化癌、淋巴肉瘤和纤维肉瘤极少见。根据肿瘤原发部位，将喉癌分为声门上癌、声门癌和声门下癌三型。声门癌最常见，症状出现较早。其次是声门上癌，声门下癌极少见。

晚期喉癌远处转移最常见为肺，其次为肝、骨骼、肾、垂体等。

【护理评估】

（一）健康史

病因迄今尚未明了。主要与以下因素有关：

1. 长期的烟酒过度和吸入有害化学气体与喉癌的发病有着较密切的关系。

2. 某些疾病易发生癌变，如喉黏膜白斑病、喉乳头状瘤、喉角化症、慢性增生性喉炎等。

3. 根据肿瘤基因的研究，*ras*癌基因的激活和抗癌基因P_{53}的失活也是喉癌发生的机制之一。

（二）临床表现

1. 症状

（1）声音嘶哑：是声门癌的早期主要症状，且为进行性加重，重者可失音；声门下癌次之；声门上癌一旦出现声音嘶哑，则常为晚期症状。

（2）咳嗽和咯血：干咳为主，早期可有血丝痰。咯血是各类型喉癌的晚期共同症状。

（3）喉痛：声门上癌常出现喉痛，甚至经迷走神经反射至耳部出现耳痛，吞咽时疼痛加重。

（4）吞咽困难：声门上癌早期为咽喉部不适、异物感，晚期侵犯舌根、梨状窝，则出现吞咽困难。声门下癌向后侵及食管时，也可出现吞咽障碍。

（5）呼吸困难：随着肿瘤的增大，喉腔逐渐变窄，患者出现渐进性呼吸困难，严重时可发生窒息死亡。

2. 体征

（1）喉腔内可见菜花状、溃疡状、结节状或包块状的新生物。受肿瘤侵犯，声带活动受限。晚期喉体变形、固定。

（2）颈部转移性肿块：一侧或双侧颈部出现一个或多个肿大淋巴结，相对固定，无痛，质较硬。声门上癌和声门下癌转移较早，声门区由于淋巴组织少，外周有甲状软骨限制，故声门癌转移相对较迟，但晚期亦可发生颈部淋巴结转移。

（三）实验室及辅助检查

1. 影像学检查　喉断层摄片、CT扫描或MRI检查，能了解肿瘤的部位、大小及范围，对手术的指导有重要的意义。

2. 纤维喉镜检查　可观察肿瘤的部位、范围、形态及声带的活动度。有助于喉癌的临床诊断。

3. 病理检查　多在喉镜下取标本活检；个别需经喉裂开术取活检；有呼吸困难的患

者，常需先行气管切开术后再取活检。

（四）心理-社会因素

喉癌早期症状轻，多不引起患者及家属的重视，常误诊为咽喉炎。随着疾病的进展，出现严重的声嘶、咯血、呼吸或吞咽困难时，或诊断明确后，患者及其家属可表现出不同程度的恐惧、焦虑心理。特别是需要行全喉切除者，对术后失去讲话能力顾虑很大，部分患者会拒绝手术治疗。

（五）治疗原则

消除或缩小肿块，减轻症状，预防并发症，延长生命，提高生活质量。喉癌首选手术治疗，有全喉切除术和部分喉切除术两类。声带癌早期可用放射治疗，晚期采用综合治疗及支持治疗。

【常见护理诊断/问题】

1. **预感性悲伤**　与对喉癌预后悲观有关。
2. **急性疼痛**　与手术损伤局部组织有关。
3. 语言沟通障碍：声音嘶哑或失音　与肿瘤侵犯声带、喉切除术有关。
4. **进食自理缺陷**　与喉切除术后不能进食有关。
5. **有感染的危险**　与喉癌手术或放射治疗有关。

【护理目标】

1. 患者能减轻悲伤。
2. 能使疼痛减轻或消除。
3. 能增强语言沟通能力。
4. 能逐步恢复正常吞咽功能。
5. 能不发生伤口或放射野皮肤感染。

【护理措施】

（一）减轻悲伤

根据患者的心理承受能力，将喉癌的诊断委婉告诉患者，或暂时保密，以减轻或消除恐癌心理。帮助患者树立战胜疾病的信心，消除对手术治疗的顾虑，使其坦然接受手术和配合护理工作。

（二）减轻疼痛

喉癌手术范围较大，损伤组织多，术后应将床头抬高30°～45°，减低颈部张力，缓解伤口疼痛。咳嗽者遵医嘱酌情给予止咳药，避免因剧烈咳嗽加剧疼痛。必要时可给予止痛药，减轻疼痛。

（三）增强语言沟通能力

1. 对患者因肿瘤侵犯声带出现声音嘶哑、失音或因喉切除术后不能用语言表达和交流所致的痛苦表示理解和同情。术前应向患者和家属说明手术的必要性及术后语言康复的替代方法，术后要耐心领会其用文字或手势表达的情感和要求，并帮助其建立新的交流方式。指导出院患者练习食管发音或使用电子喉发音。

2. **手术护理**　除按耳鼻咽喉科患者手术的常规护理外，还应做好：

（1）术前护理：①配合医生完善各项辅助检查；②备皮、剃须；③术前6小时禁食，置入鼻饲管。术前30分钟遵医嘱皮下注射阿托品及肌内注射苯巴比妥。

（2）术后护理：①观察生命体征；②引流观察，应观察是否通畅，计算每日引流量；

③保持口腔清洁；④喉癌手术常规行气管切开术，应加强气管切开术后的护理。

（四）恢复吞咽功能

术前应加强营养，给予高蛋白及高热量的流质或半流质饮食。术后24～48小时可开始经鼻饲管注入流质营养液。一般采用混合流质，加温后少量多次注入胃内，并注意观察鼻饲后的反应。若伤口愈合良好，未发生咽瘘或下咽狭窄，术后10天可拔除鼻饲管，恢复经口进食。

（五）预防感染

1. 术后需进行下咽部结构重建、气管切开术、手术野留置引流管等，伤口感染机会较大，应遵医嘱给予抗生素预防感染，伤口定期更换敷料，保持干燥。

2. 放疗者皮肤护理　放疗后颈部皮肤可有红肿、糜烂等放疗反应，故放疗期间患者不穿有领衣服。若出现皮肤损伤，应清洁后涂布抗生素软膏加以保护。

（六）健康指导

1. 戒除不良嗜好，改善生活和工作环境。

2. 带气管套管出院的患者，需教会其正确的气管切开术后自我护理方法。

3. 积极锻炼身体，防治上呼吸道感染，定期复查。

【护理评价】

经过治疗和护理，患者是否：①减轻悲伤；②疼痛减轻或消除；③增强语言沟通能力；④恢复正常吞咽功能；⑤不发生伤口或放射野皮肤感染。

第四节　耳部疾病患者的护理

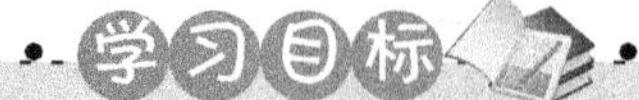

1. 掌握急性分泌性中耳炎、化脓性中耳炎的临床表现及护理措施。
2. 熟悉急性化脓性中耳炎感染途径及梅尼埃病、突发性聋的临床特点。
3. 了解外耳道炎、鼓膜外伤的治疗原则及耳聋的分类和预防。

一、外耳道炎

外耳道炎（external otitis）为外耳道皮肤感染所致的弥漫性炎症，在热带潮湿的地区发病率较高，分为急性弥漫性外耳道炎和慢性外耳道炎两种。本病常见于成年人。

【护理评估】

（一）健康史

1. 细菌感染　常见致病菌为金黄色葡萄球菌、变形杆菌、链球菌及铜绿假单胞菌等。

2. 诱发因素　挖耳损伤、游泳或洗头等污水入耳、化脓性中耳炎时脓液浸渍、某些全身疾病如糖尿病、贫血等，均可诱发本病。

（二）临床表现

1. 症状　急性者外耳道灼热感、疼痛。严重者疼痛向同侧颞枕部放射，坐卧不安，难以入睡。咀嚼、说话、牵拉耳廓时加重。小儿常哭闹不安，挠耳等。慢性者主要是外耳道瘙痒。

2. 体征　急性者外耳道皮肤局限或弥漫性充血、肿胀，重者皮肤糜烂，有少量分泌物渗出；肿胀明显时，可致外耳道狭窄；部分患者耳周淋巴结肿大，触痛。慢性者外耳道皮肤粗糙、增厚，或有脱屑。

（三）心理-社会状况

因耳内瘙痒、疼痛等不适，患者常感焦虑不安、失眠。因常挖耳影响其形象，可产生自卑心理。

（四）治疗原则

以局部止痒、止痛为主，必要时全身使用抗生素。

【常见护理诊断/问题】

1. 感知觉紊乱：耳痛或瘙痒　与感染刺激有关。

2. 知识缺乏：缺乏外耳道炎防治知识。

【护理措施】

（一）减轻耳痛或瘙痒

1. 保持外耳道干燥、清洁。遵医嘱局部选用3%硼酸乙醇、0.3%氧氟沙星等滴耳，每日3～4次。慢性者可用四环素可的松眼膏涂布外耳道，每日1次。

2. 有分泌物渗出者，可用3%过氧化氢溶液清洗后，再局部用药。也可用红外线照射，超短波理疗，减少渗出。

3. 重症者，遵医嘱给予抗生素及抗组胺药治疗，必要时可服用小剂量糖皮质激素。耳痒影响睡眠者，可遵医嘱应用镇静剂，如给予地西泮睡前服，每次2.5mg。

（二）健康指导

向患者讲解本病防治的相关知识，告知患者在急性期及恢复期不要去游泳，戒除挖耳等的不良习惯，避免外耳道皮肤反复受刺激而加重病情。

二、鼓膜外伤

鼓膜外伤（injury of tympanic membrane）是一种受到直接或间接外力所致的鼓膜损伤。

【护理评估】

（一）健康史

1. 常见于用硬物挖耳，取外耳道异物或耵聍时不慎损伤鼓膜。

2. 掌击耳部、爆震声冲击、潜水等造成外耳道空气压力急剧升高引起。

3. 颞骨纵向性骨折所致。

4. 偶有昆虫进入外耳道导致鼓膜穿孔。

（二）临床表现

1. 症状　突感耳痛，耳闭塞感，听力下降及耳鸣。少数患者可有眩晕等。

2. 体征　外耳道内有少许鲜血，鼓膜上有血痂或血迹，鼓膜穿孔多呈不规则或小孔状；听力检查伤耳出现轻、中度传导性耳聋。如外耳道出血较多则伴有外耳道皮肤损伤，颅底骨折者可有脑脊液耳漏。

（三）心理-社会状况

因耳痛、耳鸣、听力下降等不适，患者常感焦虑不安，甚至恐惧失聪。

（四）治疗原则

禁止洗耳、滴耳，预防感染，促进愈合。

【常见护理诊断/问题】

1. 急性疼痛：耳痛　与损伤有关。

2. 感知觉紊乱：耳鸣、听力减退、眩晕　与鼓膜破裂或内耳受损有关。

3. 有感染的危险　与鼓膜破裂处理不当有关。

【护理措施】

（一）减轻疼痛

耐心与患者交谈，做好心理疏导、安慰工作，分散其对疼痛的注意力。疼痛明显者，可遵医嘱给予止痛药。

（二）减轻耳鸣、眩晕，提高听力

有眩晕者，嘱患者卧床休息，保持病室安静。遵医嘱给予 B 族维生素口服。可减轻耳鸣，促进听力恢复。

（三）预防感染

用75%乙醇棉签拭净外耳道血迹，清理耵聍或异物，保持外耳道清洁，并用消毒干棉球堵塞外耳道口。不宜采用外耳道滴药，防止外耳道进水，以免继发中耳感染。遵医嘱给予抗生素口服 2 周，促进伤口愈合。

（四）健康指导

1. 加强卫生宣教，忌自行用硬物挖耳，勿反复用棉签等洁耳。

2. 不能掌击耳部；应远离爆炸现场或事先戴好防护耳塞，避免损伤鼓膜。

3. 疑似鼓膜外伤者，及时到医院就诊。

三、急性分泌性中耳炎

急性分泌性中耳炎（acute secretory otitis media）是以中耳鼓室积液及听力减退为主要特征的中耳黏膜非化脓性炎症。本病冬春季多发，曾经有较多的命名，如急性渗出性中耳炎、急性卡他性中耳炎、胶耳等。本病青少年发病率相对较高，且症状不典型，不易引起家长重视，是青少年耳聋的常见原因之一。

【护理评估】

（一）健康史

1. 咽鼓管功能障碍　常见慢性肥厚性鼻炎、鼻窦炎、后鼻孔息肉、腺样体肥大、鼻咽部肿瘤、后鼻孔填塞等，使咽鼓管口不能正常开放，中耳腔负压形成，导致中耳黏膜下静脉淤血、扩张，鼓室内出现漏出液，继而发生病理变化，黏膜下腺体分泌增强，遂形成中耳腔积液。咽鼓管调节功能不良，如腭裂患者、气压骤变、鼻咽癌放疗后等，也可引起本病。

2. 中耳炎症　急性上呼吸道炎症时，一些低毒性细菌可进入中耳腔，引起中耳黏膜炎症，导致中耳腔积液。

3. 变态反应　由于变态反应刺激中耳腔黏膜下腺体分泌旺盛，咽鼓管黏膜肿胀，引流不畅而致鼓室积液。

（二）临床表现

1. 症状　起病初期可有轻微耳痛、低热、乏力。儿童对声音反应迟钝，注意力不集中。患者常感觉耳闭塞感，听力下降，伴间歇性低音调耳鸣。典型者有自听增强现象，即自觉听自己说话的声音比平时响亮，而听别人说话的声音则感到遥远。

2. 体征　检查见鼓膜充血，以周边明显。鼓膜内陷，表现为光锥缩短、变形或消失，锤骨柄向后上移位，锤骨短突明显突起。鼓膜振动差，有时可透过鼓膜见到液平面，凹面向上，当头位改变后，其液平面始终与地面保持平行。

（三）实验室及辅助检查

1. 纯音听力计测试　了解听力损失程度、性质，本病多呈轻、中度传导性聋。

2. 声导抗检查　了解咽鼓管功能及中耳腔是否有积液。本病常表现为B型曲线（低平型），提示鼓室积液。

（四）心理-社会状况

由于耳鸣、听力下降影响与人交流而焦虑不安，或因缺乏相关知识而不积极就诊，延误诊治。儿童因听力下降导致注意力不集中，学习成绩差，对声音反应迟钝，而被别人责备、嘲笑，久而久之会产生自卑心理。

（五）治疗原则

消除病因，恢复咽鼓管通气，控制感染，清除中耳积液。

【常见护理诊断/问题】

1. 感知觉紊乱：耳闭塞感、耳鸣、听力减退等　与咽鼓管阻塞、鼓室积液有关。

2. **焦虑**　与耳鸣、听力下降有关。

3. 知识缺乏：缺乏急性分泌性中耳炎防治知识。

【护理目标】

1. 患者能减轻耳闭塞感、耳鸣，提高听力。

2. 能减轻焦虑，情绪稳定。

3. 能掌握分泌性中耳炎防治知识。

【护理措施】

（一）减轻耳闭塞感、耳鸣，提高听力

1. 减轻耳闭塞感、耳鸣

（1）诊断明确后，应遵医嘱给予广谱敏感的抗生素治疗，酌情使用糖皮质激素。常用抗生素有头孢曲松钠、磷霉素等，糖皮质激素多选用地塞米松。减轻咽鼓管黏膜肿胀，减少中耳腔渗出液。也可用中药辅助治疗，如鼻咽清毒颗粒等。

（2）滴鼻：给予0.5%～1%麻黄碱滴鼻液滴鼻，每日3次，恢复鼻腔及咽鼓管的通畅，使部分中耳渗出液经咽鼓管引流。

2. 提高听力

（1）咽鼓管吹张：炎症消退后可行咽鼓管吹张，常用波氏球法、导管法及捏鼻鼓气法。消除中耳腔负压状态，促进听力恢复。

（2）鼓膜穿刺抽液：鼓室积液较多，估计短时间无法自行吸收，可行鼓膜穿刺抽液。做法是：用75%乙醇清洁、消毒外耳道后，在鼓膜表面麻醉下，用注射器于鼓膜前下方穿刺，抽液。完成后外耳道口置一消毒棉球，遵医嘱口服抗生素，预防继发中耳感染。

（二）减轻焦虑

耐心解释病情，减轻焦虑情绪，鼓励患者积极配合治疗和护理。

（三）健康指导

1. 向患者介绍急性分泌性中耳炎的相关知识，嘱其病愈后加强锻炼，增强体质。

2. 指导患者积极治疗鼻腔、鼻咽部疾病，消除本病的病因。

3. 进行鼓膜穿刺抽液治疗的患者，要防止污水进入术耳。

4. 成年人不明原因出现单耳或双耳急性分泌性中耳炎，应重点检查鼻咽部，排除鼻咽癌。

【护理评价】

经过治疗和护理，患者是否：①减轻耳闭塞感、耳鸣，提高了听力；②情绪稳定；③掌握了急性分泌性中耳炎防治知识。

四、急性化脓性中耳炎

急性化脓性中耳炎（acute suppurative otitis）是中耳黏膜的急性化脓性炎症。本病多见于儿童，年龄越小，发病率越高，常继发于上呼吸道感染。

【护理评估】

（一）健康史

本病主要为细菌感染。常见致病菌有溶血性链球菌、金黄色葡萄球菌、肺炎双球菌及变形杆菌等。其感染途径有：

1. 咽鼓管途径 最常见。急性鼻部及咽部感染、某些急性呼吸道传染病、擤鼻方法或哺乳姿势不当、鼻腔冲洗或咽鼓管吹张不恰当等，均易使细菌经咽鼓管进入中耳腔。

2. 鼓膜途径 多见于鼓膜穿孔者，污水入耳所致。

3. 血液循环途径 偶见。主要是身体某处的化脓性病灶的细菌经血液循环进入中耳。

（二）临床表现

1. 症状 多有发热、头痛、食欲不振、乏力等。小儿常哭闹不安，少数可出现呕吐、腹泻等。耳痛，尤以鼓膜穿孔前明显，表现为跳痛、钻痛或刺痛，可放射至同侧头、枕部，鼓膜穿孔后耳痛减轻。有明显的听力下降，伴低音调耳鸣。多在发病 2～3 天后出现鼓膜穿孔，全身症状随即明显好转。

2. 体征 起病初期仅为鼓膜周边及锤骨柄充血，继而全鼓膜充血呈鲜红色，正常标志消失，鼓膜外隆，穿孔后有脓液自穿孔处呈搏动性溢出，形成“灯塔征”。耳脓初期为血性，量不多；后转为脓性分泌物，外耳道有大量黄白色脓液流出。儿童可有乳突部压痛，耳周淋巴结肿大、压痛。

（三）实验室及辅助检查

1. 实验室检查 血常规检查见白细胞总数及中性粒细胞增多。

2. 听力检查 音叉及纯音听力检查均表现为传音性耳聋。

（四）心理-社会状况

患者常因发热、耳剧痛、听力下降、耳鸣、耳流脓等及时就诊，但因担心能否治愈，听力是否能恢复，造成焦虑不安。少数患者或家属由于缺乏相关知识，不积极配合治疗和护理，过早停药，致使反复发作转为慢性。

（五）治疗原则

消除病因，尽快控制感染，畅通引流，恢复听力。

【常见护理诊断/问题】

1. 急性疼痛：剧烈耳痛 与中耳腔急性感染有关。

2. 体温过高　与急性化脓性中耳炎有关。

3. 感知觉紊乱：听力下降　与鼓室积脓、鼓膜穿孔有关。

4. 知识缺乏：缺乏急性化脓性中耳炎的防治知识。

【护理目标】

1. 患者耳痛减轻。

2. 能使体温恢复正常。

3. 能提高听力。

4. 能掌握急性化脓性中耳炎的防治知识。

【护理措施】

（一）减轻疼痛

1. 一般护理　嘱患者适当休息，多饮水，给予富营养易消化半流质饮食，保持大便通畅。耳痛明显者，酌情给予解热镇痛药，缓解疼痛。

2. 治疗配合

（1）遵医嘱及时给予足量广谱敏感的抗生素静脉滴注，尽快控制感染。常用的抗生素有青霉素、头孢菌素、磷霉素等，重症者可加用少量糖皮质激素。全身症状消退、流脓停止后仍需继续用药 3～5 天，以免病情反复或转为慢性。

（2）如持续多天耳痛较重，高热不退，可行鼓膜切开术，能迅速缓解耳痛。

（3）滴耳：鼓膜穿孔前用 2%酚甘油滴耳，每日 3 次，每次 3～4 滴，有消炎止痛的作用。

（二）恢复正常体温

体温过高，可采用 25%乙醇擦浴，或遵医嘱给予退热药。

（三）提高听力

1. 耳部护理　外耳道脓液较多时，先用棉签将其擦拭干净，再用 3%过氧化氢溶液清洁外耳道。然后用抗生素类滴耳剂滴耳，如 0.3%泰利必妥、2.5%氯霉素甘油等，每日 3 次，每次 3～4 滴。鼓膜穿孔后不能使用 2%酚甘油滴耳，以免药液与脓液起化学反应，烧伤鼓膜及中耳黏膜。

2. 滴鼻或雾化吸入　选用 1%麻黄碱滴鼻液滴鼻，或用丙酸倍氯米松喷雾剂（伯克纳）鼻腔雾化吸入，促使咽鼓管口黏膜肿胀消退，有助于中耳分泌物引流。

（四）健康指导

1. 讲解中耳炎的防治知识，鼓励患者参加体育锻炼，增强体质。

2. 预防感冒及其他鼻部、咽部急性炎症。

3. 指导初产母亲采取正确哺乳姿势，防止乳汁鼻腔反流经咽鼓管进入中耳，减低婴儿患病率。

【护理评价】

经过治疗和护理，患者是否：①耳痛减轻；②体温恢复正常；③听力提高；④掌握了急性化脓性中耳炎的防治知识。

五、慢性化脓性中耳炎

慢性化脓性中耳炎（chronic suppurative otitis media）是最常见的耳部致聋性疾病之一。病变不仅累及中耳黏膜、黏膜下组织，还可破坏听骨、乳突，产生严重并发症。本病的特征是反复耳流脓、鼓膜穿孔及进行性听力下降。

【护理评估】

（一）健康史

1. 急性化脓性中耳炎反复发作或治疗不彻底而迁延而成慢性，为最主要的原因之一。

2. 鼻或咽部某些慢性疾病，如鼻窦炎、慢性扁桃体炎等也可诱发。

3. 常见的致病菌有金黄色葡萄球菌、变形杆菌及铜绿假单胞菌等，部分患者可以是两种以上细菌混合感染。

（二）临床表现

1. 根据慢性化脓性中耳炎的临床表现和病理改变，分为3型（图6-3）：

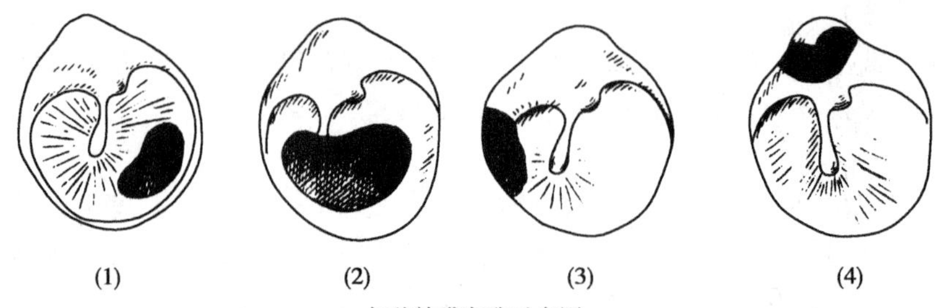

(1) (2) (3) (4)

各种鼓膜穿孔示意图

（1）紧张部前下方穿孔 （2）紧张部大穿孔 （3）边缘性穿孔 （4）松弛部穿孔

图6-3 各种慢性化脓性中耳炎鼓膜穿孔

（1）单纯型：最常见，病变仅局限于中耳黏膜。主要表现为耳间歇性流脓，脓液为黏液性，不臭。检查可见鼓膜紧张部穿孔，听骨完整。

（2）骨疡型：病变深达骨质，听骨破坏，中耳腔可有肉芽组织增生。表现为持续性耳流脓，脓液黏稠，可有臭味。鼓膜为中央性大穿孔或边缘性穿孔。

（3）胆脂瘤型：病变范围进一步扩大，乳突骨质受侵蚀形成腔洞。表现为持续性耳流脓，量不多，伴恶臭味。鼓膜松弛部或边缘性穿孔，可见灰白色豆腐渣样物质。

2. 颅内并发症 可出现疼痛、发热、恶心、呕吐等症状，表明炎症已经骨质破坏处向颅内扩散；胆脂瘤型慢性化脓性中耳炎最易产生颅内并发症。

知识链接

胆 脂 瘤

胆脂瘤并非肿瘤，是由鼓膜或外耳道脱落上皮在中耳腔堆积成的囊性结构。由于囊内物质含有胆固醇结晶，故称胆脂瘤。随着堆积物不断增加，胆脂瘤有类似肿瘤的特点，能直接压迫周围的骨组织，或由于其基质及基质下方的炎性肉芽组织产生的溶酶体酶、胶原酶及前列腺素和肿瘤坏死因子等化学物质的作用，致使周围骨质脱钙，骨壁破坏，炎症由此处向周围扩散，易导致一系列颅内、外并发症。

（三）实验室及辅助检查

1. 单纯型 听力检查为轻度传音性聋。X线检查无骨质破坏。

2. 骨疡型 听力检查呈中重度传音性聋。中耳CT扫描可有骨质破坏。

3. 胆脂瘤型 听力检查为中重度传音性聋或混合性聋。中耳CT扫描或乳突X线检查均见明显骨质破坏，称“胆脂瘤腔洞”。

（四）心理-社会状况

多数患者由于耳流脓、听力下降等原因而经常就诊。部分患者虽知道患慢性化脓性中耳炎，但由于未影响到其日常生活、工作和学习，又不了解本病可能出现的严重后果而未加重视。少数患者因久治不愈、听力障碍、影响与人交往和工作而焦虑不安，因恐惧手术、担心听力无法恢复及手术并发症等，造成较重的心理负担。部分患者因缺乏信心而放弃治疗，最终导致听力残疾或发生其他并发症。

（五）治疗原则

控制感染，清除病灶，防治并发症，维持或提高听力。

【常见护理诊断/问题】

1. 感知觉紊乱：听力减退　为中耳结构破坏所致。

2. 耳流脓　与慢性化脓性中耳炎有关。

3. 潜在并发症：颅内、外并发症。

4. 知识缺乏：缺乏慢性化脓性中耳炎的防治知识。

【护理目标】

1. 患者听力有所提高。

2. 能使耳流脓停止。

3. 能不发生并发症或能被及时发现。

4. 能掌握慢性化脓性中耳炎的相关知识。

【护理措施】

（一）提高听力

1. 一般护理　嘱患者注意劳逸结合，洗头、沐浴避免污水入耳，不去游泳，减少发作。忌烟酒，予富营养易消化的饮食。

2. 治疗配合　遵医嘱给予营养神经药和维生素治疗，常用有维生素C、三磷腺苷等，促进听力好转。

（二）减少耳流脓

1. 外耳道分泌物较多时，应遵医嘱给予抗生素等药物治疗，如口服抗生素和甲硝唑等。也可采用小剂量抗生素长时间服用，抑制炎症发展。如给予罗红霉素口服，每日100mg，连用12周。

2. 耳部护理　用3%过氧化氢溶液清洁外耳道，或取耳用小棉签清除外耳道内的脓液，保持外耳道清洁和引流通畅，指导患者正确使用各种滴耳剂滴耳。脓液较黏稠者，选用0.3%氧氟沙星滴耳；分泌物稀、少者，可用3%硼酸乙醇、2.5%氯霉素甘油等滴耳。

3. 耳部手术护理　如鼓膜修补术、鼓室成形术或乳突根治术的术前、术后护理详见耳部手术患者的常规护理。

（三）密切观察病情，预防并发症

观察耳的脓性分泌物是否减少或停止，听力有否提高，有无出现头痛、颈痛、眩晕等不适。若伴剧烈头痛、呕吐和神志改变，提示可能有耳源性颅内并发症的发生，应立即报告医生并协助护理。

（四）健康指导

1. 加强卫生宣教，普及慢性化脓性中耳炎的防治知识，有病尽早就医，科学用药，坚持治疗，避免耳源性颅内、外并发症的发生。

2. 积极锻炼，增强体质，减少急性发作，延缓耳聋进程。

3. 嘱患者正确使用抗生素，忌用耳毒性药物。

4. 不主张使用不溶于水的粉剂，避免与脓液混合后板结影响外耳道引流，导致并发症。

【护理评价】

经过治疗和护理，患者是否：①听力有所提高；②耳流脓停止；③不发生并发症或能被及时发现；④掌握了慢性化脓性中耳炎的相关知识。

六、耳源性并发症

化脓性中耳炎因炎症破坏周围骨质致感染扩散引起的各种并发症统称耳源性并发症(otogenic complications)。目前其发生率已显著降低，治愈率也明显提高。但一些患者表现不典型，容易漏诊误诊，造成严重后果。耳源性并发症按发生部位分为颅外和颅内并发症两大类。

【护理评估】

（一）健康史

慢性化脓性中耳炎是引起耳源性并发症的主要原因，以胆脂瘤型中耳炎尤为多见。老幼体弱、免疫力差、致病菌耐药及毒力强等，为其诱发因素。

（二）临床表现

1. 颅外并发症

(1) 耳后骨膜下脓肿：表现为高热、头痛、耳后乳突部皮肤红肿，疼痛剧烈，耳后沟变浅或消失，耳廓被推向前外方，乳突部压痛，有波动感，穿刺可抽出脓液。外耳道后上壁塌陷，脓肿穿破后可形成经久不愈的瘘管。

(2) 耳源性颈深部脓肿（贝佐尔德脓肿）：乳突尖破坏后，在胸锁乳突肌和颈深筋膜中层之间形成脓肿。表现为高热，患侧颈部上方疼痛，颈部活动受限。胸锁乳突肌上 1/3 处隆起，皮肤红肿，压痛明显，无明显波动感，但穿刺可抽出脓液。

(3) 迷路炎：是炎症侵入内耳所致。表现为阵发性眩晕、恶心、呕吐、耳鸣、听力丧失。可有自发性眼球水平震颤，瘘管试验为阳性，少数可因瘘管阻塞或迷路已破坏而表现为阴性。

(4) 耳源性面瘫：患侧乳突破坏累及面神经，表现为同侧额纹消失，眼睑闭合不全，鼻唇沟变浅或消失，口角歪斜，鼓腮漏气等。

2. 颅内并发症

(1) 硬脑膜外脓肿：鼓室上壁破坏，在相应硬脑膜外形成脓肿，导致颅内压升高。表现为高热、剧烈头痛、呕吐、视力模糊。耳流脓呈波动性，与头痛程度相关，耳流脓较少时，头痛剧烈，耳流脓增多，头痛可减轻。

(2) 乙状窦血栓性静脉炎：表现为周期性高热，寒战，剧烈头痛，恶心呕吐等。高热呈弛张性，可达 40℃以上。患侧耳后及颈部疼痛，同侧颈部可触及条索状物，压痛明显。眼底检查可见患侧视盘水肿，视网膜静脉扩张。血管造影有助于判断血栓的部位和范围。

(3) 耳源性脑膜炎：是化脓性中耳炎引起的软脑膜、蛛网膜的急性化脓性炎症。表现为持续高热、寒战、剧烈头痛，伴恶心、喷射状呕吐。烦躁不安，神志不清，谵妄等。晚期可出现昏迷，大小便失禁。多因呼吸、循环、中枢衰竭而死亡。检查可见颈项强直，能引出病理性神经反射。患者视盘水肿，腰穿时脑脊液压力明显增高。

（4）耳源性脑脓肿：指耳部感染侵入颅内引发的脑实质内局限性积脓，是化脓性中耳炎最严重的并发症，最终导致脑疝死亡。好发于大脑颞叶，其次为小脑。脓肿为单个或多个，大小不一。临床表现与耳源性脑膜炎相似，但定位症状明显。如大脑颞叶脓肿可出现偏瘫；小脑脓肿可有共济失调现象。

（三）实验室及辅助检查

1. 实验室检查　耳源性脑膜炎脑脊液混浊，细菌培养结果多为阳性。

2. 影像学检查　X线摄片、颅脑CT扫描、磁共振（MRI）检查可显示骨质破坏或脓肿位置及大小。

3. 平衡功能检查　迷路炎瘘管试验为阳性。

4. 听力检查　多有中、重度传音性耳聋或混合性耳聋。

（四）心理-社会状况

颅外并发症因症状明显，患者多能及时就医。颅内并发症在早期常有表情淡漠、抑郁、精神行为异常表现，后期颅内压升高出现神经系统表现，患者和家属常焦虑不安、烦躁、恐惧等，难以配合治疗和护理。

（五）治疗原则

去除病因，控制感染，对症处理，降低死亡率。

【常见护理诊断/问题】

1. 体温过高　与耳源性并发症有关。

2. 急性疼痛　与耳源性并发症的脓肿、颅内高压有关。

3. 感知觉紊乱：眩晕、共济失调　与迷路炎、小脑脓肿等有关。

4. 自我意象紊乱　与耳源性面瘫有关。

【护理措施】

（一）恢复正常体温

1. 密切观察患者体温变化，保持病室合适的温度。持续高热者予以额、颈部冰敷或用25%乙醇擦浴，必要时遵医嘱应用退热药，防治高热抽搐。寒战时要注意保温。

2. 治疗配合　遵医嘱使用足量、有效、广谱的抗生素及糖皮质激素治疗，补充维生素及体液。颅内感染者，应使用可通过血-脑屏障的抗生素治疗。通过控制感染达到降低体温效果。

（二）缓解疼痛

1. 颅内压高导致剧烈头痛，频繁呕吐、烦躁不安者，遵医嘱及时给予20%甘露醇、呋塞米等快速注射，颅内压降低后头痛可较快缓解。疼痛剧烈，持续时间长者，遵医嘱给予止痛剂，如罗通定等肌内注射。但不宜反复多次注射哌替啶、吗啡等强止痛剂，以免成瘾。

2. 引流管护理　脓肿切开排脓或颅内脓肿穿刺抽脓后，常置入引流管。应观察每日引流量，每天用含抗生素的生理盐水冲洗脓腔1～2次。降低颅内压，促进脓腔闭合，减轻疼痛。

（三）减轻眩晕、共济失调

保持病室环境安静，卧床休息，减少活动，不宜过多搬动患者。为预防患者摔倒受伤，应加设床栏，专人看护。遵医嘱给予糖皮质激素、抗眩晕、止吐、镇静、利尿等药物，加用营养神经药和维生素等辅助治疗，减轻眩晕和共济失调等不适。

（四）恢复自我形象

促进面瘫康复，恢复自我形象。遵医嘱给予营养神经药治疗，补充维生素及微量元素，每天施行面部按摩，理疗或针灸等。促进血液循环，减轻面瘫引起的不适。除手术损伤面神经外，多数患者经过1～6个月康复治疗可部分或完全恢复。

（五）健康指导

1. 加强卫生宣教，使患者了解中耳炎并发症的危害性，积极治疗化脓性中耳炎，防患于未然。

2. 加强锻炼，增强体质，提高抗病能力。

3. 耳源性并发症做到早发现、早治疗，减少后遗症。

七、突发性聋

突发性聋（idiopathic sudden deafness）是一种突然发生、原因不明、进展较快的感音神经性聋。病情进展较快，常见于成年人，多为单侧发病，少数是双耳发病。

【护理评估】

（一）健康史

病因尚未明了，可能与以下因素有关：

1. 过度疲劳，病毒感染，情绪紧张，内耳微循环障碍等。

2. 内耳圆窗膜或前庭膜破裂。

3. 自身免疫疾病、微量元素缺乏等。

（二）临床表现

1. 症状 突感持续性高音调耳鸣，继而听力迅速减退。病后3日内听力急剧下降达到严重程度。部分患者可伴同侧耳麻木感，伴有眩晕，恶心、呕吐等不适。

2. 体征 外耳道、鼓膜检查无异常，伴眩晕者在发作初期少数患者可有轻度的眼球震颤。听力检查：音叉检查及纯音测听显示为重度的感音神经性聋。

（三）心理-社会状况

突发性聋由于听力损失突然发生，伴随持续性高音调耳鸣，影响日常生活和工作，患者担心听力能否会恢复，常焦虑不安。

（四）治疗原则

把握治疗时机，挽救听力，治疗越早，效果越好。

【常见护理诊断/问题】

1. 感知觉紊乱：听力减退、耳鸣 与内耳病变等因素有关。

2. 焦虑 与病情较重、听力减退迅速、担心难以恢复有关。

3. 社交障碍 与严重听力下降有关。

【护理措施】

（一）减轻耳鸣，提高听力

1. 一般护理 起病初期宜适当休息，清淡饮食，忌烟酒、浓茶、咖啡等刺激性食品。保持病室安静，避免噪声刺激。

2. 治疗配合 治疗越早越好。主要通过扩张血管、营养神经、补充维生素和微量元素等药物治疗。如遵医嘱给予低分子右旋糖酐、能量合剂、10%葡萄糖、糖皮质激素及复合维生素等治疗，促进内耳及听神经功能恢复。对感染引起的突发性聋，应进行抗感染治疗。伴有耳鸣、恶心呕吐的患者，遵医嘱给予镇静剂、止吐剂等对症处理。

3. 理疗或高压氧舱治疗，对内耳微循环障碍者有辅助疗效。

（二）减轻焦虑

关心体贴患者，做好解释工作，帮助患者缓解紧张、焦虑情绪，使其积极配合治疗和护理。

（三）恢复正常社交

多数患者经过治疗，听力有不同程度的提高。少数双耳听力严重下降且恢复不佳者，应指导患者佩戴合适的助听器，恢复正常社交。

（四）健康指导

介绍突发性聋的防治基本知识，告知患者突发耳鸣、听力下降需及时检查，把握治疗时机，立足于早治疗。

八、梅尼埃病

梅尼埃病（Mènière disease）是以突发剧烈眩晕、耳鸣、听力下降为特征的内耳非炎症性疾病。常见于青壮年，多为单耳发病。每次发作约数十分钟或数小时不等，间歇期长短不一。经过充分休息，症状可自然缓解。本病的病理改变主要是内耳膜迷路积水。

【护理评估】

（一）健康史

大部分患者既往有反复发作史。病因未明，可能与内耳微循环障碍、病毒感染、变态反应、自主神经功能紊乱、内分泌失调等有关。

（二）临床表现

1. 症状　患者突发强烈的旋转性眩晕，自诉睁眼时周围物体绕自身旋转，闭眼时觉自身在旋转，静卧后眩晕有所缓解。听力下降明显，呈波动性，间歇期听力可恢复，但长期反复发作可导致不可逆的感音神经性聋。有持续性耳鸣，发作期较重，眩晕缓解后耳鸣减轻或消失。常有同侧头部及耳内闷胀感。发病时伴恶心呕吐、面色苍白、出冷汗等自主神经症状。

2. 体征　患者常呈现强迫体位，血压偏低，神志清楚。耳部检查可见外耳道及鼓膜正常，咽鼓管通畅。发作期可见强弱不等的水平性或旋转性自发性眼震，快相向健侧。

（三）实验室及辅助检查

1. 前庭功能检查　旋转试验或冷热试验阳性：导出水平或水平旋转性眼球震颤。

2. 平衡试验　闭目直立试验阳性：多向患侧倾倒，闭目行走多向患侧偏斜。

3. 听力检查　初始是轻度感音神经性聋，缓解后听力恢复正常；长期反复发作后，可为中、重度感音神经性聋。

4. 甘油试验　对梅尼埃病诊断具有特殊意义，为临床常用的一种脱水试验。做法是：于服甘油前先做一次纯音测听，作为基础数据。然后按患者体重1.2～1.5g/kg的甘油加等量生理盐水空腹一次服下，服后3小时内，每隔1小时进行一次纯音测听，若患耳平均听阈提高15dB或以上，则为甘油试验阳性，提示耳聋系膜迷路积水所致。

（四）心理-社会状况

梅尼埃病发作突然，症状典型，发作时感天旋地转，不敢睁眼，初次发作可产生恐惧心理，能积极求医。经过多年反复发作后，患者了解病情，且可自然缓解，往往不愿就医。

（五）治疗原则

静卧休息，低盐饮食，适当给予脱水剂、镇静剂、血管扩张剂等对症处理。

【常见护理诊断/问题】

1. 感知觉紊乱：眩晕，耳鸣，听力下降　与膜迷路积水有关。

2. 有受伤的危险　与眩晕时身体平衡障碍有关。

【护理措施】

（一）减轻眩晕、耳鸣，提高听力

1. 一般护理　保持病室安静，室内光线略暗。嘱患者卧床休息，减少活动，避免搬动患者。低盐饮食，适当限制饮水量，忌烟酒、浓茶等刺激性食物或饮料。

2. 治疗配合

（1）眩晕剧烈者，遵医嘱给予适当的对症治疗。常用的药物是①镇静剂，如氯丙秦、地西泮；②抗组胺药，如苯海拉明等；③钙离子拮抗剂，如氟桂利嗪；④抗眩晕药，如甲磺酸倍他司丁。以利于患者休息，减轻膜迷路水肿，改善内耳微循环，缓解眩晕等一系列症状。眩晕反复发作且较重，可采用地塞米松冲击疗法，每日 10～15mg，连用 5～10 天。

（2）口服或鼓室内注射糖皮质激素，如地塞米松，能减轻发作时的耳鸣和促进早期听力恢复。症状缓解后，遵医嘱给予 B 族维生素、三磷腺苷等治疗，进一步提高听力。

（二）预防受伤

眩晕者平衡失调，应妥善照顾患者，在发作期病床加护栏，嘱患者床边大小便。必要时实行专人护理。患者离开病房做检查时，需陪护前往。

（三）健康指导

告知患者做到劳逸结合，保持良好的心态，尽可能避免诱发因素，减少发作。发病时应就地坐下，防止受伤。

九、耳聋的预防与康复

耳聋为耳鼻咽喉科常见症状之一，是人听觉系统的任何部位发生器质性或功能性病变而导致的听力损失的总称。耳聋可发生于任何年龄，病因比较复杂，部分患者治疗效果不尽如人意。若 2 岁以前出现双耳重度听力障碍，会使学习语言受到影响，成为聋哑人。成年人虽聋而不哑，但严重影响其生活和工作。因此，耳聋的预防十分必要。

（一）耳聋的分类

1. 传导性聋　由于外耳或中耳发生病变，导致声音传导障碍所产生的听力下降。如耵聍栓塞、各种中耳炎、鼓膜外伤、先天性外耳道闭锁等。

2. 感音神经性聋　由于内耳、听神经或听觉中枢发生病变，导致声波换能及传导路径障碍或不能分辨声音所产生的听力下降。常见于药物中毒、迷路炎、梅尼埃病、听神经瘤、老年性聋和突发性聋等。

3. 混合性聋　由于耳的传音或感音结构先后或同时病变，使声音传导或识别障碍所产生的听力下降。常见于耳硬化症中期、中耳炎合并老年性聋、颞骨骨折等。

4. 功能性聋　是一种癔症性质的耳聋。由于心理上受到某种较强的刺激而产生的非器质性耳聋，患者主观感觉明显，客观测听多无异常，暗示疗法有效。

5. 伪聋　又称为装聋。一般是指为达到某种目的而故意装作或夸大的耳聋。

（二）耳聋的分级

根据国际通用的世界卫生组织1980年公布的耳聋分级标准，以500Hz、1000Hz、2000Hz的平均听阈为准，将耳聋分为轻度、中度、中重度、重度聋及全聋5级，作为听力损失的程度（表6-1）。

表6-1　耳聋分级与临床表现

耳聋程度	耳聋表现	纯音听力损失程度（平均听阈）
轻度聋	听低音说话感到困难	26～40dB
中度聋	听正常声音说话也感到困难	41～55dB
中重度聋	需大声说话才能听清楚	56～70dB
重度聋	仅能听到在耳旁的高声呼喊音	71～90dB
全聋	已听不到声音	90dB以上

（三）耳聋的预防

1. 广泛宣传耳聋防治知识，禁止近亲结婚，降低遗传性聋儿出生率。

2. 加强妇女孕期预防保健，避免感染呼吸道病毒性疾病，如风疹、带状疱疹等，降低新生儿耳聋的发病率。

3. 开展新生儿听力筛查，对婴幼儿耳聋做到早发现、早治疗。

4. 锻炼身体，增强体质，积极防治各种致聋性疾病和传染病，如化脓性中耳炎、耳外伤、麻疹、病毒性腮腺炎、梅毒等。提高生活水平，倡导营养均衡，保持身心健康，减慢耳的老化过程。

5. 禁止滥用抗生素及其他化学药物，严格掌握耳毒性药物应用的适应证，加强用药期间的听力监测，发现耳鸣、眩晕等中毒征兆者立即停药并积极治疗。

6. 改善劳动条件，加强个体防护，减少噪声等有害理化因素的刺激。避免长时间听耳机，控制音响强度。开展对耳聋患者的康复和指导。

（四）听力残疾康复

1. 戴助听器　助听器是一种帮助聋哑人利用残余听力听取声音的扩音装置。适用于尚存有残余听力、经药物或手术治疗无效、病情已稳定的耳聋患者，是一种提高听力最简单实用的方法。

2. 植入人工耳蜗　人工耳蜗又称电子耳蜗，包括植入体（体内）和言语处理器（体外）两部分，是目前帮助极重度聋人获得听力的良好工具。先天性重度感音神经性聋患儿，应在2岁时植入人工耳蜗，以获得听力，避免形成聋哑。人工耳蜗一般可使用数十年，可提高患者生活质量。

3. 听觉和言语训练　利用聋人的残余听力，借助助听器，唤醒听觉感受器，培养聋人的聆听习惯和声音辨别能力，经过长期有计划的发音和讲话训练，部分恢复聋人的言语功能。

4. 手语训练　可通过手语训练提高其交流的能力，为参与社会生活活动创造条件。手语训练需要专门学习，长时间练习，才能够达到熟练程度。

5. 微型计算机的应用　听力残疾者学习和掌握计算机应用技术可大大提高其交流能力。甚至可上网、QQ聊天等。

第五节 耳鼻咽喉、气管及食管异物患者的护理

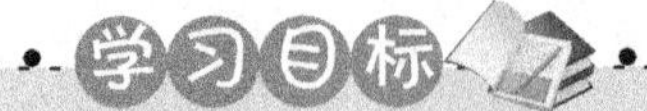

1. 掌握耳鼻咽喉、食管及气管异物的临床表现和护理措施。
2. 熟悉气管及食管异物的治疗原则。
3. 了解耳鼻咽喉、食管及气管异物的健康指导。

一、外耳道异物

外耳道异物（foreign body in external auditory canal）多见于儿童，是外耳常见疾病之一。

【护理评估】

（一）健康史

1. 儿童出于好奇和无知将一些小物件塞入耳内玩耍，如各种小珠子、小纽扣、小豆粒及小纸团等。

2. 成人用棉签挖耳时将棉花遗留在外耳道内。

3. 野外活动或休息时小昆虫爬入或飞入外耳道内。

4. 偶有耳部手术后换药遗留纱条等。

（二）临床表现

1. 症状 小而无刺激的异物可长期存在外耳道内不出现症状。较大的异物或遇水发胀的异物，可引起不同程度耳痛、耳鸣及听力下降。昆虫类异物能造成外耳道损伤出血，引起耳部剧痛，伴程度不同的耳鸣及听力下降，少数患者可有轻度眩晕。

2. 体征 耳部检查可发现外耳道内的异物。

（三）心理-社会状况

外耳道异物多见于小儿，因害怕家长的责骂而不敢及时告知，以致延误就医。外耳道异物引起不同程度的耳痛、耳鸣及听力下降，甚至眩晕，给患者的学习、生活带来不便，产生焦虑不安或恐惧心理。

（四）治疗原则

取出异物，预防感染。

【常见护理诊断/问题】

1. 急性疼痛 与异物压迫外耳道或继发感染有关。

2. 有感染的危险 与异物刺激外耳道皮肤及黏膜损伤有关。

【护理措施】

（一）取出异物，缓解耳痛

1. 患者取坐位。不能配合的小儿，需协助家长固定其好头位，协助医生将异物取出。耳痛较重者，应遵医嘱先给予止痛药治疗，或施行外耳道局麻后，待耳痛缓解后再取出异物。

2. 根据异物形状和性质准备器械，如枪状镊、异物钩、刮匙、弯盘等。

3. 对昆虫类异物，可先滴入 75%乙醇或香油等，待其死亡后再取出。

4. 较小的异物可用外耳道冲洗法将其冲出。

5. 嵌顿在外耳道深处的异物，不可强行取出。应入院在全麻下切开外耳道取出异物，避免损伤鼓膜。

（二）预防感染

外耳道异物取出后，嘱患者洗头沐浴时避免污水入耳。合并外耳道损伤者，遵医嘱给予抗生素口服 3～4 天。

（三）健康指导

1. 教育儿童不要将小玩物放入耳内，戒除挖耳习惯。

2. 一旦发生外耳道异物，应及时到医院就诊，不应盲目自行掏取，以免损伤外耳道皮肤及鼓膜。

3. 外耳道较小的异物，即使症状不明显，也应取出。

二、鼻腔异物

鼻腔异物（foreign body in nose）多发生于儿童。鼻腔异物常引起鼻塞、鼻出血等，应予重视。

【护理评估】

（一）健康史

1. 出于好奇或在玩耍时，患者将各种异物如黄豆、花生、果核及各种小物品等塞入鼻腔。

2. 外伤或战伤各种异物溅射进入鼻腔。

3. 食物鼻腔反流及鼻腔填塞物等，均可形成鼻腔异物。

（二）临床表现

1. 症状　多无全身症状。主要表现为单侧鼻塞，流脓血性分泌物，伴臭味。症状轻重因异物的性质、形状、大小和存留时间长短而异。异物停留过久，可引起鼻窦炎而产生头痛等不适。

2. 体征　患侧鼻腔充满脓血性分泌物，清除后多可在总鼻道或下鼻道发现异物。鼻腔后部的异物较难发现，可采用鼻内镜检查寻找。

（三）心理-社会状况

鼻腔异物多发生于儿童，常因畏惧家长责骂而隐瞒病史。由于误诊，患者常以为是鼻窦炎，自行服药而延误治疗。

（四）治疗原则

尽早取出异物，控制感染。

【常见护理诊断/问题】

1. 清理呼吸道无效　与鼻腔内存有异物有关。

2. 有误吸的危险　与异物经咽部坠下被误吸进入气管有关。

3. 有感染的危险　与异物刺激鼻黏膜致黏膜充血肿胀、糜烂有关。

【护理措施】

（一）保持呼吸道通畅

1. 备好取异物的物品，如枪状镊、异物钩等。固定患者头位，协助医师取出异物。

2. 较软的异物，如昆虫、纸团、橡皮擦等，可用枪状镊直接取出；颗粒状质地较硬的异物，如花生、果核、珠子等，用异物钩小心取出；嵌顿鼻腔内的异物，先用负压吸引器吸净分泌物，滴入0.5%～1%麻黄碱溶液收缩鼻黏膜后再取出。

（二）预防异物误吸

取异物时，劝告患者不要哭闹，尽量不要将异物推向后鼻孔，以免异物坠入咽部，误吸进入喉及气管引起窒息。一旦发生异物误吸，应迅速将患儿倒立，拍背，使其自行咳出。如不成功，改为支气管镜检查取出异物。

（三）防止感染

异物取出术后，遵医嘱常规给予抗生素和维生素治疗3～5天，并用1%呋喃西林麻黄碱滴鼻，减轻鼻黏膜肿胀，控制鼻部炎症或鼻出血。

（四）健康指导

1. 普及鼻腔异物防治知识，教育儿童勿将异物塞入鼻腔。

2. 发生鼻腔异物后，应尽快到医院取出。

3. 自行挖取异物易将异物推至鼻腔深处或坠下呼吸道，发生窒息。

三、咽与食管异物

咽与食管异物（foreign body in pharynx and esophagus）为耳鼻咽喉科常见的急症。可发生于任何年龄，多与进食不慎有关。异物如未能及时取出，可引起许多并发症，甚至危及生命。

【护理评估】

（一）健康史

1. 进食仓促或注意力不集中，误将混在食物中的各种异物咽下所致。

2. 小儿咽反射尚未健全，易将含于口内物品误咽。

3. 老人牙齿稀疏，咀嚼功能减退，口腔黏膜感觉欠敏感，义齿过松等而致。

4. 在睡眠、酒醉、昏迷或全麻时发生误咽。

5. 食管本身有狭窄、痉挛和肿瘤时，亦易引发本病。

6. 少数精神患者或企图自杀者故意吞下异物。

（二）临床表现

1. 症状

（1）咽部异物：吞咽时即出现吞咽疼痛，多能明确指出疼痛部位，异物较大时可有吞咽障碍，合并感染，吞咽疼痛更为明显。

（2）食管异物：可发生吞咽疼痛及不同程度的吞咽困难。颈段异物疼痛较重，位置多在颈下部或胸骨上窝；胸腹段异物疼痛相对较轻，常感胸骨后或背部疼痛，吞咽时加重。轻者可进食流质或半流质食物，异物较大者，患者面容痛苦，流涎，不能进食。巨大的食管异物可压迫气管后壁，引起呼吸困难甚至窒息。合并感染者有发热，损伤血管则可有吐血和黑便，甚至休克。

2. 体征 咽部异物在咽部检查时，多能直接或间接窥见。异物常停留在扁桃体、舌根和会厌谷。食管异物体征不明显，可有梨状窝积液。

3. 并发症 若异物不能及时取出，将会引起各种严重并发症，如咽后脓肿及纵隔脓肿、颈动静脉或主动脉破裂大出血、气管-食管瘘及脓胸等。

（三）实验室及辅助检查

1. 食管吞钡挂棉透视或照片　可大致明确有无异物存留及存留部位，是首选检查方法。

2. 食管镜检查　这是确诊的方法，同时可取出异物。

3. 未能确诊，但症状典型，疑似食管穿孔、出血，应采用食管碘油造影或胃镜检查，以明确诊断。

（四）心理-社会状况

发病后患者多能及时就医；少数患者采用大量饮醋或强行吞食物企图将异物推入胃的方法，常延误诊治，且极易产生并发症或增加异物取出难度。部分患者恐惧食管镜检查，不愿及时就医。

（五）治疗原则

尽早取出异物，预防感染及并发症。

【常见护理诊断/问题】

1. 吞咽障碍　与吞咽疼痛、异物阻塞食管有关。

2. 潜在并发症：咽后脓肿、颈动脉或主动脉破裂大出血、脓胸等。

3. 知识缺乏：缺乏咽及食管异物的预防及正确处理的知识。

【护理措施】

（一）取出异物，恢复正常吞咽

食管镜检查前应禁食 4 小时。异物取出后，吞咽疼痛和吞咽困难消失，术后 4 小时可进食流质或半流质食物，无其他并发症者，可逐步恢复正常饮食。

（二）密切病情观察，预防并发症

入院后，测量患者生命体征，注意观察患者吞咽疼痛和吞咽困难是否加重，是否出现发热、胸痛、呕血、黑便或呼吸困难等新情况。出现异常情况，应立即报告医生并协助护理。

（三）健康指导

1. 提倡文明进食，细嚼慢咽，预防咽及食管异物发生。

2. 教育儿童不要将玩物含于口内玩耍，以免发生误吞。

3. 要及时修复松动的义齿，以免进食时脱落被误吞。

4. 发生咽或食管异物后应尽早就医，及时取出，食管异物多在发病后第 2 周出现并发症，时间越长越危险。咽及食管异物发生后自行用食物强咽或饮醋都是错误的。

四、喉、气管与支气管异物

喉、气管与支气管异物（foreign bodies in the larynx and the trachea and bronchi）是耳鼻咽喉科常见的急危重症之一。多见于 5 岁以下小儿。异物的种类繁多，按来源可分为外源性及内源性异物。外源性异物以植物类最常见，如各种豆、瓜子、花生仁、玉米粒等，其次为动物的骨头，少数是其他性质的异物。内源性异物系指呼吸道病变所致痂皮、纤维蛋白膜或其他坏死物质等。异物进入喉、气管与支气管后，主要引起呼吸困难，重者因窒息而死亡。

【护理评估】

（一）健康史

1. 进食不慎将异物误吸入呼吸道。

2. 进食或口含异物时，因哭、笑、跌倒等原因误吸。

3. 偶可见医疗事故，如取鼻腔异物时异物不慎从后鼻孔滑入气管；拔牙或补牙时不慎将脱落的牙齿或根管治疗针、修补材料等误吸进入气管；后鼻孔息肉或扁桃体摘除手术时部分组织块不慎脱落误吸进入气管等。

（二）临床表现

1. 喉异物

（1）症状：可出现吸气性呼吸困难和剧烈呛咳，并伴有不同程度的喉痛、声嘶、吸气性喘鸣及发绀等。若异物较大，可立即引起窒息。尖锐异物可损伤喉黏膜而继发感染。

（2）体征：间接喉镜或直接喉镜下多可发现异物。

2. 气管异物

（1）症状：异物进入气管，即发生剧烈咳嗽和不同程度的呼吸困难。较大的异物阻塞气管常导致严重呼吸困难或窒息。小而光滑异物可随呼吸或咳嗽上下跳动，引起阵发性剧咳。

（2）体征：听诊时于颈下段或胸骨上端可闻及“拍击音”，两肺呼吸音无明显差异，有时可听到因气道狭窄而产生的喘鸣音。

3. 支气管异物

（1）症状：主要表现为阵发性咳嗽。异物停留时间较长，会出现发热、咳嗽、咳痰等支气管炎的症状。

（2）体征：由于支气管解剖的缘故，临床上支气管异物以右侧支气管多见。听诊患侧呼吸音减弱或消失。若异物停留在支气管内不移动，仅出现轻微咳嗽；改变体位或异物活动时，则出现痉挛性高声呛咳。合并感染时，听诊可闻及干湿啰音。

4. 并发症 若异物不能及时取出，可引起相应的并发症。如急性支气管炎、吸入性肺炎、肺气肿、肺不张或肺脓肿。喉异物可导致喉梗阻，出现呼吸困难。严重的肺气肿会因咳嗽使肺泡破裂造成气胸、纵隔气肿或皮下气肿等。

（三）实验室及辅助检查

1. X线透视及照片

（1）能直接发现不透X线的喉、气管及支气管异物，如金属性异物。

（2）固定在一侧支气管的非金属性异物，常显示一侧肺气肿或肺不张，或有纵隔摆动现象。

2. 喉内镜或支气管镜检查 能直接发现异物，可同时予以取出。

（四）心理-社会状况

因喉、气管及支气管异物的患者大多为儿童，病史讲述不清，如症状不典型，家长及患者易忽视而未能及时就医，延误了治疗。有时因医务人员经验不足，对本病缺乏足够的警惕，出现误诊或救治不及时，导致严重后果。部分患者及家属对喉、气管、支气管异物和内镜检查取异物缺乏了解，担心异物取出困难，恐惧做气管切开术，易产生焦虑不安。

（五）治疗原则

及时取出异物，控制感染，保持呼吸道通畅。

【常见护理诊断/问题】

1. **有窒息的危险**　与异物阻塞呼吸道或引起喉痉挛有关。

2. **有感染的危险**　与异物损伤、刺激喉、气管及支气管黏膜继发感染有关。

3. 知识缺乏：缺乏喉、气管及支气管异物的预防知识。

【护理目标】

1. 患者能呼吸道通畅，没有窒息的危险。

2. 能不发生感染或感染得到有效的控制。

3. 能了解喉、气管及支气管异物防治的相关知识。

【护理措施】

（一）尽快取出异物，防止窒息

1. 使患者安静，卧床休息，吸氧。频繁咳嗽的患者，遵医嘱酌情给予止咳药，但忌用有呼吸抑制作用的镇咳药，如吗啡、可待因等。

2. 准备好抢救物品，如负压吸引器、气管插管、气管切开包、呼吸兴奋剂等。配合医生尽快做好直接喉镜或支气管镜检查前的各项准备，术前禁食4小时。

3. **严密观察呼吸情况**　如呼吸困难突然加重，立即报告医生，及时施行有效的救治措施，如环甲膜切开术或气管切开术。支气管镜检查术后，若呼吸困难未能解除，伴声嘶，多为器械损伤喉黏膜，引起局部水肿，及时遵医嘱给予激素静脉滴注和超声雾化吸入。

4. 协助医生在全麻下行直接喉镜或支气管镜检查，取出异物。

（二）防治感染

呼吸道异物极易引起感染，尤其是含脂类的异物，如豆类、花生、瓜子等。遵医嘱给予广谱抗生素静脉滴注，防治呼吸道感染。

（三）健康指导

1. 向患者或家属、幼儿园保育员等介绍喉、气管和支气管异物的相关知识，做到预防为主。

2. 小孩进食时不要对其责备、挑逗、追逐，防止因哭、笑、跌倒而误吸。

3. 纠正小儿进食时的各种不良习惯，引导文明进食；教育小儿不要口含物品玩耍，以免误吸。

4. 疑似喉、气管和支气管异物的患者应及时就诊，做相关检查，以免漏诊。

【护理评价】

经过治疗和护理，患者是否：①异物已经取出，没有窒息的危险；②不发生感染或已得到有效的控制；③已了解喉、气管及支气管异物防治的相关知识。

（李　敏　李东风）

思考题

一、选择题

A_1 型题

1. 常有间歇性或交替性鼻塞应考虑（　　）

A. 急性鼻炎　B. 慢性单纯性鼻炎　C. 慢性肥厚性鼻炎
D. 变应性鼻炎　E. 萎缩性鼻炎

2. 护理慢性鼻炎时**不正确**的一项是（　　）
A. 用1%的麻黄碱滴鼻液滴鼻
B. 可用中成药治疗
C. 可长期用滴鼻净滴鼻
D. 可用封闭疗法
E. 儿童宜用0.5%的麻黄碱滴鼻液滴鼻

3. 一侧鼻腔流臭脓涕，可考虑为（　　）
A. 额窦炎　B. 牙源性上颌窦炎　C. 前组筛窦炎
D. 后组筛窦炎　E. 蝶窦炎

4. 哪一组鼻窦炎发病率最高（　　）
A. 上颌窦炎　B. 额窦炎　C. 筛窦炎
D. 蝶窦炎　E. 全组鼻窦炎

5. 鼻出血最常见的部位是（　　）
A. 下鼻道　B. 中鼻道　C. 鼻顶部
D. 鼻中隔前下区　E. 鼻中隔前上方

6. 有关慢性扁桃体炎的描述**不正确**的是（　　）
A. 有反复急性发作病史　B. 平时无明显自觉症状
C. 扁桃体慢性充血　D. 扁桃体迅速增大
E. 隐窝口可有干酪样点状物

7. 在鼻咽癌的症状中，下列叙述**不恰当**的是（　　）
A. 早期后吸时涕中带血
B. 颈淋巴结肿大
C. 头痛
D. 耳鸣、耳聋、耳闷
E. 早期可发生肝、肺、骨骼等处转移

8. 阻塞性睡眠呼吸暂停低通气综合征最主要的护理诊断是（　　）
A. 睡眠形态紊乱　B. 社会孤立　C. 潜在并发症
D. 知识缺乏　E. 睡眠中猝死

9. 咽喉疼痛剧烈，不伴声音嘶哑，咽部检查无明显异常，应考虑（　　）
A. 急性喉炎　B. 急性扁桃体炎　C. 急性会厌炎
D. 急性咽炎　E. 以上都是

10. 小儿急性喉炎，与成人不同的是，小儿可发生（　　）
A. 声音嘶哑　B. 咳嗽　C. 吸气性呼吸困难
D. 发热　E. 咽喉疼痛

11. 喉阻塞的临床表现**不正确**的一项是（　　）
A. 呼气性呼吸困难　B. 吸气性喉喘鸣　C. 三凹征
D. 声音改变　E. 缺氧

12. 急性分泌性中耳炎的临床表现正确的一项是（　　）

A. 鼓膜穿孔　　B. 鼓膜内陷　　C. 高音调持续性耳聋
D. 耳流脓　　E. 常伴有眩晕

13. 急性化脓性中耳炎最常见的感染途径是（　　）
A. 咽鼓管　　B. 常继发于上呼吸道感染
C. 年龄越小发病率越高　　D. 鼓膜穿孔后，耳痛减轻
E. 鼓膜充血、内陷、振动差

14. 下列哪一项**不是**慢性化脓性中耳炎的临床特点（　　）
A. 耳反复流脓　　B. 听力下降　　C. 鼓膜穿孔
D. 可引起并发症　　E. 常伴有眩晕

A_2 型题

15. 女性患者，24 岁，右鼻胀痛 3 天，检查：右鼻前庭处有丘状隆起，周围红肿，顶端可见一黄白色脓点，诊断为鼻疖。在以下护理中**错误**的是（　　）
A. 疖肿未成熟时，禁止切开引流
B. 疖肿成熟时切开，切忌挤压
C. 早期即正规应用抗生素
D. 注意加强全身支持治疗
E. 脓肿成熟时切开，并适当挤压以利引流

16. 患者鼻痒、喷嚏、流清涕伴鼻塞，为明确是否为变应性鼻炎，较可靠的检查方法是（　　）
A. 根据鼻痒、喷嚏、清涕症状　　B. 检查鼻黏膜是否苍白
C. 试验性激素治疗　　D. 变应原皮试
E. 鼻分泌物嗜酸性粒细胞计数

17. 女性患者，25 岁，感冒 10 天左右，近日感全身不适加重，鼻塞加重，流大量脓涕，并出现前额及面颊部胀痛，晨轻午后重，应考虑（　　）
A. 急性鼻炎　　B. 急性额窦炎　　C. 急性上颌窦炎
D. 急性筛窦炎　　E. 急性蝶窦炎

18. 男性患者，46 岁，流脓鼻涕、鼻塞伴嗅觉下降及记忆力下降 3 年，诊断为慢性上颌窦炎。护理措施中最重要的是（　　）
A. 心理护理　　B. 预防并发症　　C. 上颌窦穿刺冲洗
D. 鼻窦置换疗法　　E. 密切观察病情

19. 男性患者，17 岁，因用手挖鼻孔引起鼻出血不止，检查见鼻中隔前下部有一较大创面，出血较剧，其他无异常，应协助医生做好哪项止血方法（　　）
A. 指压法　　B. 烧灼法　　C. 前鼻孔填塞法
D. 血管结扎法　　E. 遵医嘱补液、止血药

20. 患者男，40 岁。每进食辣椒时，均引起咽痛，被诊断为慢性咽炎。本患者主要的护理措施是（　　）
A. 大剂量抗生素　　B. 止痛剂　　C. 加强锻炼
D. 做好心理护理　　E. 戒除辛辣食物刺激

21. 患者女，50 岁。近 3 个月经常擤鼻涕带血，且伴头痛、耳鸣、耳聋、鼻塞，经检查，确诊为鼻咽癌。患者情绪低落，整天焦虑不安。最主要的护理目标是（　　）

A. 患者涕中带血消失 B. 头痛减轻
C. 鼻塞好转 D. 耳聋改善
E. 患者能增强战胜疾病的信心

22. 患者，男性，前天出现发热，体温 38.2°C，咳嗽，咽喉痛，今天开始声音嘶哑，咳痰。喉部检查喉黏膜充血，声带水肿，声门关闭欠佳。最可能是（ ）

A. 急性喉炎 B. 急性扁桃体炎 C. 急性会厌炎
D. 急性咽炎 E. 以上都是

23. 患者，男性，25 岁。昨晚参加篮球比赛，早上起床右耳突然耳鸣，呈高音调持续性，听力明显下降，为重度感音神经性聋，检查右耳外耳道及鼓膜无异常。最可能的诊断是（ ）

A. 突发性聋 B. 急性分泌性中耳炎 C. 梅尼埃病
D. 外耳道炎 E. 急性化脓性中耳炎

24. 女，12 岁，吃饭时误吞鱼骨，突感吞咽痛，急诊行食管吞钡挂棉透视发现第 4 胸椎水平有挂棉征，最可能的诊断是（ ）

A. 支气管异物 B. 食管癌 C. 食管异物
D. 食管狭窄 E. 食管穿孔

二、名词解释

1. 慢性鼻炎 2. 喉阻塞 3. 急性分泌性中耳炎

三、简答题

1. 简述慢性鼻炎的分类及症状、体征有哪些主要不同点？
2. 简述小儿急性喉炎的主要临床表现。
3. 简述急性化脓性中耳炎细菌侵入中耳的途径。

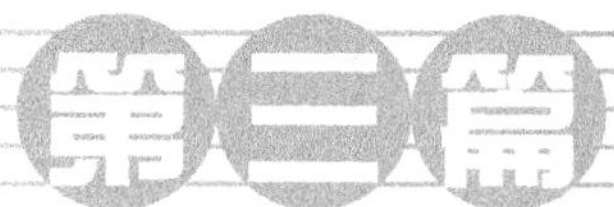

口腔科护理学

第七章　口腔颌面部的应用解剖及生理

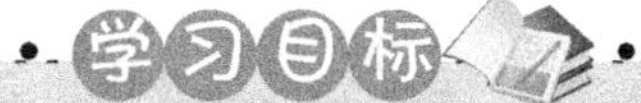

学习目标

1. 掌握牙体的分类、组成及乳恒牙的萌出更替。
2. 熟悉口腔及颌面部的解剖结构。
3. 了解颌面部的表面解剖标志。

颌面部为面部的一部分，系指面部眉间点水平线以下的部位。颌面部的解剖结构包括骨、颞下颌关节、肌、涎腺、血管、神经和淋巴组织等。口腔位于颌面部区域内，是指由牙、牙周组织及唇、颊、舌、腭、涎腺等组织器官组成的功能性器官。

第一节　口腔的应用解剖及生理

口腔（oral cavity）为消化道的起端。口腔的前界为上、下唇，后界为咽门，两侧为颊，上界为腭，下以舌下区为界。由上下牙列、牙龈和牙槽骨将口腔分为两部分，牙列的唇颊侧部分称为口腔前庭，牙列的舌侧部分称为固有口腔。

一、口腔前庭及其表面解剖标志

口腔前庭为位于唇、颊与牙列、牙龈及牙槽黏膜之间的马蹄形潜在腔隙。当上下牙列紧咬时，口腔前庭主要在其后部经翼下颌皱襞与最后磨牙远中面间的空隙与固有口腔相通。对牙关紧闭或颌间固定的患者，可经此空隙输入流体营养物质。

口腔前庭区域内，可见以下具有临床意义的表面解剖标志（图 7-1）。

（一）口腔前庭沟

为唇、颊黏膜移行于牙槽黏膜的沟槽。前庭沟黏膜下松软，是口腔局部麻醉常用的穿刺及手术切口部位。

（二）上、下唇系带

为前庭沟中线上扇形或线形的黏膜小皱襞。上唇系带一般较下唇系带明显。制作义齿时基托边缘应注意此关系。

（三）颊系带

为口腔前庭沟上相当于上下尖牙或前磨牙区的扁形黏膜小皱襞，其数目不定。义齿基托边缘也应注意此关系。

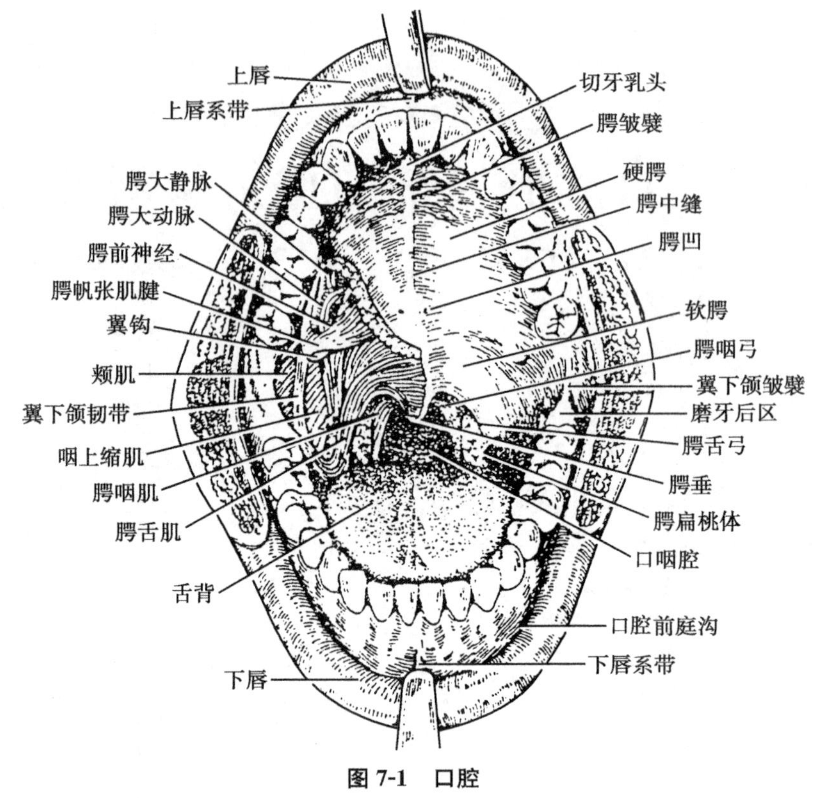

图 7-1　口腔

（四）腮腺导管口

在平对上颌第二磨牙牙冠的颊黏膜上，有一乳头状突起，腮腺导管口即开口于此。挤压腮腺区可见有唾液经此处流入口腔。行腮腺造影或腮腺导管内注射治疗时，须经此处注入。

（五）磨牙后区

由磨牙后三角和磨牙后垫组成。磨牙后三角位于下颌骨最后一个磨牙的远中，其尖向后，磨牙后垫为覆盖磨牙后三角表面的软组织。下颌第三磨牙冠周炎时，磨牙后垫常见红肿。

（六）翼下颌皱襞

为延伸于上颌结节后内方与磨牙后垫后方之间的黏膜皱襞，其深面有翼下颌韧带。此处是下牙槽神经阻滞麻醉的重要标志，也是翼下颌间隙及咽旁间隙口内切口的标志。

（七）颊垫尖

大张口时，平对上、下颌后牙𬌗面间颊黏膜上有一个三角形隆起，称颊垫，其尖称颊垫尖。此尖约相当于下颌孔平面，为下牙槽神经阻滞麻醉的重要标志。

二、口腔其他组织器官

（一）唇

唇（lips）的上界为鼻底，下界为颏唇沟，两侧以唇面沟为界，其中部有横行的口裂将唇分为上唇和下唇。上、下唇的游离缘系皮肤与黏膜的移行区，称为唇红。唇红与皮肤交界处名唇红缘。上唇皮肤表面正中有自鼻小柱向下至唇红缘的纵行浅沟称为人中，人中的上中 1/3 交点为人中穴，是一急救穴位。人中的两侧各有一条与其并行的皮肤嵴，称为人中嵴。上述解剖部位在唇裂手术及外伤修复中，均为重要标志。

唇的构造由外向内分为五层：皮肤、浅筋膜、肌层、黏膜下层、黏膜。外伤或手术时应分层缝合，以恢复其正常解剖结构和功能。唇部皮肤富于毛囊、皮脂腺和汗腺，为疖痈好发部位，同时该处位于“危险三角”内，感染可通过面部静脉血逆行扩散至颅内，引起海绵窦化脓性血栓性静脉炎。唇内侧黏膜表面有许多小黏液腺开口，当其导管阻塞时，易形成黏液腺囊肿。

（二）颊

颊（cheeks）的上界为颧骨下缘，下界为下颌骨下缘，前以唇面沟、后以咬肌前缘为界，形成口腔前庭的外侧壁。颊的结构由外向内分为六层：皮肤、皮下组织、颊筋膜、颊肌、黏膜下层、黏膜。

（三）腭

腭（palate）构成口腔的上界，并分隔口腔与鼻腔。参与发音、言语及吞咽等活动。腭的前 2/3 由骨质支撑，表面覆盖黏膜，称为硬腭，后 1/3 为软腭。

1. 硬腭 呈穹隆状，有牙弓围绕。在硬腭的口腔面有腭中缝、切牙乳头、腭皱襞、腭大孔等表面解剖标志。

硬腭组织具有下列特点：①黏膜下层前部含有少量脂肪，无腺体，后部则有较多腭腺，故腭腺肿瘤多发生在硬腭后部；②硬腭的骨膜与黏膜下层附着紧密，而与骨面附着不太紧密，故手术时常将黏膜、黏膜下层及骨膜视为一整层称黏骨膜；③黏骨膜不易移动，能耐受摩擦和咀嚼压力。

2. 软腭 为一能动的肌肉膜样隔，其前端中线两侧有对称的腭小凹，为硬腭后缘的标志。软腭后缘游离，称腭帆，其中央伸向下方的指状突起称腭垂或悬雍垂。腭垂两侧有两对黏膜皱襞分别连于舌根和咽的侧壁，前方一对称腭舌弓，后方的一对称腭咽弓，两弓间的窝称扁桃体窝，容纳腭扁桃体。腭垂、两侧的腭舌弓与舌根共同围成咽峡，是口腔与咽的分界。

软腭主要由黏膜、黏膜下层、腭腱膜及腭肌等组成。黏膜下层中含较多黏液腺，结构疏松，炎症时易水肿。

（四）舌

舌（tongue）为口腔内重要器官，在参与言语、协助咀嚼、吞咽、吮吸、感受味觉和一般感觉等功能活动中起重要作用。舌还是中医观察全身某些疾病的重要窗口。

舌的上面又称舌背，以“∧”字形的界沟分界，将舌分为前 2/3 与后 1/3 两部。舌后 1/3 为舌根，构成咽前壁。舌前 2/3 称为舌体，分布有四种舌乳头：丝状乳头、菌状乳头、轮廓乳头和叶状乳头。除丝状乳头外，其余三种舌乳头均有味觉感受器。

舌的下面又称舌腹，正中黏膜皱襞为舌系带。舌系带过短或附着过前时，常造成婴儿吸吮困难以及说话时吐字不清，需行手术治疗。

（五）舌下区

舌下区（sublingual region）位于舌和口底黏膜之下，下颌舌骨肌和舌骨舌肌之上。前界及两侧界为下颌体的内侧面，后部止于舌根。当舌向上方抬起时，舌系带两侧的口底黏膜上各有一小突起，称舌下阜，为下颌下腺管及舌下腺大管的共同开口。在口底黏膜的深面，有舌下腺及下颌下腺深部、颌下腺导管及舌神经、舌下神经及动、静脉等重要结构。

口底组织比较疏松，有多个潜在的间隙存在。在外伤或感染时，易形成较大的血肿、脓肿，将舌推挤向上后，造成呼吸困难或窒息，应予以警惕。

第二节 牙体及牙周组织的应用解剖及生理

一、牙 体

人类的牙（teeth）不仅是直接行使咀嚼的器官，而且对发音、言语及保持面部协调美观均具有重要作用。

（一）牙的分类

1. 根据牙在口腔内存在的时间分类

（1）乳牙：出生后 6～8 个月开始陆续萌出，到两岁半左右全部萌出，共 20 个。自 6～7岁至 12～13 岁，乳牙逐渐脱落，被恒牙代替。

（2）恒牙：一般在 6 岁左右开始萌出和替换，逐步替代乳牙，成人一般有 28～32 颗恒牙，近代人第三磨牙有退化的趋势。

2. 根据牙的形态特点和功能特性分类

（1）切牙（incisor）：位于口腔前部，上、下、左、右共 8 个。邻面观牙冠呈楔形，颈部厚而切缘薄，牙根为单根。功能是切割食物。

（2）尖牙（canine）：位于侧切牙远中，上、下、左、右共 4 个。牙冠较厚，在切缘上有一长大牙尖，牙根为单根。功能是穿刺、撕裂食物。

（3）前磨牙（premolar）：又称双尖牙。位于尖牙与磨牙之间，上、下、左、右共 8 个。牙冠呈立方体，殆面一般有两尖（下颌第二前磨牙有三尖型），牙根为单根或双根。主要功能是协助尖牙撕裂食物，同时有捣碎食物的作用。

（4）磨牙（molar）：位于前磨牙的远中，上、下、左、右共 12 个。牙体由第一磨牙至第三磨牙依次渐小。牙冠体积大，殆面亦大，有 4～5 个牙尖，牙根一般为 2～3 根。具有捣碎、磨细食物的功能。

切牙和尖牙位于口角之前，故称为前牙；前磨牙和磨牙位于口角之后，故称为后牙。

根据牙的形态特点和功能特性，乳牙可分为乳切牙（8 个）、乳尖牙（4 个）和乳磨牙（8 个）三组。

（二）牙的组成

1. 外部观察 从外部观察，牙体由以下三部分组成：

（1）牙冠（crown of tooth）：有解剖牙冠和临床牙冠之分。解剖牙冠指牙体外层由牙釉质覆盖的部分。临床牙冠为牙体暴露于口腔的部分，牙冠与牙根以龈缘为界。

（2）牙根（root of tooth）：也有解剖牙根和临床牙根之分。解剖牙根指牙体外层由牙骨质覆盖的部分。临床牙根为牙体在口腔内不能见的部分，以龈缘为界。

（3）牙颈（neck of tooth）：指解剖牙冠与牙根交界处的弧形曲线，又称颈线或颈缘。

2. 剖面观察 从剖面上可以看到牙体由三层硬组织及一种软组织构成（图 7-2）。

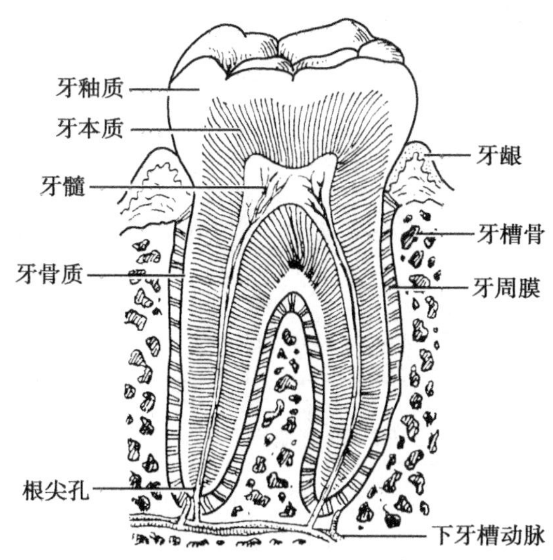

图 7-2 牙体及牙周组织剖面

(1) 牙釉质（enamel）：构成牙冠的表层，是高度钙化的最坚硬的组织。呈白色半透明状。

(2) 牙骨质（cementum）：构成牙根表层的硬组织，色泽较黄。

(3) 牙本质（dentin）：是构成牙体的主质，位于牙釉质和牙骨质内层，其中央有一形似牙体外形的空腔，称为髓腔（pulp cavity）。

(4) 牙髓（dental pulp）：充满于髓腔中的结缔组织，内含血管、神经和淋巴管。

（三）临床牙位记录法

临床上为了便于记录，常用符号代表各个牙齿。我国临床上最常用的是部位记录法。以“＋”字将全口牙分为上、下、左、右四区，或 A、B、C、D 四个象限。横线上代表上颌，横线下代表下颌，纵线右侧代表患者左侧，纵线左侧代表患者右侧。乳牙用罗马数字代表；恒牙用阿拉伯数字代表。例如：左上乳尖牙用⌊Ⅲ 或ⅢB表示。

乳牙和恒牙的临床部位记录法

	A								上颌						B		
	8	7	6	5	4	3	2	1	1	2	3	4	5	6	7	8	
				Ⅴ	Ⅳ	Ⅲ	Ⅱ	Ⅰ	Ⅰ	Ⅱ	Ⅲ	Ⅳ	Ⅴ				
右																	左
				Ⅴ	Ⅳ	Ⅲ	Ⅱ	Ⅰ	Ⅰ	Ⅱ	Ⅲ	Ⅳ	Ⅴ				
	8	7	6	5	4	3	2	1	1	2	3	4	5	6	7	8	
	C								下颌						D		

（四）乳恒牙的萌出和更替

1. 乳牙的萌出 乳牙从生后 6～8 个月开始萌出。最先萌出的是乳中切牙，然后依次萌出乳侧切牙、第一乳磨牙、乳尖牙和第二乳磨牙，2 岁左右乳牙全部萌出（表 7-1）。

2. 恒牙的萌出及乳恒牙的更替 儿童 6 岁左右，在第二乳磨牙远中萌出第一个恒牙即第一恒磨牙。6～7 岁至 12～13 岁，乳牙逐渐为恒牙所替换。在 12～13 岁时恒牙已长出 28 颗。第三磨牙俗称智齿，萌出时间不一，一般在 18～26 岁之间，但也有先天缺失者，因此牙齿数目有所增减（表 7-2）。

表 7-1 乳牙萌出时间和顺序

牙齿名称与顺序	萌出时间（月）
乳中切牙	6～8
乳侧切牙	8～10
第一乳磨牙	12～16
乳尖牙	16～20
第二乳磨牙	24～30

表 7-2 恒牙萌出时间和顺序

牙齿名称与顺序	萌出时间（岁）	
	上 颌	下 颌
第一磨牙	5～7	5～7
中切牙	7～8	6～7
侧切牙	8～10	7～8
尖牙	11～13	10～12
第一前磨牙	10～12	10～12
第二前磨牙	11～13	11～13
第二磨牙	12～14	11～14
第三磨牙	17～26	17～26

由于近代人食物精细，颌骨的发育逐渐退化变小，临床上常出现牙量和骨量不相适应的情况。第三磨牙常因间隙不足而萌出困难，称为智齿阻生。少数人也可有畸形多余牙出现。

牙齿萌出有以下特点：一般左右同名牙多同时萌出，上下同名牙则下颌牙较早萌出。同名牙齿女性萌出的年龄早于男性。

从 2 岁左右至 6 岁以前，为儿童乳牙殆时期。从 6 岁至 12 岁，乳牙逐渐脱落，恒牙相继萌出，乳恒牙更替，此时口腔内可见乳、恒牙并存于同一牙列，该时期称混合牙列期。乳牙有时会早脱或滞留，恒牙也有可能早萌或迟萌，此时进行牙体治疗时鉴别乳牙和恒牙是非常重要的：乳牙牙冠较小；色较白，无光泽；颈部和咬合面较恒牙为窄；牙冠比同名恒牙小；另外，乳牙磨耗较恒牙严重。12 岁以后，口腔内均为恒牙，称为恒牙殆时期。

二、牙周组织

牙周组织包括牙槽骨、牙周膜及牙龈，是牙齿的支持组织。

（一）牙槽骨

牙槽骨（alreolar bone）是颌骨包围牙根的突起部分，又称为牙槽突。牙槽突骨质较疏松，富有弹性，是牙齿的重要支持组织。牙根与牙根之间的骨板，称为牙槽间隔；容纳牙根的骨性凹窝称牙槽窝；牙槽骨的游离缘称为牙槽嵴。当牙齿脱落后，牙槽骨逐渐萎缩。

（二）牙周膜

牙周膜（periodontal membrane）是界于牙根与牙槽骨之间的纤维结缔组织，主要为胶原纤维，呈束状排列，其纤维束一端埋于牙骨质，另一端埋于牙槽骨和牙颈部的牙龈内，将牙齿固定在牙槽窝内。牙周膜具有一定的生理动度，可以不断地调节牙齿所受的咀嚼压力。牙周膜内有丰富的神经、血管和淋巴，具有营养牙体组织的作用。

（三）牙龈

牙龈（gingiva）是口腔黏膜覆盖于牙颈部及牙槽骨的部分，呈粉红色，坚韧而富有弹性，紧密地附着在牙槽骨的部分称附着龈，其上有橘皮状之凹陷小点，称为点彩，当发生炎症水肿时，点彩即消失。牙龈与牙颈部紧密相连，其边缘未附着的部分，称为游离龈。它与牙齿间的空隙为龈沟，正常的龈沟深度不超过 2mm，倘若超过 2mm 则为病理现象。两牙之间突起的牙龈为龈乳头，当炎症或食物嵌塞时，龈乳头则发生水肿或破坏消失。

第三节　颌面部的应用解剖及生理

一、骨

颌面部的骨性支架由 14 块骨组成，其中除单一的下颌骨及梨骨外，其余均成双对称排列，包括上颌骨、鼻骨、泪骨、颧骨、腭骨及下鼻甲。上述诸骨相互连接，构成颌面部的基本轮廓。

（一）上颌骨

上颌骨（maxilla）位于颜面中部，左右各一，相互对称。与邻骨连接，参与眶底、口腔顶部、鼻腔底部和侧壁等构成（图 7-3）。

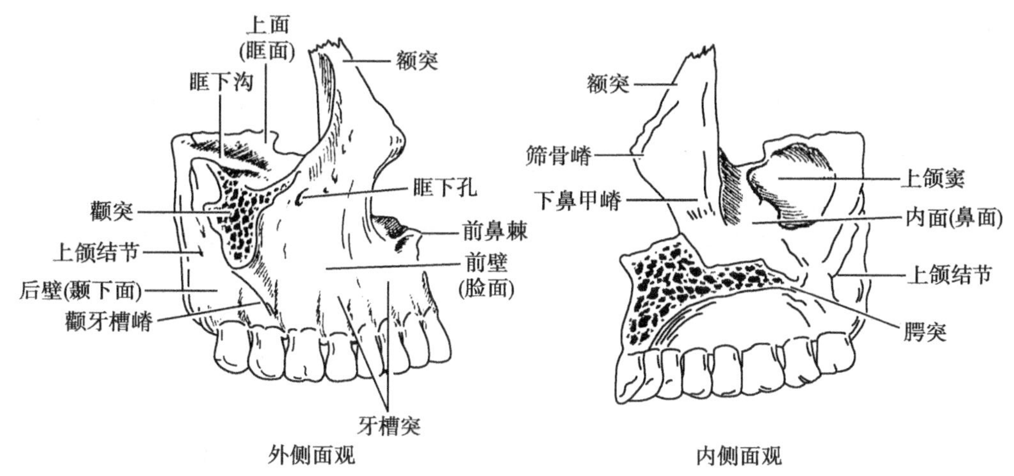

图 7-3　上颌骨

上颌骨的形态不规则，可分为一体四突。一体称为上颌体，前外面有眶下孔、尖牙窝；后面（颞下面）有颧牙槽嵴、牙槽孔和上颌结节；上面（眶面）有眶下管；内面（鼻面）参与鼻腔外侧壁的构成，有上颌窦裂孔。四突分别指额突、颧突、腭突和牙槽突；其中牙槽突是全身骨骼中最为活跃的骨质，与牙齿的发育、萌出、乳恒牙的交替、牙齿的脱落及咀嚼功能的大小等密切相关。

上颌骨体内有上颌窦，其底壁由前向后盖过上颌第二前磨牙到上颌第三磨牙的根尖，与上述牙根尖间仅隔以较薄的骨质，甚至无骨质而仅覆以黏膜。因此临床上上颌窦的病变和上述牙体的病变常可互相影响。

上颌骨与咀嚼功能关系密切。在承受咀嚼压力明显的部位，骨质明显增厚，形成三对支柱，分别为尖牙支柱、颧突支柱和翼突支柱；均起自上颌骨牙槽突，上达颅底。

上颌骨的血供极为丰富，故抗感染能力强，骨折愈合较下颌骨迅速，但外伤后出血亦多。

（二）下颌骨

下颌骨（mandible）是颌面部骨中唯一能动的骨（图 7-4）。

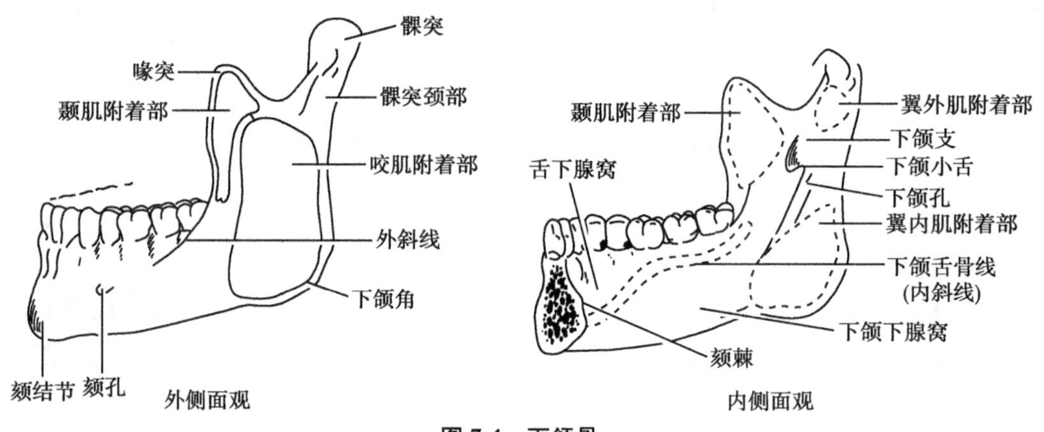

图 7-4 下颌骨

下颌骨的结构分为水平部和垂直部。水平部称为下颌体，垂直部称为下颌支。下颌体呈弓形，具有内、外两面及牙槽突和下缘；其外面有正中联合、颏结节、外斜线、颏孔等解剖结构；其内面有颏棘、内斜线、舌下腺窝、下颌下腺窝和二腹肌窝等解剖结构。下颌骨牙槽突与上颌骨牙槽突相似，但牙槽窝较上颌骨小。

下颌支上端有喙突和髁突（关节突），喙突上有颞肌和咬肌附着，两突之间有下颌切迹（乙状切迹）；其内面中央略偏后上方有下颌孔，向前下方通入下颌管。下颌支后缘与下颌体下缘相连接处称为下颌角。

下颌骨是颌面诸骨中体积最大、面积最广、位置最突出者，在结构上存在易发生骨折的薄弱部位：正中联合、颏孔区、下颌角和髁突颈部。

二、颞下颌关节

颞下颌关节（temporomandibular joint）为全身唯一的双侧联动关节，具有转动和滑动两种功能，其活动与咀嚼、言语、表情等功能密切相关。颞下颌关节由颞骨关节面、下颌骨髁状突及位于两者间的关节盘、关节囊和周围的韧带所构成（图 7-5）。

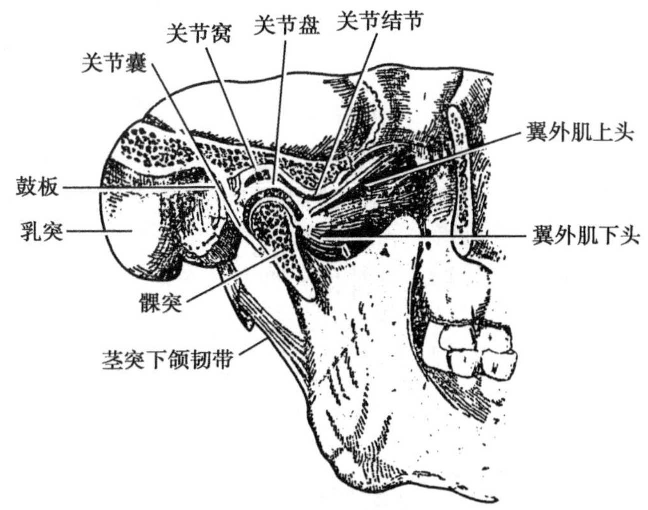

图 7-5　颞下颌关节的组成

三、肌

口腔颌面部的肌包括表情肌、咀嚼肌、腭咽部肌等。

表情肌位置较浅，肌束薄弱，收缩力较小，协同运动时可表达喜、怒、哀、乐等各种表情，同时参与咀嚼、吮吸、吞咽、言语等活动。面部表情肌多位于孔裂周围，呈环状和放射状排列，其运动由面神经支配。头面部表情肌分为口、鼻、眶、耳和颅顶五群。

咀嚼肌粗大有力，位置深在，包括咬肌、颞肌、翼内肌和翼外肌，均左右成对；其作用主要是提下颌向上及参与下颌的侧方、后退运动。

四、血　　管

（一）动脉

颌面部血运十分丰富，主要来自于颈外动脉的分支，有舌动脉、颌外动脉、颌内动脉和颞浅动脉等。各分支间和两侧动脉间彼此吻合成网状，外伤及手术可引起大量出血；压迫止血时，必须压迫供应动脉的近心端，才能暂时止血。由于血运丰富，颌面部组织的抗感染能力较强，外伤时伤口愈合较快。

（二）静脉

颌面部静脉可分为深、浅两个静脉网，彼此吻合成网状。浅静脉网主要由面静脉和颞浅静脉组成，汇入深静脉网；深静脉网主要为翼静脉丛，位于颞下窝内，可与颅内海绵窦相通。颌面部静脉的特点是静脉瓣较少或无瓣膜，当肌肉收缩或挤压时，血液易反流；故颌面部的感染，尤其是鼻根部和口角连线三角区内的感染处理不当，细菌和毒素可经面部静脉逆行扩散入颅，引起海绵窦血栓性静脉炎等严重并发症。

五、神　　经

口腔颌面部与口腔医学关系密切的神经主要有三叉神经和面神经。

（一）三叉神经

三叉神经（trigeminal nerve）为最大的一对脑神经，是以感觉为主的混合性神经，支配口腔颌面部感觉和咀嚼肌运动。三叉神经由半月神经节发出三支感觉神经：眼神经、上颌神经和下颌神经。下颌神经中有运动神经加入，组成混合神经。其中上、下颌神经与口腔科关系最为密切。

1. 上颌神经（maxillary nerve） 从半月神经节发出，经圆孔出颅，在行程中沿途分出颧神经、蝶腭神经、上牙槽后神经、上牙槽中神经、上牙槽前神经等分支。

2. 下颌神经（mandibular nerve） 是颅内三叉神经半月节发出的最大分支，含有感觉和运动两种神经纤维，属混合神经。下颌神经出卵圆孔后，分前、后两股。前股较小，多系运动神经，主要支配咀嚼肌运动，其唯一的感觉神经是颊长神经，分布于下颌磨牙的颊侧牙龈、颊部后份黏膜和皮肤。后股较大，多系感觉神经，主要分支有耳颞神经、舌神经和下牙槽神经。在翼颌间隙内，临床上行下颌神经阻滞麻醉时，可一次麻醉这三支神经。

（二）面神经

面神经（facial nerve）是以运动神经为主的混合性脑神经。它含运动、味觉和分泌纤维，管理颌面部表情肌的运动、舌前 2/3 的味觉和涎腺的分泌。面神经经茎乳孔出颅，进入腮腺实质内，各分支彼此吻合，交织成网，出腮腺后呈扇形分布，从上至下依次分出颞支、颧支、颊支、下颌缘支和颈支，支配面部表情肌。腮腺病变可影响面神经，使其发生暂时性或永久性麻痹。颌面部外伤在伤及面神经时，也可造成面瘫症状。

六、淋巴组织

颌面部淋巴组织分布极为丰富。正常情况下，淋巴结小而软，不易扪及，当有炎症或肿瘤转移时，相应淋巴结肿大，具有重要临床意义。颌面部常见且较重要的淋巴结有腮腺淋巴结、颌上淋巴结、下颌下淋巴结、颏下淋巴结和位于颈部的颈浅淋巴结、颈深淋巴结。

七、唾液腺

唾液腺又称涎腺，人体有三对大唾液腺，即腮腺、颌下腺和舌下腺。还有许多散在分布的小唾液腺，根据其所在部位分别称为唇腺、颊腺、腭腺和舌腺等。根据腺泡结构和分泌物的性质，可将唾液腺分为浆液性腺、黏液性腺和混合性腺；小唾液腺主要为黏液性腺，腮腺为浆液性腺，颌下腺和舌下腺为混合性腺。唾液有湿润口腔黏膜、消化食物、杀菌、调和食物便于吞咽以及调节机体水分平衡等作用。

（娄 鸣）

一、选择题

A_1 型题

1. 下列结构中位于口腔前庭之外的是（ ）

A. 唇系带　　B. 颊系带　　C. 腮腺导管口

D. 翼下颌皱襞　　E. 舌

2. 黏骨膜位于口腔内哪个部位的表面（ ）
   A. 唇红 B. 硬腭 C. 软腭
   D. 舌背 E. 颊
3. 牙体暴露于口腔内的部分称为（ ）
   A. 临床牙冠 B. 解剖牙冠 C. 解剖牙根
   D. 临床牙根 E. 牙颈
4. 牙体组织中唯一的软组织是（ ）
   A. 牙釉质 B. 牙骨质 C. 牙本质
   D. 牙髓 E. 髓腔
5. 以临床牙位记录法记录右侧上颌第一恒磨牙，应记为（ ）
   A. $\overline{6}\rvert$ B. $\lvert\overline{7}$ C. $\lvert\underline{6}$
   D. $\underline{6}\rvert$ E. $\underline{7}\rvert$
6. 下颌乳中切牙萌出于口腔的时间大约是（ ）
   A. 出生时 B. 出生后 3 个月 C. 出生后 6 个月
   D. 1 岁时 E. 2 岁时
7. 第一个萌出于口腔的恒牙是（ ）
   A. 上颌中切牙 B. 下颌中切牙 C. 下颌尖牙
   D. 上颌第一磨牙 E. 下颌第一磨牙
8. 正常的龈沟深度为（ ）
   A. ≤1mm B. ≤2mm C. ≤3mm
   D. ≥2mm E. ≥3mm
9. 关于上颌骨的结构特点描述**错误**的是（ ）
   A. 一体四突结构 B. 有上颌窦
   C. 有乙状切迹 D. 牙槽突骨质变化活跃
   E. 承受咀嚼压力部位形成三对支柱
10. 支配面部表情肌的神经是（ ）
   A. 三叉神经 B. 面神经 C. 上颌神经
   D. 下颌神经 E. 颧神经

二、名词解释

1. 口腔前庭 2. 髓腔 3. 牙周膜

三、简答题

1. 简述牙的两种分类方法。
2. 简述颞下颌关节的组成及功能。

第八章　口腔科护理概述

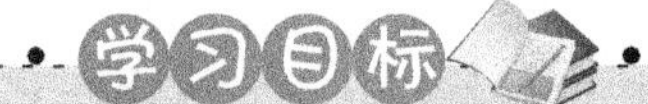

1. 掌握口腔科患者常见临床症状及常用护理诊断。
2. 熟悉口腔科常用检查方法及手术前、后的常规护理。
3. 了解口腔科门诊及病房的护理管理。

第一节　口腔科护理工作的基本特征

一、口腔科疾病的基本特征

（一）发病广泛且症状、体征突出

男女老幼均可发生口腔疾患，故口腔科患者具有广泛性。由于口腔、颌面部处于人体暴露部位，极易遭受损伤，并引起相应部位明显改变，患者能及时发现、就诊，因此，口腔科患者的护理项目及内容比较容易确定。

（二）多与全身疾病密切相关

口腔病症的出现与全身因素紧密相关。如复发性口疮与自身免疫功能障碍和内分泌紊乱有关，口角炎与维生素 B_2 缺乏有关，坏死性牙龈炎与维生素 C 缺乏有关，牙周炎与全身营养代谢障碍等有关等。因此，在护理口腔科患者时必须有整体观念，充分考虑患者局部与全身的关系。

（三）颌面部创伤病情复杂

随着社会不断的进步和发展，交通事故等意外伤害的增多，颌面部创伤的发生率也逐年升高，伤情多复杂，损伤广泛，以出血、肿胀、张口受限、语言功能障碍等为主要特点，常合并颅脑损伤、呼吸道梗阻、休克、感染等。

（四）口腔、颌面部创伤易合并感染

口腔、颌面部窦腔多，且窦腔内存有多种致病菌，受伤后或颌面部手术特别是经口腔途径的手术，其创伤伤口与窦腔相通，容易引起感染，故口腔护理对颌面部手术及外伤的患者尤为重要。

二、口腔科护理的工作要点

（一）重视口腔卫生

指导患者养成良好的口腔卫生习惯，掌握保持口腔卫生的措施，如正确的刷牙方法、牙线、牙签及漱口水的使用等；嘱其定期接受专业医师的检查和指导。

（二）熟练进行专项护理操作

配合医师完成“四手操作”的椅旁护理工作，进行各种材料的调制及灌注模型以及各类口腔常用设备、器械的准备与清洁消毒，熟悉常用设备的使用方法和日常保养以及各种材料的理化性能和用途。护理人员必须具有急救意识及敏锐的观察能力、判断能力、解决问题的能力，做到眼疾手快，抢救技术熟练。

（三）做好心理护理

口腔疾病常伴有明显疼痛，并影响美观及咀嚼功能，应加强对患者的心理疏导。口腔临床治疗过程中常使用高速涡轮机，应向患者解释治疗过程，以消除患者对钻牙的恐惧。对于口腔科手术患者，应做好术前和术后的护理工作。

（四）注意加强病情观察

口腔科护理应考虑患者全身状况，认真分析，制定出切实可行的护理措施。对于重症患者应密切观察患者的生命体征，及时解决一些突发问题，保持呼吸道通畅，防止伤口感染。

（五）做好健康指导

对患者、家属、社区人群广泛宣传口腔科疾病特别是危急重症的危害，提高护理对象身心素质。讲解常见口腔科疾病的基本知识和自我保健知识，注意清淡饮食，少吃刺激性食物；出现异常应及时就诊。

知识链接

全国爱牙日

1989年，由卫生部、教委等部委联合签署，确定每年的9月20日为全国爱牙日，旨在进一步强化公众对口腔卫生的关注，普及口腔卫生知识，使广大群众了解口腔疾病可防、可治。每年爱牙日的主题都不同，2010年的活动主题为“窝沟封闭，保护牙齿”。

第二节　口腔科护理评估

一、口腔科患者常见症状

（一）牙痛

牙痛是口腔科患者最常见的症状。应了解疼痛的性质、部位和伴随症状，密切观察其变化，并及时分析，准确判断，正确处理。疼痛主要有自发性剧痛、自发性隐痛、激发痛和咬合痛。牙痛的主要原因如下：

1. 牙齿本身疾病　急慢性牙髓炎、深龋及非龋疾病（如楔状缺损、外伤）等。

2. 牙周组织疾病　牙槽脓肿、龈乳头炎、急性尖周炎、牙周脓肿、冠周炎、干槽症及坏死性龈炎等。

3. 邻近组织疾病 邻近组织发炎时，炎症可波及齿槽神经所支配的牙齿，发生类似牙髓炎疼痛，如颌骨炎、急性上颌窦炎等。邻近组织出现占位性病变或压迫神经时也可引起牙痛，如上颌窦或颌骨的肿瘤等。

4. 全身疾病 急性一氧化碳中毒，可出现多数牙齿的剧痛；心脏病可引起心源性牙痛；月经期或绝经期、神经衰弱、流感、癔症等均可引起牙痛。

5. 神经精神性疾病 部分的抑郁型精神病患者可出现正常牙齿的疼痛；三叉神经痛可引起正常牙齿剧烈疼痛，即非典型牙痛。

（二）牙龈出血

不同疾病牙龈出血的范围及出血量不同。引起牙龈出血的原因很多，常见原因如下：

1. 局部因素 牙龈炎、牙周炎、食物嵌入、不良修复体刺激、拔牙后牙龈的撕裂未缝合、外伤等，均可引起牙龈出血。

2. 全身因素 维生素C缺乏症、牙龈恶性肿瘤、血液病、肝硬化、脾功能亢进、急性传染病、严重的消化功能紊乱、艾滋病等，也可导致牙龈出血。

（三）口臭

口臭是口腔患者比较关注的常见症状之一。常见原因如下：

1. 口腔卫生不良 不良口腔卫生习惯或缺乏口腔卫生有关知识，可造成牙垢和牙石过多。

2. 口腔疾病 牙齿疾病如龋病、残根、牙髓坏疽等；口腔黏膜疾病如口腔黏膜的糜烂、溃疡等；牙周组织疾病如牙周炎、牙周脓肿、牙龈炎、智齿冠周炎等。

3. 全身性疾病 糖尿病、胃肠疾病、尿毒症、急性肝炎、发热、消化不良、肺部化脓性炎症、肺肿瘤、铅中毒、汞中毒、有机磷中毒等。

（四）张口受限

主要原因包括组织损伤、感染和肿瘤三个方面。

1. 组织损伤 以外伤为多见，如颞颌关节损伤或强直、颌骨骨折等。

2. 感染 见于颞颌关节或闭口肌群受炎症累及后、破伤风等。

3. 肿瘤 见于颞颌关节或闭口肌群的占位性病变。

（五）牙齿着色和变色

正常牙齿呈黄白色或灰白色，有光泽。引起牙齿着色和变色的原因如下：

1. 牙齿着色 牙齿的表面呈褐色、黑色等，着色与烟、茶、饮食中的有色物质或口腔中的产色细菌有密切关系。长期接触某种矿物、药物或化合物也容易引起牙齿着色。

2. 牙齿变色 全口牙齿的变色常见于氟斑牙和四环素牙。个别牙齿变色常见于局部因素，例如失活剂用于牙髓失活时或外伤后，牙髓出血并坏死分解，血红蛋白分解产物渗入牙本质小管，使牙齿变成青灰色、粉红色或褐色。某些口腔药物渗入牙本质小管，也可使牙变成黑色（硝酸银）或棕红色（酚醛树脂）。

（六）牙齿松动

正常情况下，牙齿的生理动度约为0.2mm。引起牙齿松动的原因如下：

1. 牙周病 是引起牙齿松动的最常见疾病。

2. 外伤 前牙最易受累，可致牙周膜撕裂使牙齿松动或折断、脱位等。

3. 颌骨疾病 如颌骨内肿瘤或囊肿、颌骨骨髓炎等，可压迫牙齿使其移位，或者破坏颌骨，引起牙齿松动。

二、口腔科常用护理检查

（一）口腔颌面部常规检查

口腔颌面部常规检查是护理诊断及护理计划的基础，对口腔颌面部疾患的患者要作出正确的护理诊断，进行有效的护理，检查时应力求全面，既要对局部病变进行仔细的检查，又要树立整体观念。光源要充足，椅位要合适，要求在操作时态度要和蔼可亲，手法要轻柔细微、有顺序、主次分明，依次进行颌面部和口腔检查。着重检查牙齿、牙周、口腔黏膜和颌面部组织器官，必要时还应进行全身或系统检查。

1. 检查前准备

（1）光源：检查时，光源必须充足，以自然光线最理想，因为它能真实反映牙齿、牙龈和口腔黏膜的色泽。如果自然光线不足，可采用灯光辅助照明，口腔内光线不能直射的部位，可利用口镜反光及影像作用来观察。

（2）设备：将与手术有关的设备、器械及材料合理摆放。

（3）器械：口腔检查常用器械有口镜、探针和镊子，应消毒后备用。

（4）患者体位：患者常取仰卧位或坐位。护士备好检查器械、漱口杯等，让患者坐在综合治疗椅上，围好胸巾，调试照明灯光，使患者头部处于较固定的状态，既感到舒服，又便于检查。根据情况调整综合治疗椅的高度，使之与检查者的高度相适应。

检查上颌和下颌的体位略有不同。检查上颌时，护士要调整综合治疗椅的背靠和头靠，使患者的背部和头部稍向后仰，上颌牙列与地面约成45°角为宜，高度与检查者的肘部平齐。检查者站在患者的右前方或前方；进行下颌检查时，保持头、颈、背呈一直线，调整综合治疗椅，使患者在张口时，下牙列与地面平行，高度与检查者的肘部相齐，检查者应站在患者的右后方。

患者采用仰卧位检查时，检查者站在患者的右后方，调整椅位，使患者半卧于牙椅上，头和腿在同一水平面，腕部稍有弯曲，上颌颌面与水平面成90°角。检查过程中可适当调整患者的头部位置，并调试灯光，以便于操作者看清口腔内的不同区域。

2. 口腔常用检查方法

（1）问诊：通过询问全面了解患者疾病的原因、发展、诊疗过程及疗效、过去健康状况以及家庭成员的健康状况等，主要是针对患者的主诉、现病史、既往史和家族史等进行问诊。

（2）视诊：内容主要包括牙齿、舌、牙龈、口腔黏膜及修复体等。

1）牙齿：观察牙齿的数目、形态、颜色，有无残根、残冠、多生牙、牙石；观察有无龋病、充填材料的种类、充填物是否密合等。注意牙弓的大小、形态、位置及咬合关系是否正常。

2）舌：正常舌质淡红，苔薄白，舌体活动自如，舌腹黏膜光滑。检查应注意有无颜色、形态、运动障碍、表面有无裂沟或溃疡等异常。

3）牙龈：正常牙龈呈粉红色、有点彩。注意观察牙龈的颜色，有无肿胀、充血、增生、萎缩、脓肿的形成及点彩的消失，有无溃疡、坏死、窦道形成等。

4）口腔黏膜：注意观察口腔黏膜的色泽及完整性有无改变，有无充血、肿胀、溃疡、角化、疱疹、畸形、瘢痕、色素沉着及肿块等。

5）修复体：应仔细观察修复体的密合情况，有无咬合关系异常及创伤表现，外形是否正常。

（3）探诊：用探针可以了解牙齿有无龋洞、龋洞的深浅、位置、牙髓暴露的情况及敏感的反应程度。还可以探及龈下牙石的有无、牙周袋的深度、瘘管的长度及方向。当有充填物时，可探测其与牙体的密合度及有无继发龋等。牙周探诊及测量的方法是用带有刻度的牙周探针来探测牙周组织。通过探诊可了解牙周袋的范围、深度，牙龈与附着龈的关系，牙龈与牙齿的附着关系。正常龈沟的深度不超过 2mm，当龈沟深度超过 2mm 即称为牙周袋。

（4）叩诊：用口镜或镊子柄轻轻叩击牙齿。方法有两种，其一是垂直叩击牙齿的𬌗面或切缘，用来检查根尖有无损伤。正常牙齿叩击时声音清脆，若叩击音变浊且有叩痛则说明根尖出现病变。其二是侧叩击，即叩击牙齿的侧面，检查牙周的病变。注意应先叩击邻近的健牙再叩击患牙，根据牙齿疼痛的轻、中、重程度，分别用＋、＋＋、＋＋＋来表示。

（5）触诊（扪诊）：用手指或镊子夹持棉球扪压牙周组织，观察有无溢脓、疼痛和波动感。将手指放在两邻近的唇（颊）侧的牙颈部，让患者作各种方向的咬合动作，感受各牙所受咬合力，以此推断患者有无创伤性咬合。

牙齿松动度的检查是用镊子夹持牙齿的唇颊面轻轻摇动。如果松动幅度在 1mm 以内为Ⅰ度松动；松动幅度在 1～2mm 为Ⅱ度松动；松动幅度在 2mm 以上，且伴有近、远中及垂直方向多方向的活动为Ⅲ度松动。

（6）嗅诊：借助检查者嗅觉以助检查。如糖尿病患者口内有丙酮样或“烂苹果”气味、坏死性龈缘则有腐败腥臭味、坏疽的牙髓组织有特别的腐臭味等。

（7）咬诊：咬诊主要用以检查患者在咬合时有无牙齿的松动、移位及疼痛。还可了解上、下颌牙齿早接触点的具体部位及范围。方法有空咬法和咬实物法。空咬法是让患者直接咬紧上、下牙齿并作各方向的咬合运动，观察患者的反应及牙齿情况；咬实物法是嘱患者咬紧棉卷或棉签，观察其变化。若要了解上、下牙的早接触点，可以让患者咬蜡片或咬合纸（蓝色），观察咬后蜡片的情况及牙齿上着色点的位置及范围，可找到早接触点。

（8）牙髓活力测试：正常人的牙髓能耐受一定的温度和电流的刺激而无不适，当牙髓出现病变时，刺激阈会发生改变。对本来可耐受的刺激过于敏感或对过强的刺激出现反应迟钝，甚至无反应。因此临床上常运用温度和电流刺激牙髓的方法来测定患者的牙髓反应，以了解是否有病变、病变的发展阶段或牙髓组织的活力是否存在。

3. 颌面部常规检查及方法

（1）表情及意识神态：通过观察颌面部表情的变化，能了解某些颌面部外科疾病、全身性疾病的情况以及患者的意识状态、性格、体质及病情的轻重等，如面神经麻痹的患者可出现患侧额纹消失、眼睑闭合不全、口角歪斜等。

（2）外形与色泽：观察颌面部外形及轮廓，左右是否对称，丰满度情况，面部上、中、下三部的比例是否协调。观察皮肤的色泽、弹性、皱纹和质地，有助于了解疾病。如白斑病、恶性黑色素瘤等疾病可引起皮肤色素变化。

（3）病变的部位和性质：通过触诊的方法了解病变的范围、大小、形态、质地、温度、湿度、活动度以及与邻近组织的关系，有无波动感、捻发音和触痛。特别注意两侧不对称或畸形的患者。对于有瘘管、窦道的患者，可以用探针探查。

（4）颌面部骨骼的检查：主要检查眼眶、颧弓、鼻骨、上颌骨、上颌支、下颌支和下颌体，注意其连接性、对称性，有无乒乓球感或波动感，有无骨擦音或异常活动等。同时注意观察牙槽嵴的吸收情况，有无妨碍修复治疗的骨尖、骨突等情况。

（5）颌面颈部淋巴结的检查：患者一般取坐位，头稍低，略偏向检查者，使被检查部位的皮肤、肌肉呈放松状态。检查者站在患者的右前或右后方，手指紧贴检查部位，滑动触摸耳前、耳后、腮腺、颊部、颌下、颏下、颈前后三角等部位的淋巴结。注意其大小、形态、硬度、活动度，有无与周围粘连及压痛等。

（6）语音及听诊的检查："含橄榄音"见于舌根部疾病的患者；"腭裂语音"常见于腭裂的患儿；"吹风样杂音"见于蔓状血管瘤的患者；颞下颌关节区的"弹响音"见于颞下颌关节紊乱综合征的患者等。

（7）颞下颌关节检查：①视诊：首先观察颞下颌关节区、下颌角、下颌体、下颌支的外形是否正常，左右是否对称，是否协调一致。注意颏部中点是否居中，面下 1/3 部有无明显增长或缩短等；其次是观察下颌运动情况，让患者作开闭颌运动，检查患者张口度是否正常。②触诊：通常采用口内和口外触诊法，检查肌收缩力，观察是否有压痛，双侧肌肉是否对称、协调等。

（8）涎腺检查：主要是指腮腺、舌下腺和颌下腺三对大涎腺的检查。

检查方法有：①视诊：首先应观察面部两侧是否对称，三对腺体所处部位的解剖标志是否存在。舌体运动是否正常等；其次是仔细观察腺体各导管口有无溢脓红肿情况，挤压腺体，唾液分泌是否通畅，唾液本身是否清亮，有无黏稠或为脓性；最后观察其他情况，如腮腺肿瘤患者应观察咽侧及软腭有无膨隆等现象。②触诊：腮腺的触诊一般以示指、中指、无名指三指平触为宜，切忌提拉腺体触诊；颌下腺及舌下腺的触诊一般采用双合法进行检查，注意有无肿块，如有肿块应检查其部位、大小、形态、硬度及活动度等；进行涎腺导管触诊时，应从近心端向导管口方向滑行触压，注意观察导管的质地、粗细及有无导管结石等。

（二）口腔颌面部影像学检查

口腔颌面部影像学检查是护理评估的重要内容之一。通过影像学检查可以更清楚地了解牙体、牙周、颌骨、涎腺和关节等部位病变的性质、范围和程度，以辅助护理诊断的确定和护理计划的完成及实施，特别适用于治疗前后的对比、效果的判断。最常用且经济的影像学检查是 X 线平片检查，其中根尖片（又称为 X 线牙片）是临床最常用的方法，专用于牙齿的影像检查，能显示牙齿、根尖周围组织的影像。

除以上检查外，还有穿刺及细胞学涂片检查、活体组织检查和实验室化验检查等。

第三节　口腔科患者常用护理诊断

1. 急性疼痛　与龋病、外伤、急性炎症、骨折、溃疡等有关。

2. 慢性疼痛　与口腔黏膜病损以及食物刺激有关。

3. 口腔黏膜受损　与口腔黏膜炎症、口腔肿瘤、外伤、手术、温度或化学刺激等有关。

4. 组织完整性受损　与颌面部溃疡、炎症、温度的、化学的、机械性的刺激及放射线治疗等有关。

5. 恐惧　与担心口腔颌面部病变预后不佳、损伤性检查、疼痛性治疗等有关。

6. 焦虑 与疾病、外伤、损伤性检查、疼痛性治疗等有关。

7. 知识缺乏：缺乏口腔科疾病的有关护理及防治知识。

8. 体温过高 与各种急性感染有关。

9. 身体意象紊乱 与颌面部外伤、畸形、面神经麻痹、颌面部疾病、手术等引起的外表变化有关。

10. 语言沟通障碍 与疼痛、炎症引起颌面部肿胀、张口受限、外伤、骨折、口腔敷料填塞、术后禁止发音等有关。

11. 有感染的危险 与机体抵抗力下降、营养不足、口腔颌面部组织的损伤、张口受限、口腔难以清洗等有关。

12. 营养失调：低于机体需要量 与颌面部组织损伤、炎症、张口困难等影响进食以及缺乏营养知识、口腔颌面部疾患或食欲降低摄入食物不足等有关。

13. 潜在并发症：感染、出血等。

第四节 口腔科护理管理

一、门诊护理管理

口腔科门诊与其他科室门诊有较大不同，护理工作的任务除做好一般性工作外，还要熟练掌握四手操作技术，能与医生密切配合完成诊疗工作。

1. 诊室卫生 保持诊室整齐、清洁、舒适、安静、空气清新、采光良好。洗手池旁备好洗手液、擦手纸巾等。

2. 诊室物品 开诊前备好所需器械、材料，药品齐全，摆放位置固定。办公用品如处方笺、化验单、治疗单等，按固定位置摆放好。检查医疗电脑，并处于工作状态。

3. 就诊秩序 对患者初步问诊后合理分诊，优先安排急重症、老弱患者及残疾人就诊。

4. 四手操作 患者上椅位后，及时调整好椅位及头靠，让患者感到舒适并便于检查，常规协助患者漱口。在治疗过程中，按需传递器械、药品及调拌好的材料，并在需要时配合医生进行四手操作。

5. 健康指导 治疗过程中及时解答患者问题，治疗结束时给予生活、用药、预防及预约复诊等方面必要的护理指导。

6. 器械及设备维护 及时收检和处置诊疗器械，避免二次污染。保证牙用手机的灭菌、养护与保管，做好小器械的消毒灭菌工作。下班前应将牙椅回位。随时保持设备运转良好，提醒专职人员对大型设备定期维护与保养。

二、颌面外科病房护理管理

口腔科颌面外科病房的护理管理与一般病房要求基本相同，但应注意口腔科患者的特点。

1. 病房环境 保持病室整洁、安静、安全、舒适、美观，为患者营造一个有利于诊治与休息的人性化环境。保证病室空气流通、采光良好与光线柔和，避免光污染影响患者休息。

2. 人文环境 对患者热情接待，耐心介绍病房及医院情况、管理制度，并根据病种病情安排病室病床，使患者尽快适应环境。重视患者的心理反应与心理问题，有针对性地及时解决患者存在的心理问题。与患者及家属建立良好的人际沟通关系，适时向其进行口腔健康宣教，提高患者自护能力，维护患者良好的治疗、护理依从性。

3. 初步护理，协助诊疗 安置患者后，初步护理检查，立即通知医师，并协助医师初步检查，处理首次医嘱，同时协助医师做好各项处置的准备工作，填写各种护理表格。

4. 实施护理程序 独立进行护理评估，确定护理诊断，按护理程序制定出具体护理计划，经上级护士同意后实施，并对护理工作不断地进行评价，提高护理质量。

5. 设备维护 换药室、监护室设备及多功能监护仪、抢救车等急救物资应专人管理，保证功能良好，随时备用。

第五节 口腔科患者手术的常规护理

一、口腔手术前常规护理

1. 心理护理 向患者介绍手术治疗的必要性和重要性，并说明手术前后应注意的问题。对于手术可能引起的疼痛和体形改变，应向患者做好认真细致的解释工作，以消除患者的紧张和惧怕情绪。

2. 纠正患者的营养状况 指导和帮助患者做到进食后立即清洁口腔，去除食物残渣，保持口腔清洁。帮助患者了解有关摄取足够营养和增进食欲的技巧。为缺乏唾液的患者提供含水分多的软食。对吞咽困难的患者喂食前应仔细评估患者的反应是否灵敏，有无控制口腔活动能力。

3. 术前常规准备

（1）术前检查：核对各项检验报告是否正常，包括血尿常规、出凝血试验、肝肾功能、胸片、心电图等，了解患者有无药物过敏史，有无糖尿病、高血压、心脏病或其他全身疾病，有无手术禁忌证，以保证手术安全。

（2）皮肤准备：于术前一天或者手术当天进行。面部手术应行面部剃须，剃净患侧耳后3～5cm毛发，并剪去鼻毛。腭裂患者术前3天用呋喃西林、麻黄碱或其他抗生素滴鼻。涉及头皮或额瓣转移的手术需剃光头发。备皮范围应大于手术区5～10cm。

（3）口腔清洁：术前3天用1∶5000氯己定或1%艾力克漱口。牙结石过多者应行牙洁治术。去除口腔病灶牙。

（4）全麻患者按全麻术前护理常规。

（5）术前一日沐浴，做好个人卫生。

（6）手术当日详细检查病历及术前准备工作，去除患者饰物，排空膀胱，更换手术衣，术前30分钟给予术前药物并观察。

二、口腔手术后常规护理

1. 按全麻术后常规护理。麻醉清醒后，保持患者半坐卧位，有利于排痰。

2. 观察伤口肿胀及敷料渗出情况。

3. 对术后疼痛的患者应评估疼痛的部位、性质、程度。伤口引起的疼痛可采取松弛法、注意力转移法等护理措施；必要时遵医嘱给予止痛药。

4. 指导患者用适合的方法咳嗽，即在吸气末屏住呼吸 3～5 秒后用力从胸部咳出，进行两次短促有力的咳嗽。

5. 对语言沟通障碍的患者鼓励用文字或手势进行表达和交流。

6. 加强口腔护理，防止切口感染，并注意加强术后营养。

（蒋松波 娄 鸣）

思考题

一、选择题

A_1 型题

1. <u>不属于</u>口腔科患者常见症状的是（ ）
   A. 牙痛　B. 牙龈出血　C. 声音嘶哑
   D. 口臭　E. 牙齿松动
2. 检查牙齿根尖部有无病变应使用下列哪种方法（ ）
   A. 视诊　B. 探诊　C. 叩诊
   D. 触诊　E. 嗅诊
3. 调查表明，饮用水最适宜的水氟浓度为（ ）
   A. 0.2～0.4mg/L　B. 0.4～0.6mg/L　C. 0.6～0.8mg/L
   D. 0.8～1.0mg/L　E. 1.0～1.2mg/L
4. 由于口腔疾病与全身整体相关联，所以应（ ）
   A. 加强口腔护理　B. 加强心理护理　C. 树立整体观念
   D. 给予恰当饮食指导　E. 加强消毒措施
5. 以下哪项<u>不是</u>口腔科护理工作的内容（ ）
   A. 各类口腔常用设备、器械的准备与清洁消毒工作
   B. 遵医嘱进行各种材料的调制及灌注模型
   C. 配合医师完成“四手操作”的椅旁护理工作
   D. 进行简单的口腔治疗
   E. 做好患者健康指导工作
6. 口腔科常用检查器械有（ ）
   A. 压舌板、探针、喉镜　B. 叩诊锤、探针、口镜
   C. 平镜、镊子、探针　D. 口镜、探针、镊子
   E. 口镜、钳子、镊子
7. 检查上颌时，护士调节综合治疗椅的背靠和头靠，使患者的背部和头部稍向后仰，上颌牙列与地面约成角度为（ ）
   A. 30°　B. 45°　C. 60°
   D. 90°　E. 110°
8. 口腔颌面部影像学检查<u>不能</u>检查的组织是（ ）

A. 牙龈　　B. 牙槽骨　　C. 涎腺
D. 关节　　E. 牙体

9. 以下哪项**不是**口腔患者常用护理诊断（　　）
A. 知识缺乏　　B. 营养失调　　C. 清理呼吸道无效
D. 语言沟通障碍　　E. 口腔黏膜受损

10. 以下哪项**不是**口腔科患者手术后常规护理（　　）
A. 麻醉清醒后，保持患者半坐卧位，有利于排痰
B. 指导患者用适合的方法咳嗽
C. 观察伤口肿胀及敷料渗出情况
D. 对语言沟通障碍的患者鼓励用文字或手势进行表达和交流
E. 避免口腔清洁，防止切口感染

二、名词解释

1. 探诊　　2. 牙髓活力测试

三、简答题

1. 简述口腔科护理的工作要点。
2. 简述口腔科手术常规检查前应做好的准备工作。
3. 说出口腔科常用护理诊断。

第九章　口腔科常见疾病患者的护理

第一节　牙体组织病患者的护理

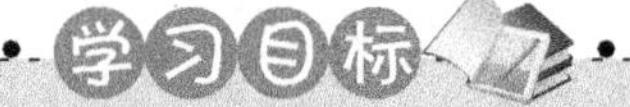

学习目标

1. 掌握龋病、急性牙髓炎、根尖周病的临床表现及护理措施。
2. 熟悉龋病、牙髓炎、根尖周病的护理诊断及治疗原则。
3. 了解龋病、牙髓炎、根尖周病的概念、病因及病理改变。

一、龋　　病

龋病（dental caries）俗称蛀牙，是在以细菌为主的多因素影响下，牙体硬组织发生慢性进行性破坏的一种疾病。

患龋病的牙齿称为龋齿。我国平均患龋率为40%～60%，龋齿均数为2～3个。龋病发生后，缺乏修复和自愈能力，而且会向纵深发展，导致牙髓炎、根尖周炎、牙槽脓肿等，给人们的健康带来危害，因此龋病被世界卫生组织列为第三位重点防治的疾病。

【护理评估】

（一）健康史

龋病的发病机制至今仍未完全明确。人们目前普遍接受的病因学说为四联因素论，即

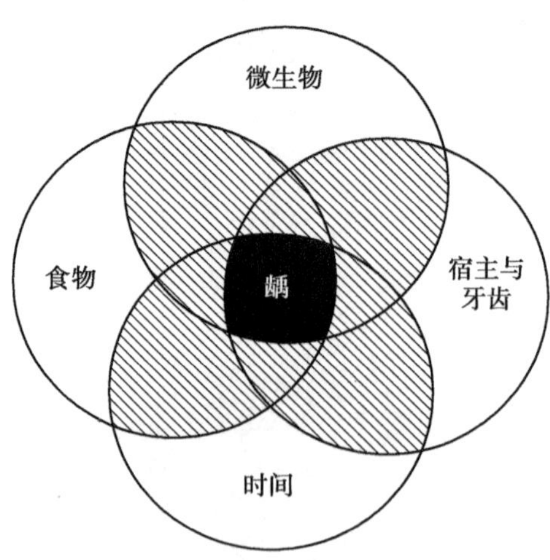

图9-1　龋病致病因素（四联因素）

细菌、食物、宿主、时间共同作用的结果（图 9-1）。

1. 细菌　主要是变形链球菌，其次为某些乳酸杆菌和放线菌。这些细菌和食物软垢在牙齿表面上结合形成一薄层致密的、非钙化的、胶质样的膜状细菌团，称为菌斑。细菌只有在形成菌斑后才能致龋。菌斑中的产酸菌及其代谢产物可使菌斑内的 pH 下降到 4.0～5.0，并将糖转换为酸，使牙体硬组织脱矿产生龋病。

2. 食物　食物中主要的致龋物质是糖类，蔗糖和精细碳水化合物的摄入为细菌的生存提供了必需的营养，增加了龋病的发病机会。

3. 宿主　主要包括牙齿和唾液。牙齿的形态、结构、成分、排列与龋病的发生有十分密切的关系，如牙齿排列拥挤，牙齿上的窝、沟、点、隙过多过深等易发生龋齿。另外，龋病的发生与宿主唾液分泌的量和流速有关，如唾液分泌量多且流速快则不易发生龋病，否则易发生龋病。

4. 时间　龋病的发生和发展是一个漫长的过程，牙菌斑从形成到具有致龋力需要一定的时间，从很小的龋坏到临床龋洞的形成，需要更长的时间，这对预防工作具有十分重要的意义。

（二）临床表现

主要表现在色、形、质的改变。根据龋损的程度可分为浅龋、中龋和深龋（图 9-2）。

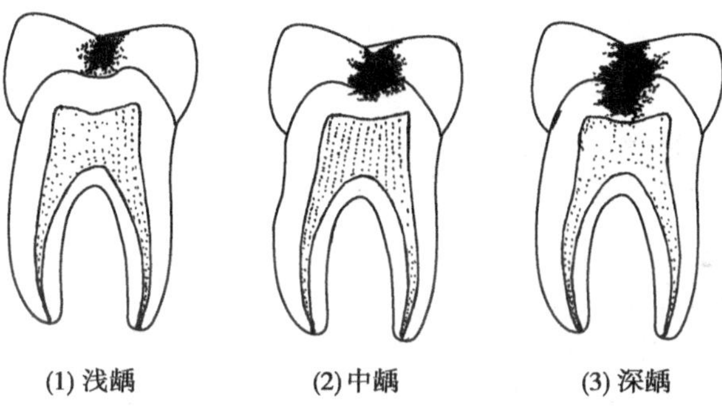

图 9-2　龋病病变程度

1. 浅龋　龋蚀只限于牙釉质或牙骨质。患者无任何不适。视诊可见龋损处牙齿失去正常光泽，变成白垩色、黄褐色或墨浸状的黑色，探针探之有粗糙感或有浅的龋洞。

2. 中龋　龋蚀已达牙本质浅层。患者对冷、热、酸、甜刺激敏感，但去除外界刺激后，症状可消失。检查可见洞内有软化的牙本质和食物残渣等。

3. 深龋　龋蚀已进展到牙本质深层。患者除对冷、热、酸、甜刺激敏感外，会对食物的嵌入产生疼痛，去除嵌入的食物疼痛会消失，但无自发性疼痛。用探针探及龋洞，患者会有明显的酸痛，说明龋蚀已接近牙髓组织。

（三）实验室及辅助检查

1. X 线检查　通过 X 线摄片检查可了解龋洞的深度、范围、大小以及牙齿各部有无不易被探查的龋洞。

2. 牙髓活力测验　通过牙髓活力的测试，来了解深龋的牙髓状况，以确定治疗护理方案。

（四）心理-社会状况

龋病的早期，患者无不适，往往不易发现，发展到后期，对外界刺激敏感或食物嵌入痛时，也不予以重视，以致出现了牙髓炎、根尖周炎、牙槽脓肿等严重疾病时，才来就诊，延误了治疗的时机。另外，对钻牙的恐惧或者经济因素等也是患者不来院就诊的原因。

（五）治疗原则

采取措施终止病变的继续发展，恢复牙体的形态和功能。常用方法是充填术。

知识链接

充 填 术

即先清除腐坏牙体组织，再制备相适应的充填洞型，并视具体情况选择不同的充填材料充填窝洞，以恢复牙体的外形。治疗中应注意消毒、隔湿和保护牙髓。

一般浅龋无需垫底；中龋单层垫底（用磷酸锌粘固粉或玻璃离子粘固粉）；深龋双层垫底（用丁香油氧化锌粘固粉和磷酸锌粘固粉）。最后完成充填所用的材料：前牙可选用玻璃离子、瓷粉、光敏固化等，后牙用银汞合金。龋齿只有因牙冠损坏过大或已成为残根，不能治疗也无法修复时才可考虑拔除。拔除患牙 2 个月以后应镶牙修复缺失的牙齿。

【常见护理诊断/问题】

1. 组织完整性受损 与龋损造成牙体硬组织缺损有关。

2. 潜在并发症：牙髓炎、根尖周炎、牙槽脓肿等。

3. 知识缺乏：缺乏龋病的有关防治知识及口腔卫生知识。

【护理目标】

1. 患者能恢复龋损牙齿的完整性及功能。

2. 能在无并发症发生或发生时被及时发现。

3. 能说出龋病的有关防治知识及口腔卫生知识。

【护理措施】

（一）恢复龋损牙齿的完整性及功能

在进行充填术时，护士应遵医嘱，从以下几个方面进行协助和配合：

1. 术前准备

（1）器械和物品：准备好弯盘、口镜、镊子、探针、挖器、玻璃板、调拌刀、酒精灯、粘固粉充填器或银汞合金充填器、成形片和成形片夹、咬合纸、橡皮轮、各型车针等。

（2）药品和垫底修复材料：准备好 75％乙醇、碘伏、丁香油、25％麝香草酚酊、樟脑酚合剂、氢氧化钙、氧化锌丁香油粘固粉、磷酸锌粘固粉、玻璃离子粘固粉、白合金粉及水银（汞）、复合树脂等。

（3）心理护理：做好解释工作，简述操作的大致过程、所需时间等，消除患者的恐惧心理，以取得患者的积极配合。

2. 术中护理 让患者就位，根据治疗部位调整合适的椅位及灯光。

（1）制备洞型：应配合医生保证术野清晰，如随时用吸唾器吸出唾液或用镊子夹持干棉球吸取唾液等，并协助牵拉口角，以利于操作的顺利进行。

（2）隔湿、消毒：准备好棉球及消毒药品，遵医嘱主动、及时地配合操作。

（3）垫底及充填：根据治疗需要，及时准确地调拌垫底及充填材料。充填术结束后，护士要清理器械及物品，将器械、车针和手机消毒备用。

3. 术后护理　告诉患者勿过早用患侧咬硬物，如银汞充填者24小时内不能用该牙咀嚼食物。若充填后出现不适，及时到医院复诊。

（二）密切观察病情，预防并发症

密切观察病情，防止其向纵深发展，若出现牙齿自发性、阵发性疼痛并逐渐加剧，温度敏感性增强，提示可能发生急性牙髓炎；若出现持续性疼痛、咬合痛、患牙有浮出感及全身症状，提示可能发生根尖周炎、牙槽脓肿等。应及时报告医生，并协助护理。

（三）健康指导

对患者进行有针对性的健康指导，向患者宣传正确的刷牙方法等口腔保健知识及治疗后的注意事项；定期口腔检查；提倡合理饮食（详见本章第八节）。

【护理评价】

经过治疗和护理，患者是否：①恢复了龋损牙齿的完整性及功能；②能在无并发症发生或发生时被及时发现；③掌握了龋病的有关防治知识及口腔卫生知识。

二、牙　髓　炎

牙髓炎（pulpitis）是指因感染、理化因素等刺激造成牙髓的炎症反应。

【护理评估】

（一）健康史

1. 感染　多由细菌感染引起，感染主要来自深龋，龋洞内的细菌及毒素可通过牙本质小管侵入牙髓组织或经龋洞直接进入牙髓；牙周组织疾病引起逆行感染，均可导致牙髓炎。

2. 其他因素　外伤、化学药物及温度、电流等物理因素亦可引起牙髓炎。

（二）临床表现

牙髓炎按其临床经过分为急性牙髓炎与慢性牙髓炎。

1. 急性牙髓炎

（1）症状：发病急，患牙疼痛剧烈，患者难以忍受，常波及同侧上下牙列，其特点是：疼痛呈自发性、阵发性；夜间痛；温度刺激痛；疼痛不能自行定位。

（2）体征：常发现深龋，探痛明显，有时可见牙冠有充填体或深牙周袋。温度测试时非常敏感。

2. 慢性牙髓炎

（1）症状：病程较长，病情轻重不一。疼痛呈间歇性发作，时常反复，呈钝痛、隐痛或胀痛，遇冷热刺激或食物嵌入后引起疼痛，去除刺激后疼痛不能立即消失，还要持续一定的时间，患者感觉咬合不适。

（2）体征：可见牙髓息肉或牙髓穿孔，有时出现轻度叩痛。

（三）实验室及辅助检查

温度刺激试验可通过观察患牙对冷热刺激的敏感或反应程度来诊断牙髓的病变程度，也可以用牙髓电活力测试仪来进行。

（四）心理-社会状况

多数患者认为牙痛不算什么大病，只要能忍得住，就不去就医，根本不重视。等病情发展到疼痛难以忍受，以致不能入睡、不能进食时，才意识到疾病的严重性。患者心烦意乱，坐卧不安，求治心切，但又畏惧牙钻。

（五）治疗原则

首先是保存有正常生理功能的牙髓，其次保留能够行使咀嚼功能的患牙。

【常见护理诊断/问题】

1. 急性疼痛 与牙髓感染、食物嵌入龋洞、冷热刺激或根尖炎症等有关。

2. 焦虑 与疼痛的反复发作有关。

3. 知识缺乏：缺乏牙髓病防治相关知识。

【护理目标】

1. 能减轻患者疼痛。

2. 能减轻焦虑情绪，情绪稳定。

3. 能说出牙髓炎防治的相关知识。

【护理措施】

（一）减轻疼痛

1. 药物止痛 遵医嘱准备好牙痛水或樟脑酚小棉球供医生放于龋洞内，可达到暂时止痛的目的；告诉患者服用止痛药的方法。

2. 开髓减压 开髓减压是应急止痛的最有效方法。在局麻下，用牙钻或探针将患牙髓腔打开，引流牙髓腔内的脓液。当脓液溢出时，护士应抽吸温热生理盐水，协助冲洗髓腔，并准备好丁香油、樟脑酚或牙痛水小棉球供医生放于龋洞内，开放引流。

3. 保存牙髓或患牙

（1）保留活髓：方法有两种，即盖髓术和活髓切断术，操作方法及护理配合以活髓切断术为例。①准备：准备好所用器械、物品及材料和药品等，注意无菌操作，并安慰患者，取得配合；②麻醉：抽取麻药（如2%盐酸利多卡因）备用；③去除龋坏组织：备好锐利挖匙或大球钻去尽龋洞内龋坏牙本质，抽3%过氧化氢溶液清洗窝洞，备75%酒棉球消毒牙面及窝洞；④揭髓顶、切除冠髓：用高速牙钻揭髓室顶，用生理盐水冲洗髓腔，用樟脑酚消毒窝洞，并备好锐利的挖匙或球钻以切除冠髓；⑤放盖髓剂、暂封：准备好调拌刀和玻璃板，遵医嘱调拌氢氧化钙糊剂覆盖于断髓表面，再调拌氧化锌丁香油粘固粉将窝洞暂封；⑥永久充填：暂封1～2周后，若无自觉症状可保留深层暂封材料，遵医嘱调拌磷酸锌粘固粉供垫底用，然后调制复合树脂或银汞合金供医生作永久充填。

（2）干髓术：是保存牙体的治疗方法之一，方法有麻醉干髓治疗和失活干髓治疗。护理配合以失活干髓治疗为例。①准备：备好所用器械、物品、药品及干髓剂等，并做好患者的思想工作；②封失活剂：（制洞去腐质同切髓术）遵医嘱准备失活剂，并调制氧化锌丁香油封闭窝洞；常用的失活剂有砷剂和多聚甲醛；向患者讲明砷剂的毒副作用，告之封药后的24～48小时后必须及时复诊，如果出现疼痛，数小时后可消失，如疼痛剧烈，可随时到医院复诊；应用多聚甲醛失活剂，复诊时间可延长为10～14天；③永久性充填：取出失活剂，去除残留的冠髓，备好生理盐水等冲洗液协助清洗髓腔，并备棉球隔湿消毒窝洞，遵医嘱调拌垫底材料和永久性材料，进行充填。

（二）减轻焦虑

在整个诊治的过程中，应关心体贴患者，态度和蔼，操作轻柔、准确，经初步治疗，牙痛消失，消除患者焦虑或恐惧心理，使其积极主动地配合后续治疗。

（三）健康指导

介绍牙髓炎的发病原因、治疗方法和治疗目的。告知患者正确及时处理则能保留牙体或活髓；否则将会导致牙髓坏死、牙质变色、牙质脆性大易折断、根尖周炎，最终牙齿松动脱落。同时应向患者宣传口腔保健知识，做到预防为主，早发现、早治疗。

【护理评价】

经过治疗和护理，患者是否：①疼痛减轻或消失；②消除了焦虑情绪；③说出牙髓炎防治的相关知识。

三、根尖周病

根尖周病（disease of periapical tissue）是指发生在根尖部及其周围组织包括牙骨质、牙周膜和牙槽骨的各种类型的疾病。临床上分为急性根尖周炎和慢性根尖周炎。

【护理评估】

（一）健康史

1. 细菌感染　牙髓炎或牙髓坏死时，链球菌、葡萄球菌和厌氧菌等细菌、炎性渗出物与坏死组织，可通过根尖孔或副根尖孔感染根尖组织。

2. 创伤　外力撞击、长期咬殆创伤可引发根尖周炎。

3. 化学刺激　牙髓治疗，尤其是根管治疗时，药物浸出根尖孔可引发根尖周炎。

（二）临床表现

1. 急性根尖周炎

（1）症状：患牙呈剧烈疼痛，且能明确定位，咀嚼时疼痛明显加重，有伸长感或松动，有时呈持续性跳痛，并伴有发热、乏力、食欲下降等全身表现。

（2）体征：可见患牙常有龋坏，叩痛明显，晚期可形成根尖周脓肿。

2. 慢性根尖周炎

（1）症状：患者一般没有明显不适，但患牙有反复发作肿胀、疼痛史。

（2）体征：可见患牙有龋坏、叩痛、松动及龈部瘘管形成。

（三）实验室及辅助检查

1. 实验室检查　急性根尖周炎常有白细胞计数升高。

2. X线检查　通过患牙X线拍片，观察患牙根尖周组织的变化，如炎症范围、性质及有无根尖区骨质稀疏阴影等。

（四）心理-社会状况

患者往往因剧烈疼痛产生烦躁、紧张情绪而不能积极配合治疗，口臭、面部肿胀、面部瘘管等症状严重影响了患者的个人形象和社交活动，使患者产生自卑心理，因此要正确评估患者对根尖病治疗的意义、治疗方法、预后的了解程度，对治疗效果的要求及经济承受能力。

（五）治疗原则

急性期治疗以消炎为主，待急性期症状缓解后再做根管治疗。慢性根尖周炎可选用根管治疗术、根尖切除术或牙再植术治疗。

【常见护理诊断/问题】

1. 急性疼痛 与牙槽脓肿未引流或引流不畅有关。

2. 口腔黏膜受损 与黏膜下组织水肿、骨膜刺激或慢性根尖周炎引起窦道有关。

3. 知识缺乏：缺乏根尖周病预防及治疗的有关知识。

【护理措施】

（一）减轻疼痛

急性期护理以消炎为主，可选用抗生素、磺胺类药物或清热解毒中药，也可采用理疗以促进炎症消散。局部可开放髓腔、拔除根髓、疏通根管使根尖周渗出物通过根尖孔经根管、髓腔从牙体引流。

（二）恢复口腔黏膜完整性

对已形成骨膜下或黏膜下脓肿的，除根管引流外，同时将脓肿切开引流。待急性期症状缓解后再做根管治疗或塑化治疗。

1. 根管治疗护理

（1）准备：主要准备拔髓针、光滑髓针、根管扩大针、根管充填器等器械；备好生理盐水、3%过氧化氢溶液、樟脑酚（CP）、甲醛甲酚（FC）、牙胶尖、根管糊剂等药品；并备好复合树脂、磷酸锌水门汀等充填材料。

（2）护理配合：遵医嘱及时做好吸唾、隔湿等工作，保持术野清晰，并做棉捻，干燥和消毒根管，及时调备根管糊剂和充填材料。

2. 塑化治疗护理

（1）准备：器械准备同根管治疗，并备好塑化液、消毒液和冲洗液等。

（2）塑化治疗配合：根据治疗需要调好光源和椅位。协助医师进行消毒、隔湿、窝洞冲洗。遵医嘱调配塑化液，并注意防止液体外溢，若塑化液流失到牙髓腔外，应马上冲洗或用干棉球擦除，并用碘甘油涂患处。塑化后遵医嘱调制垫底材料，用氧化锌丁香油和磷酸锌粘固粉双层垫底，最后用永久材料充填。

（三）健康指导

1. 告知根管治疗患者术后几天可能有轻度疼痛及不适感，属机体的正常反应，注意避免用患牙咀嚼；如有不适随时复诊；根尖手术后给予3天抗感染治疗并嘱患者休息，告之术后可能出现的反应，5～7天复诊拆线。

2. 宣传正确口腔保健知识，使患者认识到早发现、早诊断、早治疗的重要意义；并告之治疗后注意事项及药物的使用方法，预约复诊时间。

第二节 牙周组织病患者的护理

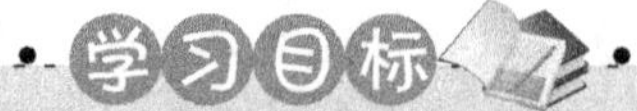

1. 掌握牙龈炎、牙周炎的临床表现及护理措施。
2. 熟悉牙龈炎、牙周炎的护理诊断及治疗原则。
3. 了解牙龈炎、牙周炎的基本概念及病因。

一、牙　龈　炎

牙龈炎（gingivitis）是指仅限于牙龈组织的炎症，是一种可逆性病变。如果病因未被去除，炎症可进一步发展成为牙周炎。据统计，我国牙龈炎患病率为70%～90%。

【护理评估】

（一）健康史

1. 局部因素　主要是口腔卫生不良，有菌斑、牙结石及软垢堆积；食物嵌塞；不良修复体等因素刺激。

2. 全身因素　维生素缺乏、内分泌紊乱、营养障碍及系统性疾病都可引起或加重牙龈炎。

（二）临床表现

1. 症状　一般无明显自觉症状；偶有牙龈发痒、肿胀感，可伴有口臭；刷牙、咀嚼、吸吮等局部刺激可致无痛性牙龈出血，为患者就诊常见主诉。

2. 体征　口腔检查多见口腔不洁、有软垢和牙结石堆积，牙龈充血肿胀呈暗红色，局部点彩消失，质地松软，探之龈沟易出血。长期炎症刺激龈缘及龈乳头，可导致其肥大，使其向牙冠方向增生覆盖，形成龈袋（假性牙周袋），袋内有菌斑、结石、炎性分泌物等。

（三）心理-社会状况

牙龈炎是一种慢性病，常有牙龈出血、红肿现象，患者往往产生焦虑，担心是否影响美观，特别是口臭患者，有一种自卑心理，影响其社交。

（四）治疗原则

保持口腔卫生，消除发病的根本因素，适当应用消炎药物，全身疾病引起者以治疗全身疾病为主。

【常见护理诊断/问题】

1. 口腔黏膜受损　与牙龈的炎症有关。

2. 社交障碍　与口臭、牙龈出血、色泽改变等有关。

3. 知识缺乏：缺乏牙龈炎防治的相关知识。

【护理措施】

（一）恢复牙龈正常色泽及外形

1. 合理的营养、适当的运动、良好的心态。

2. 用药指导　临床上常用红霉素、甲硝唑、螺旋霉素等药物进行消炎，指导患者按时服药，观察药效及有无副作用。

3. 冲洗龈沟或牙周袋的护理　遵医嘱及时抽吸3%的过氧化氢溶液、生理盐水冲洗龈沟或牙周袋，并备好碘甘油或碘酚以涂擦患处，注意避免碘酚烧灼邻近组织。告诉患者用0.1%氯己定液漱口或1%过氧化氢溶液棉签擦洗，以减少菌斑的形成。

4. 去除局部致病因素的护理　如去除不良的修复体；消除食物嵌塞；清除牙石、牙垢及菌斑等。护理配合以洁治术为例：

（1）洁治前准备：做好心理准备，询问患者身体健康状况，并备好超声波洁牙机或消毒的洁治器械（如镰形器、锄形器）。准备橡皮磨光杯、磨光粉、低速手机等磨光用具。洁治前让患者用0.1%氯己定溶液含漱约1分钟。

（2）洁治中配合：协助医生或独立进行洁治术操作，要正确传递或使用器械，找好支点，分区进行，始终保证术野清晰。最后使用磨光用具打磨牙面，用生理盐水冲洗口腔，并用摄子夹持碘甘油放在龈沟内。

（二）恢复社交

及时正确处理相关病灶，消除口臭、牙龈出血、色泽改变等消极因素，鼓励患者主动进行正常人际交往，增强其交往信心。

（三）健康指导

牙龈炎给予及时治疗，牙龈能恢复其功能和色泽，消除出血及口臭。若牙龈炎不治疗或治疗不彻底将继续发展成牙周炎，影响生活质量，故牙龈炎治疗越早效果越好。牙龈炎治疗后应注意口腔卫生，以阻止疾病的复发。

二、牙 周 炎

牙周炎（periodontitis）是牙龈、牙周膜、牙槽骨等牙体支持组织发生的慢性、非特异性感染性疾病。牙周炎是口腔三大类疾病之一，是人类高发疾病。流行病学调查显示，因患牙周炎拔牙者占拔牙总数的40%左右，35岁以后发病率明显上升。

【护理评估】

（一）健康史

1. 局部因素 菌斑中的细菌可产生各种物质直接损害牙周组织。菌斑钙化后形成的牙结石直接压迫牙龈，更易于堆积菌斑，对牙周组织造成进一步的损害。另外，咬𬌗创伤、食物嵌塞等也是破坏牙周组织的重要因素。

2. 全身因素 营养代谢障碍、维生素缺乏、内分泌紊乱、免疫功能障碍、系统性疾病、精神因素、神经功能紊乱等都可以促成牙周炎的发生与发展。

（二）临床表现

1. 牙龈红肿出血 牙周炎多是在牙龈炎基础上发展而来，牙龈在色、形、质上的改变较牙龈炎更广泛、更严重。

2. 牙周袋形成 由于炎症刺激、牙周膜破坏、牙槽骨吸收、牙龈的结合上皮向根方移动，龈沟加深成为病理性牙周袋。

3. 牙周溢脓 牙周袋内细菌感染呈慢性化脓性炎症致袋内溢脓。常伴有口臭。

4. 牙周脓肿形成 当牙周袋内的脓性分泌物排出不畅，炎症急性发作时，在患牙的颊（唇）侧或舌侧近龈缘处局部呈红肿隆起，形成牙周脓肿。探之有深的牙周袋。如果出现多个脓肿时，可伴有明显周身不适、发热、区域性淋巴结肿大等全身症状。

5. 牙齿松动 由于牙周膜的破坏，牙槽骨的吸收，牙齿的支持组织力量大为减弱，使牙齿出现不同程度的松动、移位，不能咀嚼乃至脱落。

（三）实验室及辅助检查

1. 实验室检查显示牙周脓肿患者可有白细胞计数升高。

2. X线片显示牙槽骨不同程度的吸收，牙周膜间隙增宽等。

（四）心理-社会状况

牙周炎是一种慢性病，早期多无不适，患者并不重视，发展到一定程度如牙槽骨吸收、牙周脓肿或牙齿松动时，才来就医，此时患者焦虑、担心，是否能保留患牙，恢复咀嚼功能，是否影响美观等，特别是口臭患者，有一种自卑心理，影响其社交。

（五）治疗原则

强调综合治疗，针对其具体病情，制订治疗计划，有步骤地进行。

【常见护理诊断/问题】

1. 口腔黏膜受损 与牙龈的炎症、牙槽骨吸收及牙周袋形成有关。

2. 预感性悲伤 与牙龈出血、口臭、牙松动脱落及炎症不能短期根治有关。

3. 知识缺乏：缺乏牙周炎防治的相关知识。

【护理目标】

1. 患者能修复受损牙周组织。

2. 能减轻悲伤。

3. 能掌握牙周炎的防治知识。

【护理措施】

（一）修复受损牙周组织

1. 协助医生进行龈上洁治术和龈下刮治术，清除菌斑、软垢、牙结石；调整咬㕮，消除咬㕮创伤与食物嵌塞。

2. 口内有不良修复体者，协助医师取下。

3. 清理牙周袋，消除病变牙周组织，行袋内壁刮治术，去除炎性肉芽组织，用3%的过氧化氢溶液冲洗牙周袋，袋内涂1%碘甘油、丁香油、樟脑酚、青霉素药线或甲硝唑药膜。牙周袋较深者可行翻瓣刮治术或牙龈切除术。有牙龈脓肿者应及时切开引流。

4. 牙周手术的护理应遵循一般外科手术的护理原则，根据牙周组织的特殊解剖位置，做好专科护理。

（二）减轻悲伤

热情接待患者，介绍牙周炎有关知识、治疗程序和预后，列举同类疾病治疗取得良好疗效的病例，消除患者心理压力，增加自信心，以良好的心态配合治疗。

（三）健康指导

1. 保持良好口腔卫生习惯及其重要性 坚持每天彻底清洁牙菌斑可预防牙周病；坚持良好的自我菌斑控制；教会患者采用正确的刷牙方法，正确使用牙线。

2. 去除和改善与牙周病发病有关的因素 积极改善食物嵌塞，对㕮创伤的牙进行调㕮；纠正口呼吸等不良习惯；戒烟及均衡饮食结构；预防和矫治错㕮畸形，到医院进行牙及牙列的修复。

3. 疾病知识及巩固疗效的指导 牙周炎可反复发作，需定期预防复查；治疗完成后，一般2～3个月复查、复治；每6～12个月做一次洁治术，以有效维护牙周健康并巩固疗效。

【护理评价】

经过治疗和护理，患者是否：①已修复受损牙周组织；②减轻悲伤；③掌握了牙周炎的防治知识。

第三节 口腔黏膜病患者的护理

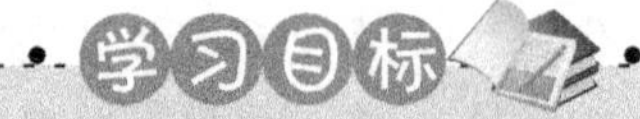

1. 掌握口腔常见黏膜病的临床表现及护理措施。
2. 熟悉口腔常见黏膜病的治疗原则。
3. 了解口腔常见黏膜病的致病因素。

一、复发性口腔溃疡

复发性口腔溃疡（recurrent oral ulcer，ROU）又称为复发性口疮、复发性阿弗他溃疡（recurrent aphthous ulceration，RAU）等，是口腔黏膜疾病中发病率最高的一种常见的具有周期性反复发作但又有自限性特征的口腔黏膜溃疡性损害。

【护理评估】

（一）健康史

病因目前尚未完全明确。可能为多因素所致，常常与消化系统疾病、内分泌紊乱、精神紧张、遗传、局部损伤、过度劳累或感冒，体内缺乏铁、锌等微量元素，神经衰弱等因素有关。有些学者认为是免疫功能失调、免疫力差所致。中医则认为是肝脾功能失调，导致虚火上升，引发溃疡。

（二）临床表现

1. 轻型阿弗他溃疡 最常见，约占80%。溃疡直径一般为2～4mm，呈圆形或椭圆形，周边清晰，孤立散在，数目不多，每次1～5个不等。常发生于口腔黏膜无角化或角化较差的区域，如舌尖、舌缘、舌腹、软腭及唇内侧等处。发作期一般为1～2周，有自限性，愈合后不留瘢痕。间歇期长短不一，因人而异。

2. 重型阿弗他溃疡 又称腺周口疮。发作时溃疡大而深，似“弹坑”状。直径可达10～30mm，深及黏膜下层直至肌层。周边红肿隆起，基底较硬，但边界整齐清晰。常单个发生，初始好发于口角，其后有向口腔后部发作趋势，发作期可长达月余甚至数月，有自限性。溃疡疼痛较重，愈合后可留瘢痕，甚至造成舌尖、腭垂缺损。

3. 疱疹样阿弗他溃疡 溃疡小而多，散在分布于口腔黏膜上，溃疡最多可达数十个，似“满天星”状。疼痛较重，唾液分泌增加，可伴头痛、低热、全身不适、局部淋巴结肿大。溃疡愈合后不留瘢痕。

（三）心理-社会状况

复发性口疮由于溃疡反复发作且影响进食，患者感到非常痛苦。求治心切，因此十分苦恼。

（四）治疗原则

复发性口腔溃疡病因复杂，尚未明了，目前的治疗主要是通过局部治疗结合全身治疗，以延长间歇期，缩短发作期，缓解症状。

【常见护理诊断/问题】

1. 急性疼痛 与口腔黏膜充血、水肿、破溃导致口腔黏膜受损及进食刺激等有关。

2. 焦虑 与溃疡反复发作有关。

3. 知识缺乏：缺乏复发性口腔溃疡疾病防治的相关知识。

【护理措施】

（一）减轻疼痛

1. 遵医嘱用药。采用10%硝酸银烧灼溃疡时，协助医生隔离唾液、压舌，勿使药液超出溃疡面，以免伤及周围正常黏膜。

2. 溃疡疼痛症状较重、影响进食者，可用0.5%盐酸达克罗宁液局部涂擦，或1%普鲁卡因液漱口。嘱患者吃清淡食物，以减轻对溃疡的刺激。

（二）减轻焦虑

通过交谈尽可能让患者了解本病虽有周期性、复发性，但溃疡病损具有自限性，是不传染、不恶变、可控制的良性病损，以减轻患者心理负担，消除患者焦虑，树立信心。

（三）健康指导

1. 保持良好的精神状态及生活习惯。焦虑、抑郁、睡眠不良、过度劳累、情绪较大波动、吸烟、饮酒、喜食刺激性食物等不良状态和习惯，常常是口腔黏膜病的发病因素或诱发因素，并影响口腔黏膜病疗效和疗效的巩固。

2. 去除口腔局部刺激因素，保持良好口腔卫生。有助于防治口腔黏膜病及继发感染。

3. 建议均衡的饮食结构，注意营养补充，增强口腔黏膜的抵抗力和免疫力。

4. 介绍本病相关知识及口腔的保健知识，积极治疗全身系统性疾病，定期检查或复诊。

二、口腔单纯性疱疹

又称疱疹性口炎（herpetic stomatitis），是一种由单纯疱疹病毒引起的黏膜和皮肤疾病。原发性感染多见于婴幼儿，表现为口腔黏膜发疱性病变，常急性发作，伴较重的全身反应。复发性感染多见于成人，感染部位在唇红与邻近皮肤处，故又称复发性唇疱疹。

【护理评估】

（一）健康史

1. 本病主要是由Ⅰ型单纯疱疹病毒感染引起。

2. 病毒常潜伏于正常人体细胞内，当机体抵抗力下降或有局部因素刺激时，病毒活跃、繁殖，导致疱疹发生。

（二）临床表现

1. 原发性疱疹性口炎　本病多见于6岁以下儿童，尤其6个月～2岁的婴幼儿更多。初起时患儿常出现发热、头痛、流涎、烦躁、哭啼、拒食。发病1～2天后，口腔黏膜广泛充血水肿，继而出现多数针尖大小透明水疱，散在或成簇分布，水疱溃破形成溃疡，可相互融合，上覆盖黄白色假膜。7～10天溃疡可自愈，不留瘢痕。

2. 唇疱疹　常见于成年人，好发于唇红黏膜与皮肤交界处。开始时局部有灼痛、痒等症状，继之出现成簇样水疱，相互融合，疱液由透明变为混浊。疱破裂后结痂，痂皮脱落后不留瘢痕。疱若继发感染则形成脓疱。本病有自限性，可自行愈合。易复发。

（三）心理-社会状况

疱疹性口炎的患儿躁动不安、拒食，其家属非常焦虑，因此，求治心切，十分苦恼。

（四）治疗原则

保持口腔清洁、对症治疗、缩短病程、减轻痛苦、促进愈合。

【常见护理诊断/问题】

1. 急性疼痛 与口腔黏膜充血、水肿、破溃导致口腔黏膜受损及食物刺激有关。

2. 潜在并发症：继发感染、感染扩散。

3. 知识缺乏：缺乏口腔单纯性疱疹疾病防治的知识。

【护理措施】

（一）减轻疼痛

1. 嘱患者遵医嘱用药，切勿滥用药物，忌用肾上腺皮质激素。

2. 对症护理，如婴儿高热可采取冰敷等物理降温措施或遵医嘱用水杨酸类药物；疼痛剧烈者可用利多卡因局部涂擦或口服止痛药。

3. 让患者充分休息，给予高热量易消化的食物，补充维生素，进食困难者给予静脉输液，保证水及电解质平衡。

4. 保持口腔卫生，餐后清洁口腔，可用0.2%氯己定溶液或复方硼酸溶液漱口。唇及唇周病损区也可用0.2%氯己定溶液湿敷后，局部涂布阿昔洛韦软膏。

（二）密切病情观察，预防并发症

密切观察创面的愈合情况，及时处理创面，防止出现继发感染。

（三）健康指导

1. 建议均衡的饮食结构，注意营养补充，注意喂养卫生。

2. 保持良好的精神状态及生活习惯。锻炼身体，增强体质，预防感冒。

3. 向社区人群、家属、患者讲解口腔单纯性疱疹的防治常识。

三、口腔念珠菌病

口腔念珠菌病（oral cantidosis）是由白色念珠菌感染所引起的一种口腔黏膜的传染性疾病。急性假膜型念珠菌口炎，又称雪口病或鹅口疮，常见于哺乳期婴幼儿及体弱儿童。

【护理评估】

（一）健康史

1. 由白色念珠菌引起。

2. 婴儿常是在分娩过程中被阴道念珠菌感染或通过被念珠菌污染的哺乳器及母亲乳头感染而致病。故应了解婴幼儿母亲的身体状况及哺乳卫生情况等。

（二）临床表现

多发生于婴幼儿的唇、颊、舌、腭等黏膜处，病损处黏膜充血，出现微凸的软白小点，不久融合成凝乳状白色斑块。不易拭去，若强行擦掉，可见其下为潮红溢血的创面。患儿可有轻度发热、烦躁不安、拒食、哭闹等表现。

（三）实验室及辅助检查

念珠菌感染病损处，涂片或培养可查到病菌丝和孢子。

（四）心理-社会状况

患儿躁动不安、拒食，其家属非常焦虑，求治心切，十分苦恼。

（五）治疗原则

改变口腔环境，抗真菌。

【常见护理诊断/问题】

1. 急性疼痛　与口腔黏膜的损坏、进食刺激等有关。

2. 焦虑　与发病引起的紧张情绪有关。

3. 知识缺乏：缺乏口腔念珠菌病的防治知识。

【护理措施】

（一）减轻疼痛

1. 告知患儿家属哺乳前后洗手，用2%～4%碳酸氢钠溶液洗净乳头，哺乳用具应清洗消毒。

2. 婴儿哺乳完后用2%～4%碳酸氢钠溶液擦拭或洗涤口腔，其他患者饭后用2%～4%碳酸氢钠溶液漱口。

3. 长期服用皮质激素及广谱抗生素者，遵医嘱调整用药；体弱或有免疫缺陷者，遵医嘱辅以增强免疫力的药物，交代清楚药物用法。

4. 嘱患者及家属病变消失后，仍需继续用药数日，以防复发。

（二）减轻焦虑

介绍口腔念珠菌病的发病原因、治疗方案及治疗效果，消除患者及家属的紧张情绪，使其能积极配合治疗，以促进组织愈合。

（三）健康指导

注意哺乳卫生，常用温开水清洁婴儿口腔，哺乳用具及母亲乳头要经常清洗消毒。

四、口腔白斑病

口腔黏膜白斑（oral leukoplakia，OLK）是指发生在口腔黏膜上的白色斑块或斑片状损害，不能以临床和组织病理学的方法诊断为其他任何疾病者。口腔黏膜各部位均可发生，但以唇、舌部好发。多见于中年男性，少数白斑病例可发生癌变。

【护理评估】

（一）健康史

目前病因不十分清楚。多与以下致病因素有关：

1. 吸烟　有吸烟习惯者占80%～90%，且发病部位多与烟的刺激部位一致。

2. 不良刺激　咀嚼槟榔，饮酒，辣、烫食物，不良修复体、错位牙、残冠残根等的不良刺激也可诱发白斑。

3. 其他　与维生素A、维生素B_{12}和叶酸的缺乏，白色念珠菌的感染、缺铁性贫血、梅毒以及放射线损伤、口干症等有关。

（二）临床表现

1. 症状　一般无自觉症状，若角化程度较重，可有粗糙、口干或进食乏味等。

2. 体征　病变边界清楚，稍高出黏膜表面，开始时尚光滑，以后逐渐扩大、增厚、粗糙、表面明显变白，失去正常黏膜的弹性和柔软度。若病损表面高低起伏，状如白色皱纸，称皱纸状白斑；若病损区黏膜呈红色，上有白色或乳白色结节或颗粒，称为颗粒状白斑；若病损区表面高低不平，伴有乳头状或毛刺状突起呈疣状，粗糙感明显，触诊微硬，易发生皲裂和溃疡，称疣状白斑。

（三）实验室及辅助检查

活体组织病理学检查：了解细胞分化情况，确定有无恶变。

（四）心理-社会状况

当患者了解到该病可能癌变或因别人患口腔癌，而出现恐癌等紧张不安、焦虑的心理。

（五）治疗原则

去除局部刺激因素，局部用药。对经久不愈白斑区发现皲裂、溃疡或基底变硬、表面显著增厚或已证明具有癌前病变者，均应及早手术切除，术后定期观察。

【常见护理诊断/问题】

1. 口腔黏膜受损　与口腔黏膜病变有关。

2. 焦虑　与难以根治有关。

3. 潜在并发症：癌变。

4. 知识缺乏：缺乏白斑疾病的防治知识。

【护理措施】

（一）修复受损黏膜

指导患者遵医嘱用药，局部用0.1%～0.3%维A酸软膏或鱼肝油涂擦。口服维生素A、维生素E、维A酸1～2个月。

（二）减轻焦虑

让患者了解口腔白斑病的性质以及相关的发病因素，既要充分重视，又不要过分紧张，以良好心态积极配合治疗。

（三）密切观察病情，预防并发症

应密切观察患者局部用药及其他治疗后，黏膜病变部位是否变薄、变软，面积是否缩小。对癌变倾向较大的患者，嘱定期复诊，协助医生完成病理活检检查。

（四）健康指导

1. 介绍口腔白斑病变知识，劝其戒除吸烟、饮酒、喜食刺激食物等不良习惯。协助医生去除残根、残冠、不良修复体等局部刺激。

2. 使患者能正确对待疾病，保持良好的精神状态及生活习惯，积极治疗，定期检查或复诊。

第四节　口腔颌面部感染患者的护理

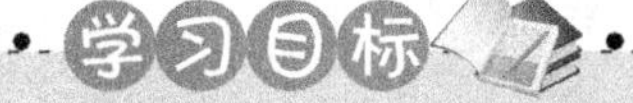

1. 掌握智齿冠周炎和颌面部间隙感染的护理措施。
2. 熟悉智齿冠周炎和颌面部间隙感染的临床表现。
3. 了解智齿冠周炎、颌骨骨髓炎和颌面部间隙感染的治疗原则。

口腔颌面部感染常由金黄色葡萄球菌、溶血性链球、大肠埃希菌及厌氧菌引起，最多见的是需氧菌与厌氧菌的混合感染。其感染途径主要有5种：①牙源性：病原菌通过病变牙或牙周组织进入体内发生感染；②腺源性：面颈部淋巴结可继发于口腔、上呼吸道感染，感染扩散可引起筋膜间隙的蜂窝织炎；③损伤性：继发于损伤后发生的感染；④血源性：机体其他部位的化脓性病灶通过血液循环引起的口腔颌面部化脓性病变；⑤医源性：医务人员行局部麻醉、手术、穿刺等操作未严格遵守无菌技术造成继发性感染。

本节主要介绍颌面部化脓性感染中的智齿冠周炎、颌面部间隙感染和颌骨骨髓炎患者的护理。

一、智齿冠周炎

冠周炎（pericoronitis）又称为智齿冠周炎，是指智齿（第三磨牙）萌出不全或阻生时牙冠周围软组织发生的炎症。主要发生于18～25岁智齿萌出期的青年人和萌出不全阻生智齿的患者。临床上以下颌智齿冠周炎多见。

【护理评估】

（一）健康史

由于下颌骨的牙槽骨长度与下颌牙列的牙量不相适应，致使第三磨牙萌出受阻。而远中牙龈瓣未能及时退缩，与覆盖下的牙冠间形成盲袋（图9-3），有利于食物残渣的潜藏和细菌的滋生，加上来自咀嚼的机械性损伤，使龈瓣及附近组织易受感染。当机体抵抗力下降时，常诱发冠周炎急性发作。

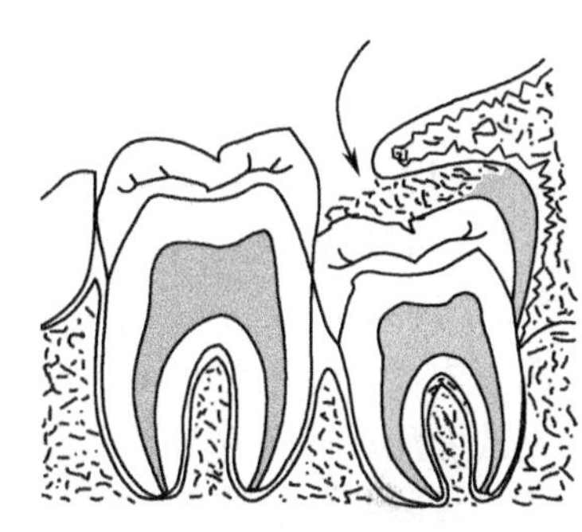

图9-3　阻生牙盲袋

（二）临床表现

1. 症状　初期全身无明显反应，仅感磨牙后区不适，偶有轻微疼痛。炎症加重时局部跳痛并可反射至耳颞区，炎症波及咀嚼肌则张口受限。炎症继续发展，可出现发热、畏寒、头痛等全身症状。

2. 体征　常见下颌智齿萌出不全，冠周软组织红肿、糜烂、触痛。探针可探及阻生牙并可见龈瓣下溢出脓性分泌物。重者可形成脓肿或感染向邻近组织扩散形成间隙感染。患侧颌下淋巴结有肿大、触痛。

（三）心理-社会状况

发病初期症状轻微，常被患者忽视而延误及时治疗，当出现严重症状后才急于就诊。此时，炎症已发展，甚至出现严重的并发症。患者因疼痛、张口受限、进食困难而感到十分痛苦和焦虑。阻生牙需拔除时患者惧怕手术疼痛产生恐惧心理。

（四）实验室及辅助检查

实验室检查可见白细胞计数增高、中性粒细胞比例上升、核左移。

（五）治疗原则

急性期治疗以镇痛、抗感染、切开引流、增强机体抵抗力为主。当急性症状缓解，对于不可能萌出的阻生牙应尽早拔除，以防止再次感染。

【常见护理诊断/问题】

1. 急性疼痛　与感染有关。

2. 潜在并发症：咬肌间隙、翼下颌间隙、下颌下间隙、咽旁间隙、颊间隙、口底间隙感染等。

3. 知识缺乏：缺乏疾病的有关防治知识。

【护理措施】

（一）减轻疼痛

1. 药物护理　协助医师对冠周炎龈袋用3%过氧化氢溶液和生理盐水反复冲洗，直到溢出液清亮为止。擦干局部，用探针蘸取碘甘油或碘酚送入龈袋内，每日 1～3 次，疗效良好。

2. 手术护理

（1）切开引流：如龈瓣附近脓肿形成，协助医生及时切开引流。

（2）龈瓣切除：急性炎症消退后，对有足够萌出位置且牙位正常的智齿，协助医生在局麻下切除智齿冠周龈瓣，以消除盲袋。

3. 一般护理

（1）保持口腔清洁：用温热盐水或含漱剂漱口，每日数次。

（2）全身支持疗法：局部炎症及全身反应较重者，遵医嘱使用抗生素。嘱患者注意休息，进食流食，不吃刺激食物，治疗期戒烟戒酒。

（二）密切观察病情，预防并发症

应密切观察患者局部及全身临床表现，如患者出现体温升高、张口受限、呼吸困难等情况，应及时报告医生并协助护理。

（三）健康指导

因冠周炎可能引起间隙感染，也可能成为其他全身性疾病的病灶，因此应向患者宣传冠周炎的发病原因及早期治疗的重要性，对无保留价值的阻生牙、病灶牙待急性炎症消退后应及时拔除，防止复发。

二、颌面部间隙感染

颌面部间隙感染是颜面、颌周及口咽区化脓性炎症的总称。在正常的颌面部解剖结构中，存在着潜在的彼此相连的筋膜间隙，各间隙内充满着脂肪或疏松结缔组织。感染累及潜在筋膜间隙内结构，初期表现为蜂窝织炎，故又称为颌面部蜂窝织炎，炎症可局限于一个间隙内，亦可波及相邻的几个间隙，形成弥散性蜂窝织炎或脓肿。

【护理评估】

（一）健康史

1. 细菌感染 主要为葡萄球菌、链球菌及梭形杆菌属等，多为需氧菌和厌氧菌引起的混合感染，或厌氧菌等引起的腐败坏死感染。

2. 继发感染 口腔颌面部间隙感染均为继发感染，如下颌第三磨牙冠周炎、根尖周炎等；其次是腺源性感染，多见于幼儿；损伤性及血源性感染少见。

（二）临床表现

1. 症状 表现为红、肿、热、痛、功能障碍，重者可出现高热、寒战。如咀嚼肌受累，可出现张口受限，进食困难。炎症侵及喉头、咽旁、口底，可引起局部水肿，使咽腔缩小、压迫气管或致舌体抬高后退，造成不同程度的呼吸和吞咽困难。

2. 体征

（1）因感染部位不同，可有其特殊表现。眶下间隙感染，可出现眼睑水肿、睑裂变窄、鼻唇沟消失；炎症致喉头、咽旁、口底等局部水肿严重者，可有烦躁不安，呼吸短促，口唇青紫、发绀，甚至出现“三凹”征，有发生窒息的危险；腐败坏死性感染，局部红、热不明显，但有广泛性水肿，全身中毒症状严重，或出现严重并发症；浅层间隙感染炎症局限时可扪及波动感；深层间隙感染局部有凹陷性水肿及压痛点。

（2）穿刺可抽出脓液。化脓性感染脓液呈黄色或粉红色；腐败坏死性感染脓液稀薄、污黑且常有恶臭。

（三）心理-社会状况

颌面部间隙感染所致局部及全身症状严重，患者对疾病的预后十分担忧，感到紧张及焦虑，常常表现出烦躁不安、失眠、沉默或多语，此时特别需要亲人的安慰和细心的照顾。

（四）实验室及辅助检查

1. 波动试验 在炎症局限形成脓肿后，波动感是浅部脓肿的重要特征。如为深部脓肿，波动感不明显，但压痛点比较清楚，按压区的表面皮肤常出现不能很快恢复的凹陷性水肿。

2. 实验室检查 可见白细胞计数明显升高或出现中毒颗粒、核左移。

3. 脓液涂片及细菌培养检查 可分辨细菌种类。腐败坏死性感染脓液稀薄、污黑且有恶臭；化脓性感染脓液呈黄色或粉红色。

（五）治疗原则

镇痛、抗感染、切开引流、清除病灶、增强机体抵抗力。

【常见护理诊断/问题】

1. 急性疼痛 与感染引起局部肿胀、组织受压有关。

2. 体温过高 与感染引起全身反应有关。

3. 潜在并发症：海绵窦血栓性静脉炎、脑脓肿、败血症等。

【护理措施】

（一）减轻疼痛

1. 一般护理 提供安静舒适的环境，让患者充分休息。给予高营养易消化的流质饮食，张口受限者采取吸管进食。注意保持局部清洁，减少局部活动度，避免不良刺激。病情轻者嘱其用温盐水或漱口液漱口，重者用3%过氧化氢溶液进行口腔清洗。

2. 治疗配合

（1）药物护理：遵医嘱及时给予足量抗生素治疗。病情严重者同时给予全身支持治疗，静脉输液，以减轻中毒症状。局部可遵医嘱外敷中成药六合丹、抑阳散、金黄散等。

（2）手术护理：颌面部间隙感染已化脓并形成脓肿或脓肿已自溃而引流不畅时，应进行切开引流或扩大引流术。由牙源性感染引起的炎症治疗好转后，应拔除病灶牙，否则炎症易反复发作。如肿胀严重引起呼吸困难者，必要时行气管切开术。

（二）恢复正常体温

头痛体温过高时，给予头部湿敷、酒精擦浴等物理降温；必要时及时遵医嘱应用解热镇痛药，使体温恢复正常。

（三）密切观察病情，预防并发症

严密观察病情，注意生命体征、局部及全身症状变化，做好护理记录。警惕海绵窦血栓性静脉炎、败血症、脓毒血症、窒息等并发症的发生。

（四）健康指导

1. 向患者介绍口腔颌面部解剖结构特点及重要性，使其认识口腔颌面部感染的危害性。

2. 指导患者进行自我护理，如口腔卫生、进食方式、局部创口的自我保护、预防感染的措施等。

3. 感染控制后，嘱患者及时处理病灶牙，对不能保留的患牙应尽早拔除。

三、颌骨骨髓炎

颌骨骨髓炎（osteomyelitis of the jaws）是指包括颌骨骨膜、骨密质、骨髓及骨髓腔内的血管、神经等整个骨组织的炎症。根据临床病理特点和致病因素的不同，可分为化脓性、特异性、物理性和化学性感染，以化脓性感染为多见，其多发生于下颌骨，青壮年居多，16～30 岁发生率最高。男性多于女性，约为 2∶1。根据感染的病因和病变特点，临床上将颌骨骨髓炎分为中央性颌骨骨髓炎和边缘性颌骨骨髓炎。

【护理评估】

（一）健康史

1. 病原菌主要为金黄色葡萄球菌及其他化脓菌，常为混合性细菌感染。

2. 感染多为牙源性，常由急性根尖周炎或第三磨牙冠周炎发展而来；外伤后继发骨髓炎或急性血源性感染所致者较少见。

（二）临床表现

1. 中央性颌骨骨髓炎

（1）急性期：起病急剧，全身中毒症状明显，表现为高热、寒战、脱水等。患牙持续性剧烈疼痛，并沿三叉神经分布区放射，牙松动，叩痛，前庭沟变浅，面颊肿胀。病变发生在上颌骨者，脓液容易穿破骨壁，形成瘘管，炎症逐渐消退。病变位于下颌骨时，脓液不易穿破骨壁引流，则形成弥散性骨髓炎。严重者伴发颌周多间隙感染，面部肿胀，有不同程度的张口受限。

（2）慢性期：急性期若未及时、彻底治疗，炎症在颌骨内进行性发展而转入慢性期。此时患者相应部位仍有炎症浸润块，瘘管长期流脓，有时混杂有小块死骨。重者则形成大块死骨或发生病理性骨折，出现咬合错乱及面部畸形。病变可迁延数月或数年。

2. 边缘性颌骨骨髓炎 好发部位为下颌骨的下颌支及下颌角。急性期临床表现与颌周间隙感染相似。慢性期表现为下颌角区或腮腺咬肌区出现炎症浸润性硬块、压痛、凹陷性水肿、张口受限。有时可见长期溢脓的瘘管，脓液内混杂有死骨碎屑。瘘管探查可触及粗糙骨面。

（三）实验室及辅助检查

中央性颌骨骨髓炎急性期患者白细胞计数及中性粒细胞比例升高，约 3 周后 X 线片显示骨质广泛破坏；边缘性颌骨骨髓炎慢性期患者晚期 X 线片可见骨皮质不光滑，死骨形成或骨质增生。

（四）心理-社会状况

患者因疼痛及颌面美观受影响而感到焦虑和紧张，当症状加重、影响了正常的工作和生活时，求医心切，并愿接受健康指导。

（五）治疗原则

急性期给予全身支持治疗和药物控制感染，必要时切开排脓，除去病灶。慢性期可手术除去已形成的死骨和病灶。

【常见护理诊断/问题】

1. 急性疼痛 与颌骨急性化脓性感染、炎症渗出物刺激有关。

2. 体温过高 与感染导致全身中毒反应有关。

3. 焦虑　与病程长、担心预后不佳有关。

【护理措施】

（一）减轻疼痛

1. 一般护理　提供舒适安静的休息环境，嘱患者卧床休息。给予营养丰富的流质或软食，嘱高热失水者多饮水，静脉补液维持电解质平衡。病情轻者嘱用温盐水或含漱剂漱口，每日数次。

2. 治疗配合　根据细菌培养及药物敏感试验结果，遵医嘱使用足量、敏感的抗生素，控制感染。进行引流的患者应密切观察引流量及脓液性质。需进行手术治疗者，按照手术常规进行护理。重症患者应加强全身支持疗法。

3. 口腔护理　对病理性骨折或摘除死骨后用钢丝或夹板固定颌骨的患者，应做好口腔护理。可采用加压冲洗法，即用吊筒盛温生理盐水或1∶5000呋喃西林溶液，将冲洗头放入口内，边冲洗边用吸引器吸出冲洗液，以达到彻底清洁口腔的目的。

（二）维持正常体温

对体温过高的患者应遵医嘱使用足量的抗生素，控制感染。同时给予物理降温措施，如头部湿敷、酒精擦浴等。

（三）减轻焦虑

给予患者充分的同情与理解，鼓励患者说出心理感受，对焦虑的患者进行心理疏导。要与患者进行有效的交流，减轻心理压力，介绍认识患同种疾病的恢复期患者，现身说法，增强患者的治愈信心，以顺利完成治疗。

（四）健康指导

1. 积极防治牙病，降低颌骨骨髓炎的发病率。

2. 树立口腔疾病防治意识，患颌骨骨髓炎后应及时、彻底治愈。

3. 颌骨手术后恢复期应注意加强功能锻炼，介绍张闭口运动练习方法，加强咀嚼与咬合恢复训练。

第五节　口腔颌面部损伤患者的护理

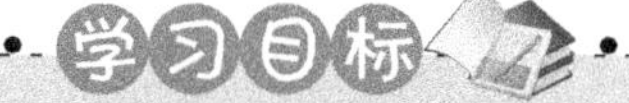

1. 掌握口腔颌面部损伤的急救护理措施。
2. 熟悉口腔颌面部损伤的临床表现。
3. 了解口腔颌面部损伤致病因素。

口腔颌面部是人体的重要部分，具有其特殊的解剖及生理特点及功能，因此口腔颌面部损伤与急救各有其特点。口腔颌面部损伤的类型很多，临床上以软组织损伤、牙、牙槽骨损伤及颌骨骨折为常见。

【护理评估】

（一）健康史

日常生活中造成损伤的主要原因是交通事故、工伤事故、打架斗殴和生活中的意外等；战时主要为火器伤。

（二）临床表现

1. 口腔颌面部损伤的特点

（1）易伴发颅脑损伤：上颌骨或面中1/3部位损位时常伴发颅脑损伤，如脑震荡、脑挫伤、颅内血肿和颅底骨折等。

（2）易发生窒息：外伤后可因软组织移位、水肿、舌后坠、血凝块和分泌物的堵塞而影响呼吸或发生窒息。

（3）易发生感染：口腔颌面部腔窦多，如口腔、鼻腔、上颌窦等，在这些腔窦内存有大量病原菌。外伤后，创口易与腔窦相通，由于异物的污染与存留，则易发生感染。

（4）易致功能障碍和颜面部畸形：损伤后引起的组织移位、缺损或面神经损伤，可造成颜面部畸形和功能障碍，给患者生活和精神上带来极大痛苦。

（5）易引起大量出血且愈合快：伤后易形成组织内血肿，使表面伤情与实际伤情不完全一致，不利于诊治。但组织愈合能力和抗感染能力均较强，清创后均可行初期缝合，且预后较好。

2. 损伤分类及特点

（1）口腔颌面部软组织损伤：分为闭合性损伤与开放性损伤。前者常见有挫伤和血肿，后者常见有擦伤、刺割伤、撕裂或撕脱伤等，表现为皮肤变色及皮下瘀血、疼痛、肿胀、伤口出血，甚至咀嚼功能障碍等。严重者可出现休克症状。

（2）牙及牙槽损伤：多发生于前牙区，轻则牙体松动，重则发生牙脱位、牙折断，甚至伴发牙槽骨骨折，并常伴唇和龈的肿胀和撕裂伤。

（3）颌骨骨折：包括上颌骨骨折、下颌骨骨折及上、下颌骨联合骨折等。下颌骨骨折远较上颌骨为常见，其主要表现为局部肿胀、疼痛、出血、骨折处压痛，咬合错乱。下颌骨骨折伴有下牙槽神经损伤时，会出现下唇麻木。

（三）心理-社会状况

日常生活中，颌面部损伤多因突如其来的外伤、暴力或交通事故所致，常给患者及家属带来重大打击，受伤后常有不同程度的面部畸形，从而加重了患者的心理负担，使患者出现不同程度的恐惧与焦虑情绪。

（四）实验室及辅助检查

X线片显示骨折部位及骨折片移位情况。

【常见护理诊断/问题】

1. 有窒息的危险　与软组织移位、水肿、血凝块和分泌物堵塞等有关。

2. 体液不足　与损伤后血液丢失过多有关。

3. 吞咽困难　与疼痛、咬合错乱、咀嚼功能障碍、下颌制动有关。

4. 潜在并发症：休克、颅脑损伤、感染等。

【护理措施】

（一）保持呼吸道通畅

1. 解除阻塞　用手指或器械伸入口腔咽喉部，迅速取出阻塞物。用吸引器吸出分泌物、血液、血凝块等。如有舌后坠时，可将舌拉出口外，缝线固定于外衣扣上或颈部绷带上。

2. 改变患者体位　先解开颈部衣扣，并使患者的头部偏向一侧或采取俯卧位，便于唾液及分泌物自然流出。采用俯卧位时，需垫高患者的前额。

3. 放入通气管　对因肿胀压迫呼吸道的患者可经口鼻插入通气管，以解除窒息。对下颌体前部粉碎性骨折或双侧骨折的患者，需运送时，即使神志清醒，也应放入通气管。

4. 环甲膜穿刺或气管切开　以上方法都不能使呼吸维持畅通时，应迅速用粗针头，由环甲膜刺入气管内，或行紧急环甲膜切开术，暂时解除窒息。随后，再改行常规气管切开术。

（二）有效止血

1. 压迫止血　①指压止血：用手指压迫出血部位供应动脉的近心端，可达到暂时止血的目的；②包扎止血：用于毛细血管、小静脉及小动脉出血，将移位的组织复位后，包扎稍加力，即可止血；③填塞止血：开放性或洞穿性创口或口底出血，可用纱布填塞，外面再用绷带加压包扎。特殊情况下应现场给予紧急有效止血，然后运送患者到上级医院做进一步处理。

2. 结扎止血　对较大的出血点，可用血管钳夹住作结扎止血或连同止血钳包扎后转送。

3. 药物止血　局部应用云南白药、吸收性明胶海绵及止血粉等。全身性止血药物亦可应用，如酚磺乙胺、维生素 K、仙鹤草素等。

（三）改善吞咽功能

1. 患者正常摄食困难，故科学合理膳食尤为重要。依据伤情决定饮食的性质与种类，能进食者给予高热量、高蛋白、高维生素和矿物质丰富饮食。根据医嘱给予流质、半流质、稀软食物。

2. 保持口腔清洁，预防感染。可用漱口液漱口。另外还可进行机械清洗，对于颌间栓结的患者，可用冲洗器、棉签或小牙刷进行清洗，但勿使固定物松动。严密观察病情，注意生命体征的变化，严密观察局部及全身症状，作好护理记录。警惕出血、感染、窒息等并发症的发生。

（四）密切观察病情，预防并发症

观察生命体征，测量体温、脉搏、呼吸、血压，观察神志及瞳孔变化。严密观察伤口出血情况，出血多出现休克、颅脑损伤、感染等征兆时，应及时报告医生，并协助护理。

（五）健康指导

1. 鼓励全身状况良好者早期下床活动，进行功能锻炼，以改善局部和全身血液循环，促进伤口愈合，预防并发症。

2. 指导颌骨骨折患者掌握张口训练的时机与方法，促进咬合与咀嚼功能的恢复。

3. 宣传口腔颌面部损伤对健康的危害，提高人们的预防保健意识。保持口腔清洁与健康，预防口腔疾病，防止感染。嘱托患者定期来院复查，观察固定是否松动。

第六节　先天性唇腭裂患者的护理

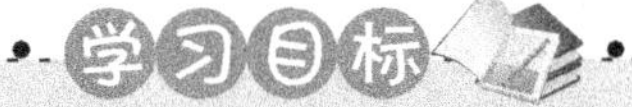

1. 掌握先天性唇腭裂患者的临床表现及护理措施。
2. 熟悉牙拔除术患者的护理。
3. 了解先天性唇腭裂患者的概念。

先天性唇腭裂畸形是人类最常见的先天发育缺陷之一，发生率为 1.82‰，严重影响人口素质。常造成患儿容貌缺陷及生理功能障碍，如咀嚼、吞咽、消化、语言、表情以及呼吸等功能障碍。治疗主要采用手术整复的方法，以达到恢复功能和形态接近正常的目的。

一、先天性唇裂

唇裂（cleft lip）是胎儿在发育过程中，受到某些因素的影响，使上颌突与球状突未能融合而发生裂隙。

【护理评估】

（一）健康史

目前病因尚未完全明确。可能为多种因素影响所致，根据大量研究表明，唇裂的发生可能与遗传、营养、感染、损伤、药物、物理、烟酒和内分泌等因素有关。

（二）临床表现

唇裂分为单侧唇裂和双侧唇裂。根据裂隙的程度分为 3 度。Ⅰ度唇裂：仅限于红唇部裂开；Ⅱ度唇裂：上唇部分裂开，但未裂至鼻底；Ⅲ度唇裂：整个上唇至鼻底完全裂开。

因唇部缺隙，患者可出现吸吮及进食困难，加之唇部裂开，冷空气直接进入口咽部，极易患呼吸道感染疾患，最终会影响其生长发育。

（三）心理-社会状况

婴儿期未进行整复术者，常有自卑心理，性格孤僻，不愿与人交往，常会受到同龄儿童的歧视，父母也受到极大的心理创伤，对患儿的前途忧心忡忡，担心唇裂畸形会影响患儿的智力发育。

（四）治疗原则

主要采用手术整复的方法，以恢复正常的口唇形态和功能。

【常见护理诊断/问题】

1. 组织完整性受损 与先天性畸形有关。

2. 有感染的危险 与唇部切口暴露或未及时清除鼻涕、食物残渣等有关。

3. 知识缺乏：缺乏对疾病的认识及正确的喂养知识。

【护理措施】

（一）恢复组织完整性

1. 术前护理

（1）介绍术前注意事项，指导患儿父母注意患者保暖，衣着厚薄恰当，防止受凉感冒而影响手术。

（2）指导患儿父母改变喂养方式，术前 3 天停止母乳或奶瓶喂养，改用汤匙或滴管，以适应术后的需要。

（3）唇裂手术的年龄主要是依据患儿健康状况和畸形程度等做出决定。一般认为，单侧唇裂整复术最适宜的年龄是 3～6 个月，双侧唇裂一般可推迟至 6～12 个月。

2. 术后护理

（1）术后患者清醒回病房后，松开患儿衣领，取屈膝侧卧位，头偏向一侧，以利口内分泌物流出。

（2）可用护臂夹板固定双臂制动或戴手套，以免患儿用手抓伤唇部创口。

（3）患儿清醒后 4 小时，可给予少量葡萄糖水；若无呕吐，可开始喂乳或流质，示范并指导患儿家属用滴管或汤匙喂饲，以免引起伤口感染。术后 10 天方可吮吸母乳或奶瓶。

（二）密切观察病情，预防感染

1. 观察患儿术后有无脱水、高热等症状，并及时处理；注意保暖，防止感冒流涕，以免引起伤口糜烂甚至裂开。

2. 如鼻腔内有纱卷填塞，应每天更换一次，以免分泌物污染创口；唇部创口不用包扎，任其暴露，保持清洁。

3. 每天用 75%乙醇清洗，切忌用力擦拭。如有血痂形成，可用 3%过氧化氢溶液和生理盐水冲洗，以防痂下感染。遵医嘱给予适当的抗生素，以预防感染。

（三）健康指导

1. 向患儿父母解释唇裂相关知识，教会患儿父母清洁唇部及牙槽骨的方法。

2. 出院后 1 个月内，勿吃坚硬食物，保护创口勿使其复裂。

3. 术后 3 个月复诊，如发现唇部或鼻部修复仍有缺陷，择期行二期整复术。

二、先天性腭裂

腭裂（cleft palate）与唇裂一样，是胎儿在发育过程中，因某种因素影响，使面部各突起互相连接受阻挠而形成的裂隙。腭裂可单独发生，也可与唇裂伴发。

【护理评估】

（一）健康史

绝大多数畸形的发生是遗传与环境两种因素共同作用的结果。环境因素主要有孕期病毒感染、频繁接触放射线等。

（二）临床表现

1. 症状　主要表现为发音不清，发音时呈橄榄语音，语音似狼叫，故腭裂又称狼咽。

2. 体征　腭部有不同程度的裂开，如合并唇裂则有颜面畸形。因腭裂造成鼻口相通，使吮吸、进食、发音等功能障碍，进食时食物易从鼻腔溢出。可有上颌骨发育不全，面中 1/3 塌陷，呈蝶形脸。

（三）心理-社会状况

腭裂患者除发音不清外，在饮食、吞咽、呼吸等方面均有严重的功能障碍，尤其是语言功能障碍对儿童的心理造成的不良影响，抑制了儿童天真活泼的特性，使患者除具有唇裂患者相同的社会心理问题外，性格更为孤僻，不愿意与人交往。同时，患者及家属对手术效果表示担忧或期望过高。

（四）治疗原则

主要采用手术整复的方法，以恢复腭的正常形态和功能。

【常见护理诊断/问题】

1. 功能障碍性悲伤　与腭裂造成生理缺陷导致说话不清有关。

2. 有窒息的危险　与全麻术后呕吐、麻醉插管导致口咽部组织水肿及喂养不当有关。

3. 知识缺乏：缺乏腭裂的防治知识。

【护理措施】

（一）减轻悲伤

1. 术前护理

（1）指导患儿父母采取正确的喂养方法，即用汤匙或滴管喂饲，以适应术后的进食方法。

（2）指导患儿术前3天始用1∶5000呋喃西林液反复漱口，呋喃西林麻黄碱液滴鼻，每日3次，保持口鼻清洁。

2. 术后护理

（1）术后应保持患儿安静，不能大声哭喊，不吃过硬、过烫食物，以免影响伤口愈合。

（2）注意术后出血，手术当天唾液内混有血水而未见明显渗血或出血点，不需特殊处理。如口内出现凝血块，应注意检查出血点，并告知医生及时处理。

（3）遵医嘱应用抗生素，预防感染。鼻内可用1%呋喃西林麻黄碱液滴入，每日3次。

（4）每日清洗口腔，鼓励患者进食后多饮水，以保持口腔卫生及伤口清洁。

（二）严密观察病情，预防窒息

1. 全麻未清醒前，取平卧位，头偏向一侧，嘴边置弯盘或卫生纸，使口腔内分泌物流入其内。分泌物过多时用吸痰管及时吸出，防止窒息和吸入性肺炎的发生。全麻完全清醒后可取头高脚低位，以减轻局部水肿。

2. 保持呼吸道通畅，用吸痰管及时吸出口腔、鼻腔血性渗出物和呕吐物。吸引时切勿接触伤口，以免引起出血。

3. 严密观察患者的伤口及鼻腔有无渗血及喉头水肿。观察口内松弛切口内碘仿纱条是否脱落，注意不让患者用手触摸伤口。

（三）健康指导

正确指导患儿发音，鼓励患者参加社交活动。嘱患者术后1～2个月后，开始进行软腭活动锻炼和语言训练，如练习发“啊”音、吹水泡训练等。

附：牙拔除术患者的护理

牙拔除术（extraction of teeth）是口腔颌面外科最基本的手术，是治疗某些牙病及其引起的局部或全身疾病的应用最广泛的手术，可造成局部组织不同程度的损伤，出现出血、肿胀、疼痛等，甚至导致全身反应。故应给予足够重视，按照无菌原则实施牙拔除术。

1. 术前护理

（1）耐心向患者说明手术过程中及手术后可能出现的反应及并发症，消除其恐惧心理，以最佳状态配合拔牙术。

（2）了解患者的要求和全身健康状况，仔细询问患者有无药物过敏史，必要时做药物过敏试验；嘱患者避免空腹拔牙。

（3）选择合适的拔牙器械，并备好所需敷料。

（4）复杂拔牙术还要做好口腔卫生，常用1∶5000呋喃西林或0.05%氯己定溶液漱口。

2. 术中配合

（1）拔牙前再次核对所拔牙齿并配合医生保持手术野清晰，随时传递医生所需器械。

（2）复杂拔牙协助医生劈牙，必要时做好缝合准备。缝合时，协助医生拉开患侧口角、止血和剪线等。

3. 术后护理

（1）嘱患者咬纱布球30分钟后吐出，若出血较多可延长至1小时，但不能留置太长时间，以免腐臭，引起感染和出血。

（2）拔牙当天不能漱口，以免冲掉血凝块。拔牙后24小时内，唾液中混有淡红色血水是正常现象。

（3）拔牙后不要用舌舐吸伤口或反复吐唾液、吮吸。拔牙后1小时可进湿凉软食，不宜吃过热、过硬的食物。

（4）嘱患者术后若有明显的出血、肿胀、发热、疼痛、张口受限等症状应及时复诊。伤口缝合者，嘱术后5～7天拆线。

第七节　牙列缺损和牙列缺失患者的护理

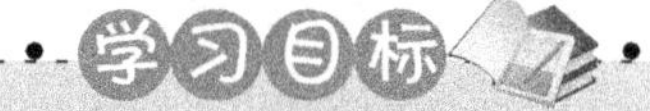

1. 掌握牙列缺损和牙列缺失患者的护理措施。
2. 熟悉牙列缺损和牙列缺失患者的临床表现。

牙列缺损和牙列缺失是指口内有牙齿缺失，部分牙齿缺失者称牙列缺损，全部牙齿缺失者称牙列缺失。多发生于中老年人群。

【护理评估】

（一）健康史

主要原因是牙周病、龋病病史及外伤等。

（二）临床表现

1. 症状　患者往往出现发音不准现象，咀嚼功能也会受到较大影响。

2. 体征　可见口内部分牙缺失或全部牙缺失。前牙缺失患者面型会有所改变；失牙区牙床有不同程度的萎缩。

（三）心理-社会状况

牙缺失后，多数患者往往因发音不准、容貌变化和咀嚼功能受到影响而不愿与人交往，产生焦虑心理；并因生活不便而感到苦闷。

（四）治疗原则

修复缺失的牙齿，方法主要有活动修复、固定修复、种植修复。

【常见护理诊断/问题】

1. 焦虑　与容貌变化、发音和咀嚼功能受到影响有关。

2. 进食自理缺陷　与牙缺失影响咀嚼功能有关。

【护理措施】

（一）减轻焦虑

1. 多与患者沟通，耐心向患者解释各种义齿修复方法，鼓励患者尽早修复失牙，教会患者正确使用义齿，使其减轻忧虑。

2. 鼓励患者积极参与社交。向患者说明缺失牙修复后，发音和容貌均可恢复正常，日常生活会有极大改善。

（二）修复失牙，改善进食功能

失牙患者的治疗步骤是：备牙、取模、试牙和戴牙。应遵医嘱做好每一步护理配合，主要是各种器械的准备。

（1）备牙：嘱患者不要紧张，若有不适可以手示意，切不可乱动，以免损伤口腔组织。备牙时，护士应主动配合，放好吸唾器，协助医生牵拉口角，压患侧舌体，以防邻近组织受伤，为医生提供清晰和干净的视野。

（2）取模：护士根据患者牙弓的大小、形态、高低、失牙的数量和部位选择托盘，托盘要尽量与牙弓协调一致。遵医嘱调拌所需印模材料，制作印模，并用冷水冲去表面唾液，经消毒处理后，连同设计卡片即送技工室灌注，也可自行灌注。预约患者复修时间，清理用物，消毒后归还原处。

（3）试牙：准备好检查盘、蜡刀、蜡刀架、蜡片。根据病历找出设计卡，连同已排好人造牙的殆架取来放治疗台上。若有个别牙需要调整，点燃酒精灯，以便蜡刀加热用。试戴完毕，连同设计卡片一起送技工室。预约患者复诊时间，常规清理用物。

（4）戴牙：将已完成的义齿放检查盘内供医生戴牙用。将试戴完毕义齿抛光，冲洗干净，放入消毒液中，5分钟后取出洗净，交患者戴入口内，并告诉初戴牙时，可能出现恶心、语言不清等现象，应耐心使用，一段时间后会逐渐消失。戴牙后出现疼痛，应及时来院修改。取戴义齿时，禁用暴力或用牙咬，以免义齿发生折裂或损坏。

（三）健康指导

告知患者失牙后应及时进行修复，以免影响邻近牙齿，并造成不良的咬合习惯。教会患者正确使用义齿，交代注意事项，有问题应及时复诊。

知识链接

可摘局部义齿的使用

初戴义齿时，根据缺牙的数目，基托的大小，会产生不同程度的异物感、发音不准确、恶心等症状，患者要坚持使用，耐心适应，过一段时间，症状就会减轻或消失。义齿戴入的最初阶段，应尽量吃一些较软的、小块食物，练习用磨牙咀嚼，适应后可恢复正常。建议饭后和睡前要仔细清洗义齿，睡觉时应摘下义齿，用清水浸泡。

第八节 口腔疾病预防与健康指导

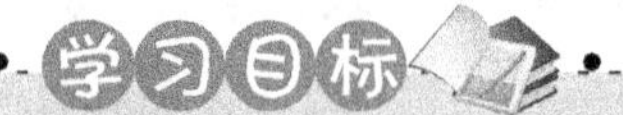

1. 掌握口腔疾病预防措施。
2. 熟悉口腔健康指导的方法。
3. 了解口腔自我保健的常用方法。

一、口腔疾病预防

口腔疾病预防是口腔疾病防治的重要内容之一。预防的范围主要包括健康维护、健康促进以及减少导致病伤的危险因素，它是在纠正人们不良生活习惯的基础上，推行临床与预防一体化的卫生服务。口腔疾病预防应遵循：

一级预防（病因预防）：以消除病因为目的。强调自我保健，对广大国民进行口腔卫生宣传与指导，使其掌握基本的口腔卫生知识，养成良好的口腔卫生习惯，自觉实施各种家庭口腔卫生措施。

二级预防（临床前期预防）：在一级预防的基础上，需要口腔专业人员协助患者进行早发现、早诊断、早治疗。包括定期口腔检查，阻止病情进一步发展。

三级预防（临床预防）：为防止疾病的并发症和促进功能恢复进行的各种治疗，以恢复口腔的生理功能。

二、口腔健康指导

口腔健康指导改变了龋病与牙周疾病对人类牙颌系统的侵害，使千百万人开始获得牙龄与寿龄的大致相等，这是口腔预防医学的重大科学突破。同时人们对口腔健康的要求与期望也随之发生了深刻的变化，从忍受牙病的折磨和失去牙齿的痛苦中、从被动治疗和等待义齿修复的高花费中，悟出了新的口腔健康模式，即预防口腔疾病，保护牙齿，维护自身完好的牙颌系统，以健康的微笑与应有的口腔功能体现人类的自然美。

（一）口腔健康指导的概念

口腔健康指导是整体健康的组成部分。目前常引用的口腔健康概念是：牙齿清洁，无龋洞，无疼痛感；牙龈颜色正常，无出血现象。对口腔健康所下定义各有不同，但以下三方面内容是不能缺少的，即应具有良好的口腔卫生、健全的口腔功能以及没有口腔疾病。

健康指导已有100多年历史，但尚无一致公认的标准定义。世界卫生组织（WHO）提出的定义是“健康指导帮助并鼓励人们有达到健康状态的愿望，知道怎样做才能达到这样的目的，促进个人尽力做好本身或集体应做的一切，并知道在必要时如何寻求适当的帮助”。这是目前最常引用的。

口腔健康指导是健康指导的一个分支。WHO指出，牙科健康指导的目的是使人们一生中都知道并保持牙齿和口腔健康。它是以教育的手段促使人们主动采取有利于口腔健康的行为，如通过有效的口腔健康指导计划或教育活动调动人们的积极性，通过行为矫正、口腔健康咨询、信息传播等，以达到建立口腔健康行为的目的。口腔健康指导不能代替预防方法，是让人们理解和接受各种预防措施所采取的教育步骤。

（二）口腔健康指导的原则

口腔是全身的一个组成部分，口腔健康指导同样也应被纳入健康指导之中。口腔健康指导应成为口腔保健服务不可分割的一部分。

对口腔健康指导材料的内容应具有准确性、知识性，应体现最新的科学成果，对人群与疾病应有较强的针对性，特别是在借助大众传播媒介传播口腔健康知识时，更应倍加小心，不应将不准确又无最新科学信息的教育材料误传。

口腔健康指导指导应符合当地的文化、教育与经济发展状况，方能将有限的资源分配到优先应解决的健康问题上来。

（三）口腔健康指导的方法

口腔健康指导不仅仅是传播信息，如进行口腔卫生知识的科普宣传，还要考虑影响健康行为的心理、社会和文化因素，传统的观念与习惯，个人或群体对口腔健康的要求和兴趣等，以确定首先进行的口腔保健内容与相应的教育方式。一般采取四种教育方法。

1. 个别交谈 与患者、领导、家长、居委会成员、保健人员进行交谈，讨论口腔健康问题及预防保健问题。此方式是双向的信息交流，交谈的针对性强、讨论比较深入，效果好。例如：患者就医时的随诊教育，不只是医生单向传授知识，而是有问有答的双向交流。在交谈中，医生或保健人员都要设身处地地去理解与帮助患者，作他们的良师益友，而不应以教育者自居。口腔健康指导的任务就是要帮助人们在口腔保健方面学会自助，使人们在掌握有关知识后自觉地去进行。

2. 组织小型讨论会 如座谈会、专家讨论会、专题讨论会、听取群众意见会等。参加者除卫生专业人员、决策者之外，应广泛吸收不同阶层的群众。如果预备推广一项口腔预防保健的新技术，则应组织讨论此项目的可行性、项目的推广价值、效益、公众接受的可能性以及科学性等，这种会议要注意吸收不同观点的专业人员与新闻媒介参与。如果是一项具体口腔保健措施在学校中的实施，应该请校长、教师、家长与学生共同参加讨论。各种小型讨论会既是很好的教育方式，又是调查研究的好方法。

3. 借助大众传媒渠道 利用报刊、杂志、电视、电影、广播、街头挂图与橱窗等传播新的口腔保健信息，反复强化口腔卫生知识，劝阻不健康的行为，如经常吃零食、不刷牙等不健康行为。其优点是覆盖面大，能较快地吸引公众注意力，使之集中到有待解决的口腔健康问题上来。鼓励人们更加重视口腔自我保健。充分发挥电视在口腔健康指导中的作用，会收到较好的效果。

4. 组织社区活动 组织街居民区、乡村和社会团体与单位（工厂、学校、机关）的活动，主要使人们提高对口腔健康的认识，引起兴趣、产生强烈的口腔健康愿望，以便寻找口腔健康指导的资源。通常是帮助进行口腔健康调查，了解对口腔健康的需求，为制订计划打下基础，在制订计划的过程中有意识地对不同层次的人进行教育，以增强目标人群对实施教育计划的责任感。

每种方法都有其优缺点，且不能相互取代。在不同的情况下选择不同的方法，才能收到较好的效果。重要的是教育者对受教育者的真诚关怀。

（四）增强口腔自我保健意识

1. 注意口腔卫生

（1）刷牙是保持口腔卫生的有效方法，最好做到餐后、睡前各刷牙一次，如果做不到每餐后刷牙，则至少早晚各一次，晚上睡前刷牙至关重要，能减少牙菌斑及食物残渣的滞留时间。正确的刷牙方法是竖刷法，即上牙从上往下刷，下牙从下往上刷，毛刷与牙龈呈45°角，每次刷牙时间以3分钟为宜。注意要刷牙齿的三个面，即唇颊侧面、舌腭侧面和𬌗面，并且要选用保健牙刷，用后牙刷头向上放在通风干燥处。另外，牙刷使用每3个月须更换。

（2）漱口：养成良好的习惯，即进食后应漱口。

（3）剔牙：选木质牙签剔除牙面的食物残渣或牙菌斑。

（4）洁牙：可用牙线清洁牙齿，或根据自己牙齿的情况，利用超声波洁牙机洁治，以去除牙石和牙垢。

2. 保护牙齿 在日常生活中，要避免用牙咬坚硬的食物及开启啤酒瓶盖等，以免牙损伤；可采用特殊的保护方法，如使用含氟的牙膏、饮水饮食中加氟、牙齿窝沟封闭等都可以增强牙齿的抗龋能力。

3. 限制蔗糖的摄入频率 适当限制蔗糖的摄入频率，可降低龋病的发病率。

4. 定期口腔健康检查　定期进行口腔的检查，以了解口腔卫生状况及牙齿情况。

5. 保护基牙　基牙具有稳定义齿和承受额外咀嚼力的作用，因此要特别注意保护。

（五）定期进行口腔健康检查

保证合理的营养，并定期进行口腔健康检查，达到“有病早治，无病预防”的目的。检查时间可根据需要及客观条件而定。牙齿有缺失者要及时修复，不合适的义齿更要及时调整，使义齿保持功能状态。

（葛媛丰　蒋松波）

思考题

一、选择题

A_1 型题

1. 中龋为龋损发展到（　　）

　A. 牙釉质全层　B. 釉牙本质　C. 牙本质浅层

　D. 牙本质中层　E. 牙本质深层

2. 检查急性根尖周炎有明显反应的是（　　）

　A. 叩诊　B. 探诊　C. 温度测验

　D. X 线检查　E. 电活力测验

3. 急性牙髓炎诊断的主要步骤是（　　）

　A. 先查患牙，后问诊，做温度测验　B. 先做温度测验，后查患牙，问诊

　C. 先问诊，后做温度测验　D. 先问诊，再查牙，后温度测验

　E. 先麻醉止痛，再问诊，检查

4. 牙周炎的四大主要症状，**除外**的是（　　）

　A. 牙龈炎症　B. 牙齿移位　C. 牙周袋的形成

　D. 牙槽骨吸收　E. 牙齿松动

5. 牙周炎最重要的局部因素是（　　）

　A. 牙石　B. 牙菌斑　C. 咬合创伤

　D. 食物嵌塞　E. 牙排列不齐

6. 成人牙周炎与慢性龈炎的主要区别是（　　）

　A. 牙龈出血　B. 牙龈红肿　C. 牙周袋形成

　D. 牙不松动　E. 无牙槽骨吸收

7. 复发性阿弗他溃疡临床表现中下列说法**不正确**的是（　　）

　A. 多见于青壮年，女性多于男性

　B. 溃疡中央微凹，上覆一层淡黄色假膜

　C. 本病有自限性，7～10 天自愈

　D. 愈合后留有瘢痕

　E. 本病可反复发作

8. 对口腔念珠菌病**不正确**的叙述是（　　）

A. 发生于口腔的任何部位
B. 黏膜损害呈白色，不能擦掉
C. 治疗一般用抗生素
D. 治疗用碱性含漱剂
E. 白色念珠菌适于酸性环境生存

9. 下列黏膜病中属于癌前病变的是（ ）

A. 白斑
B. 复发性阿弗他溃疡
C. 口腔念珠菌
D. 疱疹性口炎
E. 扁平苔藓

10. 面部“危险三角区”指的是（ ）

A. 由双侧眼外眦到上唇中点的连线
B. 由双侧眼外眦与颏部正中的连线
C. 由鼻根至两侧口角区域
D. 由双侧眼内眦与两侧口角区域
E. 由双侧眼外眦到鼻根的连线

11. 面部危险三角区内的感染处理不当可引起（ ）

A. 急性根尖周炎
B. 鼻前庭炎
C. 尖牙凹感染
D. 角膜炎、结膜炎、眼睑炎
E. 海绵窦血栓静脉炎

12. 颌面部间隙感染最常见的途径是（ ）

A. 血源性
B. 腺源性
C. 外伤性
D. 牙源性
E. 继发于其他感染

13. 颌面部间隙感染的一般局部表现为（ ）

A. 局部红、肿、热、痛、功能障碍
B. 局部软组织广泛性水肿
C. 局部产生皮下气肿，有捻发音
D. 局部剧烈疼痛，有脓肿形成
E. 张口受限，影响语言、咀嚼

14. 下列间隙感染最易导致呼吸困难的是（ ）

A. 眶下间隙
B. 翼颌间隙
C. 咬肌间隙
D. 下颌下间隙
E. 口底蜂窝织炎

15. 患者因外伤所致上颌骨骨折，骨折块向下移位，现场预防窒息的急救处理应是（ ）

A. 紧急从鼻腔气管插管，保持呼吸道通畅
B. 紧急气管切开
C. 复位上颌骨块，利用压舌板等物作颅上颌固定
D. 使用呼吸兴奋剂
E. 维持患者于头低脚高位

A_2 型题

16. 王女士，32 岁。诉两侧后牙咀嚼不适，牙龈出血 10 年。口腔检查：切牙和第一磨牙牙周袋 6～7mm，松动Ⅰ°～Ⅱ°，切牙轻度唇侧移位。X 线片示：仅切牙和第一磨牙牙周袋牙槽骨吸收明显，菌斑指数 1.5，拟诊为（ ）

A. 青少年牙周炎
B. 快速进展性牙周炎
C. 青少年后牙周炎
D. 成人牙周炎
E. 青春前期牙周炎

17. 李女士，38 岁。诉自发性牙痛 3 天。患牙有明显浮起感。口腔检查：患牙无明显牙体病变，颊侧深牙周袋，牙龈红肿，轻压有脓液自袋内流出。叩痛（++），松动Ⅰ°。X 线片示牙槽嵴有破坏。初步诊断为急性牙周脓肿，最佳应急处理方法是（ ）

A. 拔除患牙　B. 牙龈翻瓣术　C. 脓肿切开引流，冲洗
D. 牙周袋切除术　E. 开髓引流，畅通根管

18. 张先生，28 岁。左上后牙自发性、持续性跳痛 3 天。患牙不敢对殆。口腔检查：左上 5 叩诊（+++），松动Ⅰ°，牙周检查（—）。温度刺激试验无反应。左侧颌下淋巴结肿大。可能的诊断是（　）

A. 急性浆液性根尖周炎　B. 急性浆液性牙髓炎　C. 急性化脓性根尖周炎
D. 急性化脓性牙髓炎　E. 急性牙周膜炎

19. 患儿，男，4 岁。右上后牙疼痛 1 天，昨晚疼痛加剧，影响睡眠，未经治疗。检查：右上Ⅳ远中邻面龋，内有食物残渣，探（+++），叩（±），冷（++），松（—）。X 线片示右上Ⅳ深龋近髓，根尖周未见异常。诊断是（　）

A. 牙髓坏死　B. 急性牙髓炎　C. 急性根尖周炎
D. 急性牙周炎　E. 急性冠周炎

20. 女性，18 岁。上前牙两牙之间有点状发黑。无自发痛和冷、热刺激痛。口腔检查：左右上 1 近中邻面点状黑斑，表面粗糙，叩诊（—），探诊（—）。最可能的诊断是（　）

A. 浅龋　B. 中龋　C. 深龋
D. 静止龋　E. 继发龋

二、名词解释

1. 龋病　2. 龈上洁治术　3. 口腔白斑　4. 血源性感染　5. 唇裂

三、简答题

1. 简述龋病的临床分期及特点。
2. 简述急性牙髓炎的疼痛特点。
3. 简述口腔疾病预防措施。

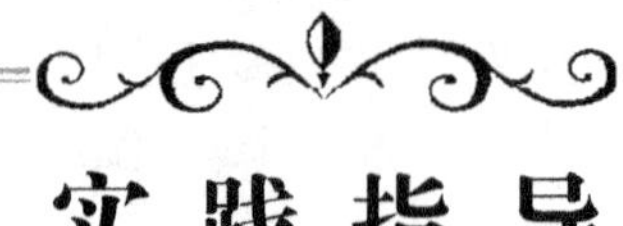

实践指导

一、眼科常用护理技术操作

实践一　滴眼药水法

滴眼药水法是将眼药水滴入结膜囊内以防治眼病的一种方法。

【适应证】 预防、治疗、诊断眼部疾病，散瞳、缩瞳及表面麻醉等。

【禁忌证】 如有对某类药物过敏史，应禁用此类药物于结膜囊局部用药。

【操作前准备】 滴眼液（注意眼液质量、有效期）、无菌滴管或滴瓶、消毒棉签或棉球、污物盘。

【操作过程与护理配合】

1. 操作前洗手，核对患者的姓名、眼别，药物的名称、浓度，水制剂应观察有无变色和沉淀。

2. 嘱患者取仰卧位或坐位，头稍向后仰并向患侧倾斜，并让其眼向上注视。

3. 操作者用消毒棉签轻轻擦去患者眼部分泌物后，用左手示指或拿棉签轻轻牵拉患者下眼睑，暴露下穹隆部结膜囊。

4. 右手持眼药水滴管或眼药瓶先弃去1～2滴，距眼约2～3cm，将药液滴入下穹隆部结膜囊内1～2滴。将上睑轻轻提起，使结膜囊内充盈药液并用消毒棉签或棉球擦去外溢药液。嘱患者闭眼1～2分钟，观察用药后反应。

【操作后护理】 整理用物，消毒液洗手，说明注意事项。

【注意事项】 ①操作前必须洗净双手，防止交叉感染。②双眼滴药时，先滴健眼，再滴患眼。③角膜感觉灵敏，药液避免直接滴在角膜上。嘱患者滴药后不要用力闭眼，防止药液外溢。④角膜溃疡、眼球穿通伤、手术后患者滴眼药时动作要轻，勿施压于眼球。⑤混悬液用药前要摇匀。⑥需滴用两种以上滴眼液时，不可同时滴入，一般间隔时间为5分钟以上；若眼药水与眼药膏需同时使用，应先滴眼药水后涂眼膏。⑦滴用散瞳药、缩瞳药后要指导患者用棉签或手指压迫泪囊区2～3分钟，防止药液流入鼻腔被吸收后产生毒性反应。儿童滴眼液时更应要特别注意按压泪囊区。

实践二　涂眼药膏法

涂眼药膏法是将眼药膏涂入结膜囊内，以防治眼部疾病和保护眼球的一种方法。

【适应证】

1. 治疗眼部疾病，使药物长时间存留眼内，延长药效，以达到消炎、镇痛、扩瞳或缩瞳的目的。

2. 用于手术后、眼外伤、眼睑闭合不全、眼球突出等，防止结膜、角膜干燥或损伤。

【操作前准备】 眼药膏、消毒棉签、消毒圆头玻璃棒、污物盘。

【操作过程与护理配合】

1. 涂眼药膏前洗手，并核对患者的姓名、眼别、药物的名称和浓度。

2. 嘱患者取仰卧位或坐位，头稍向后仰，操作者用棉签或左手的拇指及示指分开上下眼睑，暴露下结膜囊。

3. 嘱其向上看，另一手持眼药膏软管，先挤去一小段，而后直接将药膏于睑裂平行挤入下穹隆部结膜囊内，或用玻璃棒蘸眼药膏少许，将玻璃棒连同眼药膏平放于下穹隆部，将上下睑提起闭合，促使眼药膏在结膜囊内与泪液混合溶化均匀分布。

4. 用棉签擦去外溢眼药膏。

【操作后护理】 用消毒棉签擦去溢出眼外的药膏，说明注意事项。

【注意事项】 ①用眼药前必须洗净双手；②若眼部有分泌物或眼睑及周围皮肤不清洁，应先用生理盐水棉签清洁干净再涂眼膏；③用玻璃棒涂眼膏，用前要严格检查玻璃棒圆头是否光滑完整，以免擦伤结膜或角膜；④对角膜溃疡、眼球穿通伤、内眼手术患者操作时，动作要轻，切勿压迫眼球；⑤儿童涂阿托品眼膏要特别注意阿托品的毒性反应。

实践三 结膜囊冲洗法

结膜囊冲洗法是用冲洗液冲洗结膜囊以达到清洁或治疗目的的一种方法。

【适应证】

1. 清除结膜囊内的分泌物、异物、溅入眼内的酸碱化学物质。

2. 眼科手术前的眼部常规清洁。

【禁忌证】 眼球穿通伤、深层角膜溃疡。

【操作前准备】 洗眼液（生理盐水、2%硼酸、3%碳酸氢钠等）、洗眼壶（或冲洗用吊瓶）、受水器、消毒棉签、消毒纱布等。

【操作过程与护理配合】

1. 嘱患者取仰卧位或坐位，头略后仰并向冲洗侧倾斜。

2. 让患者持受水器紧贴洗眼侧面颊部，以接收流下的液体。

3. 操作者用棉签或左手的拇指及示指分开上下眼睑，用洗眼壶先冲洗眼睑及周围皮肤，然后再冲洗结膜囊。

4. 当冲洗上穹隆部时翻转眼睑，嘱患者向下看，冲洗下穹隆部时嘱患者向上看，同时眼球向各个方向转动，轻轻推动眼睑，充分冲洗结膜各部，然后用消毒棉签擦干眼睑及周围皮肤。

5. 嘱患者保持眼部清洁，不能用手触及眼部，若有眼部明显不适应及时告知医护人员。

6. 将受水器内的污水倒出，消毒后备用。

【操作后护理】 冲洗完毕，用消毒棉签擦拭干净眼睑及颊部水滴，说明注意事项。

【注意事项】 ①冲洗时，洗眼壶距眼 3～5cm 为宜；②翻转眼睑动作要轻巧；③冲洗液不可直接冲在角膜上，也不可进入健眼；④角膜穿孔、眼球穿通伤、角膜溃疡的眼部冲洗，不能翻转眼睑和对眼球加压，以防眼内容物被挤出；⑤冬天冲洗时冲洗液适当加温、冷热适中；⑥化学伤冲洗时，要争分夺秒，一边了解病情，一边准备冲洗，冲洗应充分暴露上下穹隆部，反复多次冲洗，防止化学物质残留；⑦对不合作或眼睑水肿暴露不完全者，可用开睑器或眼睑拉钩拉开眼睑再行冲洗。

实践四 泪道冲洗法

泪道冲洗法是用冲洗液冲洗泪道以清洁泪道、诊治泪道疾病的一种方法。

【适应证】

1. 用于泪道疾病的检查、诊断和治疗。
2. 内眼手术前常规冲洗。

【操作前准备】 无菌注射器（5ml）、泪道冲洗针头，消毒泪点扩张器、受水器、消毒棉签、表面麻醉药、生理盐水、抗生素滴眼液。

【操作过程与护理配合】

1. 操作前洗手，并核对患者的姓名和眼别。
2. 嘱患者取坐位或仰卧位。
3. 操作者用棉签压迫泪囊区，排出泪囊内的液体。然后将浸有表面麻醉药的棉签夹于上、下泪点之间3～5分钟。
4. 嘱患者取舒适体位、头部固定，眼向上注视，手持受水器，紧贴冲洗侧的面颊部。
5. 操作者右手持注射器，左手持消毒棉签向下轻拉下睑，暴露下泪小点并把针头垂直插入下泪小点约1.5mm，然后将针头朝向内眦方向转为水平插入泪小管5～6mm。
6. 将冲洗液缓缓注入泪囊，同时询问患者有无液体流入鼻腔或咽部，并观察泪小点处有无冲洗液反流或分泌物流出。
7. 冲洗完毕，直接退出针头，点抗生素眼药水，用棉签擦干流出的液体或分泌物。
8. 记录冲洗情况，注明推注冲洗液时有无阻力，流畅情况，有无分泌物以及分泌物的量和性质。

【操作后护理】 滴抗生素眼药水，预防感染并记录冲洗情况。

【注意事项】 ①泪点狭小者，先用泪点扩张器扩大泪点再行冲洗。②进针时要顺着泪小管方向前进，以免刺破泪小管壁而致假道。冲洗时如出现皮下肿胀，提示形成假道，应停止冲洗。③有慢性泪囊炎者，冲洗前应先挤压泪囊部，排出分泌物。

实践五 泪道探通法

泪道探通法是探明泪道阻塞的部位和程度；探通轻度泪小管或鼻泪管狭窄或阻塞。

【适应证】 泪道狭窄或阻塞，新生儿泪囊炎。

【禁忌证】 泪囊有脓性分泌物或外眼有炎症者。

【操作前准备】 各型号泪道探针、泪点扩大器、消毒棉签、抗生素滴眼液、表面麻醉剂。

【操作过程与护理配合】

1. 操作前洗手，嘱患者取坐位或仰卧位，操作者以棉签挤压泪囊区，排出泪囊内的液体。

2. 患者取坐位头略后仰，用消毒小棉球蘸表面麻醉药夹于上、下泪点间或滴表面麻醉药于泪点处，嘱其闭眼夹住棉球3～5分钟。

3. 在充分表面麻醉后先扩张泪点，用棉签稍向下拉开下眼睑，暴露下泪点，用泪点扩张器垂直插入泪点后，再水平旋转向鼻侧，使泪点扩大。

4. 选择适当型号的泪道探针，垂直插入下泪点1～2mm，然后转向水平，向泪小管缓慢推进，此时用棉签向颞侧拉紧下睑皮肤，以避免探针损伤泪小管黏膜或造成假道。

5. 当探针触及泪囊窝骨壁时，表示探针已进入泪囊。如进针不顺利，有阻力，可能泪小管或泪总管狭窄，可以轻轻推一推探针，但不能强行进针，以免造成假道。如探针确定进入泪囊，把探针作90°转向改为垂直方向，推向额际，垂直向下进针。如进针阻力不大，表示为鼻泪管正常。如进针有阻力，通常表示鼻泪管阻塞，可稍稍用力推针，但不宜强行用力。探针插入深度以探针柄与眉毛平齐时为止，留针15～20分钟。

6. 拔探针时，用手指压住泪囊部，然后迅速地拔出探针，并用抗生素滴眼液点眼。

【操作后护理】 探通完后，涂抗生素眼膏，说明注意事项。

【注意事项】 ①探针进入泪道时若有阻力切忌强行用力，以免形成假道或引起血肿及炎症；②压迫泪囊有脓性分泌物或外眼有炎症者，暂忌用此法；③泪道扩张，先用小号探针，以后逐渐增大探针型号。

实践六　球后注射法

球后注射法是通过眼眶内给药及内眼手术时麻醉睫状神经节，吸收快，效果好。

【适应证】 内眼手术前注射麻醉，眼内炎症和循环障碍的眼病。

【禁忌证】 内眼及外眼患有急性细菌性感染性炎症者。

【操作前准备】 注射器、球后针头、注射药物、消毒棉签、碘伏皮肤消毒剂、纱布。

【操作过程与护理配合】

1. 注射前洗手，并核对患者的姓名、眼别、药物的名称及剂量。

2. 患者取坐位或仰卧位，用碘伏常规消毒眼睑周围皮肤。嘱患者向鼻上方注视。

3. 操作者用左手压紧眼眶下边缘的中外1/3交界处，用右手将注射器针头垂直刺入皮肤1～2cm，沿眶壁走行并向上方倾斜30°，针头在外直肌与视神经之间向眶尖方向进针3～3.5cm，回抽注射器针芯无回血后，缓慢注入药液。

4. 注射完毕拔针后，嘱患者闭眼并压迫针眼1分钟，使注入药物迅速扩散，以防止出血。

【操作后护理】 注射完毕后，间接轻压注射部位，以防出血。

【注意事项】 ①严格执行无菌操作；②进针时如有明显阻力或碰及骨壁，不得强行进针，以防刺伤或穿通眼球；③进针深度不宜超过3.5cm，以防刺入颅内；④切忌使针头在框内反复抽动，以免导致球后出血及损伤视神经；⑤如回抽注射器有回血，应立即拔针，用纱布间断压迫止血；⑥注射后出现眼球逐渐突出、运动受限，则为球后出血，立即单眼加压绷带包扎止血；⑦眼前部有化脓性感染的患者应禁忌球后注射。

实践七　球旁注射法

球旁注射法使局部组织内达到较高的药物浓度，起到消炎、抗感染的作用，增强药物作用并延长药物作用时间。

【适应证】 治疗眼球前段部疾病以及手术前局部浸润麻醉。

【禁忌证】 结膜有严重感染或出血倾向者。

【操作前准备】 注射器、针头、消毒液、消毒棉签、注射药物。

【操作过程与护理配合】

1. 操作前洗手，并核对患者姓名、眼别、药物的名称及剂量。

2. 嘱患者取坐位或仰卧位，坐位头略向后仰。常规消毒注射部位。眼球向内上方注视。

3. 左手持棉签压眶下缘中、外 1/3 交界处定位进针点，右手持注射器经皮肤刺入眶内，紧靠眶下壁垂直刺入约 10mm 后固定针头，抽吸无回血，将药液缓慢推注。

4. 注射完毕，左手固定针旁皮肤，缓慢拔针，并用消毒棉签压住针眼至无出血为止。

【操作后护理】 注射完毕后，间接轻压注射部位，以防出血。

【注意事项】 ①进针的针头斜面向上，防止损伤眼球；②进针时用力不宜过大，如遇阻力，不可强行进针，稍退回并略改变方向再进针；③注射过程中要严密观察眼部情况，若有眼睑肿胀、眼球突出，提示有出血症状，应立即拔针，给予眼垫，用手按压或加压包扎至止血为止，必要时全身应用止血药。

实践八 结膜下注射法

结膜下注射法是将药物注射入结膜下的疏松间隙内，以提高药物在眼内的浓度，增强药物作用并延长药物作用时间的一种方法。

【适应证】 治疗眼部疾病以及眼球手术的局部浸润麻醉。

【禁忌证】 结膜下有严重感染或出血倾向者，眼球穿通伤口未缝合者。

【操作前准备】 注射器、针头、注射用药物、表面麻醉剂、消毒棉签、抗生素眼膏。

【操作过程与护理配合】

1. 注射前洗手，并核对患者姓名、眼别、药名和剂量。

2. 嘱患者取坐位或仰卧位，眼部分泌物多者先进行冲洗，然后用表面麻醉剂滴眼 2 次，间隔 3～5 分钟。

3. 操作者左手拉开患者下眼睑，嘱其向上注视，暴露下方球结膜，右手持吸好药物的注射器，注射针头与睑缘平行，避开血管。注射针头斜面朝下，与眼球表面成 10°～15°，刺入结膜下，缓慢推注药液，可见结膜下水疱形成。

【操作后护理】 治疗注射完毕后，涂抗生素眼膏，盖眼垫包眼。

【注意事项】 ①注射前和患者沟通好，注射时不能转动头部和眼球，以免刺伤眼球；②对于不合作或眼球震颤患者，可使用开睑器开睑及用镊子固定眼球后再注射；③多次注射者应更换部位，以免形成瘢痕；④结膜下注射时可能会伤及血管，引起出血，故向患者解释，以避免紧张。

实践九 剪眼睫毛法

剪眼睫毛法是为内眼手术前常规准备，对眼睑及其周围彻底消毒，以便术中操作，防止睫毛成为异物存留在组织伤口内。

【适应证】 内眼术前的准备。

【操作前准备】 医用眼科弯剪、棉签、眼药膏或凡士林、棉球、纱布。

【操作过程与护理配合】

1. 操作前洗手，并核对患者的姓名、眼的侧别。

2. 嘱患者取坐位，头部稍向后固定。

3. 剪刀两叶涂上眼药膏或凡士林，便于粘住剪下的睫毛，将剪下的睫毛用棉球或纱布擦拭干净，以免脱落睫毛落入结膜囊内。

4. 剪刀用毕消毒备用。

【操作后护理】 剪完睫毛后，用抗生素眼药水或生理盐水冲洗眼部。

【注意事项】 ①操作前告知患者不适感，以取得配合；②动作要轻柔，剪刀弯头朝向外，防止伤及睑缘皮肤、角膜及结膜；③剪上睑睫毛时嘱患者向下注视，剪下睑睫毛时，嘱患者向上注视；④如有睫毛脱落结膜囊内，立即用湿棉签拭出或用生理盐水冲洗。

实践十　眼部换药法

眼部换药法是检查伤口愈合情况，清除伤口分泌物，上药治疗，控制感染，促进伤口愈合。

【适应证】 了解眼部症状，更换药物和敷料。

【操作前准备】 治疗盘、消毒眼垫、消毒棉签、生理盐水、抗生素滴眼液、眼膏和纱布。

【操作过程与护理配合】

1. 操作前，洗净双手，戴好口罩、帽子，注意无菌操作。

2. 嘱患者仰卧位或坐位，轻轻揭去患眼部敷料上的胶布条，再慢慢去掉眼垫。

3. 敷料与伤口粘连紧密者，用消毒棉签蘸消毒生理盐水慢慢浸湿眼部敷料，并拭去眼部分泌物及残留在睑缘的眼膏。

4. 观察眼部情况后，局部消毒，并涂眼药膏，覆盖眼垫。

【操作后护理】 换药完毕，处理用物；说明注意事项。

【注意事项】 ①换药分离上、下眼睑时，注意不要对眼球施压，特别是内眼手术后，以免发生伤口裂开或前房积血；②清洁伤口由内向外环形消毒，以免感染；③眼部的眼膏或分泌物粘住上下睑缘及睫毛，不可强行分离，先用生理盐水棉签浸湿，然后在上、下睑缘处，用手指转动棉签将分泌物或结痂除去。

实践十一　眼部加压包扎法

眼部加压包扎法通过局部加压起到止血作用，限制某些内眼术后的眼球活动，固定敷料，预防角膜溃疡穿孔。

【适应证】 固定敷料，止血。

【操作前准备】 消毒眼垫、绷带、眼药水及眼药膏、消毒棉签、胶布。

【操作过程与护理配合】

嘱患者取坐位或仰卧位。患眼或双眼滴眼液、涂眼药膏后，放置消毒眼垫以胶布固定。

1. 单眼包扎法　先在健眼眉心部置一条长约 20cm 绷带纱条。绷带头部向健眼，经耳上方由枕骨粗隆下方绕向前额，绕头 2 周后再经患眼由上而下斜向患侧耳下，绕过枕骨至额部。如此缠绕数次，最后将绷带绕头 1～2 周以胶布固定，结扎眉心部的短绷带。

2. 双眼包扎法 双眼涂上眼膏，敷盖眼垫固定后，按“8”字形绷带包扎法包扎双眼。其起端为耳上部，如以右侧耳上为起端，先绕头两周以固定起端，然后由前额向下过左眼，由左耳下方向后经过枕骨粗隆下方绕至右耳下方，向前出于面部，经右眼绕至左耳上方，由左耳上方经过粗隆下方及右耳上部过左眼，形成“8”字形状，如此连续数周后再绕头两周固定。若以左侧起端时，其绷带行径路线恰与此相反。

3. 加压绷带包扎法 患眼包盖多加几层敷料，略高于眼眶缘，然后依绷带包扎法缠绕绷带。缠绕时稍加压并将绷带拉紧，以患者能忍受为准。太紧可引起头痛或头晕；太松则达不到加压的目的。

【操作后护理】 操作后，问询患者包扎松紧程度，并说明注意事项。

【注意事项】 ①包扎时切不可过紧或过松；②切勿压迫耳廓及鼻孔；③固定点应在前额部，避免患者仰卧或侧卧时摩擦造成绷带滑脱。

（廖志敏）

二、耳鼻咽喉科护理技术操作

实践十二 剪 鼻 毛

剪鼻毛即剪掉鼻前庭部位的鼻毛，清晰视野，以便于手术操作。

【适应证】 各种鼻部手术术前准备。

【操作前准备】 鼻镜、眼科小剪刀、棉签及凡士林、75%乙醇。

【操作过程与护理配合】

1. 患者坐位，头稍后仰，取少许凡士林涂于小剪刀刃上。

2. 左手向上推鼻尖暴露鼻前庭，右手持剪刀贴鼻毛根部剪下，用凡士林棉签拭净即可。

【操作后护理】 操作完毕，用75%酒精棉球清洁鼻前庭。

【注意事项】 需在有充分照明直视下进行，避免伤及皮肤、黏膜。

实践十三 鼻腔滴药法

鼻腔滴药法是将药物从前鼻孔滴入鼻腔的一种局部给药方法。

【适应证】 检查或治疗鼻腔、鼻窦和中耳的疾病。

【操作前准备】 滴鼻药物、滴管。

【操作过程与护理配合】

1. 患者取仰卧头低位，使颏与外耳道口连线与地面垂直。

2. 滴入药液3～5滴，轻捏鼻翼几次，使药液与鼻腔黏膜广泛接触。

3. 滴药后保持该体位5～10分钟。

【操作后护理】 指导患者及家属学会正确的鼻腔滴药法，以方便自行操作。

【注意事项】 ①不能取仰卧头低位者，可取侧卧患侧向下位。②药瓶口、滴管口不得触及鼻翼和鼻毛，以防污染。

实践十四 下鼻甲黏膜下注射法

下鼻甲黏膜下注射法是将药液注射到下鼻甲黏膜下，达到局部治疗的目的。

【适应证】 慢性肥厚性鼻炎、慢性单纯性鼻炎、变应性鼻炎。

【禁忌证】 鼻腔急性炎症、妇女妊娠期与月经期。

【操作前准备】 前鼻镜、枪状镊、消毒干棉球及棉签，5ml注射器，5号注射针头。1%丁卡因溶液，1%的麻黄碱生理盐水，常用注射药物有0.5%普鲁卡因、5%鱼肝油酸钠、50%葡萄糖、泼尼松龙或康宁克通A、维生素A 2.5万～10万单位等。

【操作过程与护理配合】

1. 患者多取坐位，头直立，并靠在椅背上。
2. 用1%麻黄碱生理盐水和1%丁卡因溶液棉片收缩鼻甲、麻醉黏膜。
3. 用鼻镜扩大前鼻孔，针尖自下鼻甲前端刺入黏膜下，注射针与下鼻甲游离缘水平自前向后达下鼻甲后端，然后边退针边推药，将药液均匀注入下鼻甲黏膜下。
4. 拔针后用无菌干棉球压迫下鼻甲前端针孔处止血。

【操作后护理】 操作结束后需观察片刻，患者无不适反应后方可离开。

【注意事项】 ①注意无菌操作，防止继发感染；②动作应轻柔、准确，勿刺破黏膜；③注射前先回抽，无回血或空气时方可缓慢注入药液；④注射药液时应观察患者反应，发现异常如心慌、面色苍白等反应时立即停止。

实践十五 鼻腔冲洗法

鼻腔冲洗法是将冲洗液从一侧鼻腔导入自对侧鼻腔或口腔流出，用于去除鼻腔、鼻咽部的脓液或脓痂的一种局部治疗方法。

【适应证】 用于去除鼻腔、鼻咽部的脓液或脓痂。

【禁忌证】 鼻腔有急性炎症或出血。

【操作前准备】 灌洗桶、接水器、橡皮管、橄榄头及500～1000ml温生理盐水。

【操作过程与护理配合】

1. 患者取坐位，稍低头，张口呼吸，下置接水器。
2. 将装有温盐水的灌洗桶悬挂于距患者头顶约1m的高度，将连接灌洗桶的橄榄头塞入患侧前鼻孔。
3. 开放控制夹，盐水自一侧鼻腔注入并经对侧或口腔流出，即可将鼻腔、鼻咽部内的分泌物或痂皮冲出。
4. 一侧鼻腔冲洗后可按此法冲洗对侧鼻腔。

【操作后护理】 冲洗完毕嘱患者擤出残余鼻腔的冲洗液，观察患者有无头痛及耳部不适。

【注意事项】 ①灌洗桶不宜悬挂过高，以防压力过大将分泌物冲入咽鼓管；②冲洗液温度应适宜，以免因温度过高或过低而刺激鼻黏膜；③冲洗时禁止说话，以防呛咳。

实践十六 上颌窦穿刺冲洗法

上颌窦穿刺冲洗法是将上颌窦穿刺针从下鼻道外侧壁刺入上颌窦腔内，用生理盐水将窦腔内脓液冲洗出来的一种诊断和治疗上颌窦炎的方法（实践图1）。

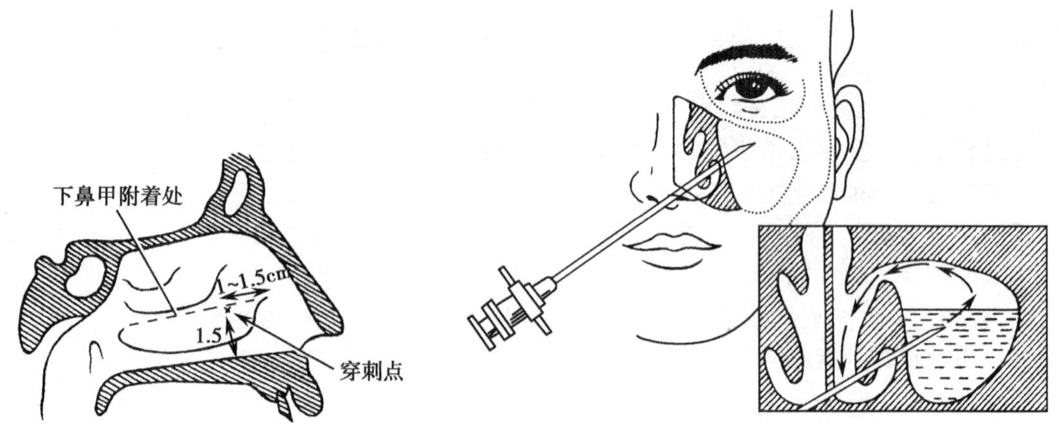

实践图 1 上颌窦穿刺术

【适应证】 用于诊断和治疗上颌窦炎。

【禁忌证】

1. 8 岁以下儿童。
2. 有高血压、冠心病或血液病者。
3. 急性炎症期的患者。
4. 年老体弱或空腹者。

【操作前准备】 前鼻镜、枪状镊、棉片、上颌窦穿刺针，橡皮管及接头，20～50ml 注射器，治疗碗、弯盘、1%麻黄碱、500～1000ml 温生理盐水、1%丁卡因及治疗用药。

【操作过程与护理配合】

1. 患者取坐位，1%麻黄碱棉片收缩下鼻甲和中鼻道黏膜，1%丁卡因棉片置于下鼻道外侧壁表面麻醉 5～10 分钟。
2. 右手持带针芯的穿刺针（左侧穿刺与此相反），针头斜面朝向鼻中隔，经前鼻孔伸入下鼻道，置于距下鼻甲前端 1～1.5cm 靠下鼻甲附着处的鼻腔外侧壁上。
3. 向同侧耳廓上缘方向用力刺入上颌窦内侧壁，穿刺针进入窦腔后有落空感即停。
4. 拔出针芯，用注射器回抽，若有空气或脓液抽出，则证明针已进入窦内。
5. 接上带橡皮管的玻璃接头，嘱患者头向前倾，偏向对侧，张口自然呼吸，手持弯盘于颌下接污物。以温生理盐水连续冲洗，直至将脓液洗净为止。
6. 冲洗毕可注入治疗用药。
7. 拔出穿刺针，棉片压迫穿刺部位止血。

【操作后护理】 记录冲洗结果；注入治疗用药者应嘱其保持头直立位 15 分钟以上，勿用力擤鼻，观察无不良反应及出血后方可离开。

【注意事项】 ①进针部位、方向要准确，用力适中，一有落空感即停，以免刺入邻近器官组织；②未肯定针尖在窦腔内切忌注入空气，以免发生气栓，若疑发生气栓，应急置患者头低位和左侧卧位，立即给氧及采取其他急救措施；③如冲洗不畅，不应勉强冲洗，应改变进针部位、方向及深度，麻黄碱收缩中鼻道黏膜，如仍有阻力应停止冲洗；④冲洗时应密切观察患者眼球和面颊部，若患者眶内痛或面颊肿则应立即停止冲洗；⑤穿刺过程中若发生昏厥等意外情况应停止穿刺，去枕平卧，密切观察生命体征，根据患者情况，给予必要的处理；⑥穿刺后嘱患者在治疗室休息片刻，若遇出血不止，可用 1%麻黄碱棉片压穿刺点止血。

实践十七　鼻窦负压置换疗法

鼻窦负压置换疗法是指用吸引器使鼻窦腔内形成负压，吸出鼻窦内分泌物并使药液进入而达到治疗目的的一种方法。

【适应证】 治疗慢性化脓性全组鼻窦炎和儿童慢性鼻窦炎。

【禁忌证】

1. 急性鼻炎、急性鼻窦炎、鼻出血或高血压患者。

2. 鼻部手术伤口未愈者。

【操作前准备】 吸引器、带橡皮橄榄头、滴管、换药碗、1%麻黄碱、治疗药物。

【操作过程与护理配合】

1. 擤净鼻涕，先用1%麻黄碱收缩鼻黏膜，使窦口开放。

2. 患者取仰卧位，肩下垫枕，使颏部与外耳道口连线与床面垂直。

3. 用滴管将2～3ml治疗药物和麻黄碱的混合液滴入鼻腔。

4. 将与吸引器相连的橄榄头塞入治疗侧前鼻孔，用手指压紧另一侧前鼻孔，并令患者均匀地发“开、开、开”音，同步开动吸引器负压吸引1～2秒，重复6～8次。

5. 同法治疗对侧。

【操作后护理】 操作完毕后让患者坐起，吐出口内药液和分泌物，注入治疗药物者应嘱其15分钟内勿擤鼻及弯腰；同时观察有无头痛、出血等，休息15分钟后方可离开。

【注意事项】 ①压力不宜过大（负压不超过24kPa）；②负压吸引时间不宜过长，以免引起真空性头痛。

实践十八　咽部涂药法

咽部涂药法是用卷棉子或长棉签将药物涂于口咽黏膜的一种治疗方法。

【适应证】 各类咽炎、咽黏膜损伤、咽部麻醉。

【操作前准备】 额镜、压舌板、咽喉卷棉子或长棉签，各种治疗用药，如20%硝酸银、2%碘甘油、冰硼散等。

【操作过程与护理配合】

1. 患者取坐位，头稍前倾，自然张大口。

2. 操作者左手用压舌板将舌前2/3部位压低，充分暴露口咽部，右手用长棉签或卷棉子将药液直接涂布于病变黏膜处。

【操作后护理】 涂药完毕嘱患者尽可能暂不吞咽和饮水，也不要立即咳出；观察有无过敏及中毒现象（如面色苍白、出冷汗、呼吸困难、抽搐）。

【注意事项】 ①压舌板不宜伸入过深，以免引起恶心；②棉签上的棉花应缠紧，以免涂药时脱落导致咽喉部异物；③所蘸药液（尤其是腐蚀性药液）不宜过多，以免流入喉部造成黏膜损伤。

实践十九　雾化吸入疗法

雾化吸入疗法是将药液喷雾成细颗粒状均匀分布于咽喉黏膜上的一种治疗方法。

【适应证】 咽喉部及下呼吸道炎症的治疗。

【操作前准备】 雾化吸入器、注射器和各种治疗用药，如复方安息香酊、抗生素及糖皮质激素等。

【操作过程与护理配合】

1. 将药液加于雾化吸入器的药杯内，打开雾化吸入器电源，使药物雾化。
2. 嘱患者口含雾化器喷出口自然呼吸，使药液吸入咽喉部，每次20～30分钟。

【操作后护理】 雾化吸入后15分钟内尽量勿做吞咽动作；患者应休息片刻方可离开，以免因过度换气而头昏。

【注意事项】 气管切开的患者，蒸汽应从气管套管口吸入。

实践二十 外耳道清洁法

外耳道清洁法是用耵聍钩或耳镊清除外耳道内的分泌物、异物、耵聍的一种方法。

【适应证】 外耳道内有分泌物、异物或耵聍者。

【操作前准备】 耳签、耳镜、耵聍钩、耳镊及3%过氧化氢溶液等。

【操作过程与护理配合】

1. 整块耵聍用耳镊或耵聍钩轻轻取出，耵聍碎屑用卷棉子清除。
2. 外耳道内的分泌物先用蘸有3%过氧化氢溶液的耳用小棉签清洗，然后用干棉签拭净。

【注意事项】 ①整个操作应在明视下进行；②动作应轻柔，不可损伤外耳道皮肤和鼓膜；③对不合作儿童由家长或护士协助固定。

实践二十一 耳部滴药法

耳部滴药法是将药物滴入外耳道或中耳腔的一种局部给药方法。

【适应证】 软化耵聍和外耳道炎、中耳炎的局部用药。

【禁忌证】 鼓膜外伤者。

【操作前准备】 3%过氧化氢溶液、棉签、滴管及滴耳药。

【操作过程与护理配合】

1. 取侧坐位，清洁外耳道。
2. 头偏向健侧，患耳朝上，向后上方牵拉耳廓，将药液滴入外耳道3～5滴，按压耳屏数下。
3. 保持患耳向上约10分钟。

【操作后护理】 观察患者是否眩晕、耳痛，休息片刻再离开；并教会患者正确的耳部滴药方法，以便院外自行用药。

【注意事项】 ①药液温度应与体温相近，以免刺激内耳出现眩晕；②药瓶嘴、滴管口不能接触耳部，以免污染。

实践二十二 外耳道冲洗法

外耳道冲洗法是将冲洗液注入外耳道深部，利用回流力量将已润化的耵聍或异物冲出的一种方法。

【适应证】 清除外耳道内已润化的耵聍或小异物。

【禁忌证】 有急性炎症和鼓膜穿孔者。

【操作前准备】 温生理盐水、治疗碗、洗耳球或注射器、弯盘、卷棉子。

【操作过程与护理配合】

1. 患者侧坐，患耳朝操作者，手托弯盘紧贴于耳下颈部皮肤。

2. 操作者左手向后上方轻拉耳廓，右手持洗耳球/注射器，对着外耳道后上壁注入温生理盐水，借水的回流将耵聍或异物冲出。

【操作后护理】 冲洗完毕用卷棉子擦干外耳道，注意观察患者有无头晕等不适，若有嘱患者休息片刻方可离开。

【注意事项】 ①冲洗液温度应与体温接近，以免刺激内耳引起眩晕、恶心；②冲洗宜缓慢，用力不宜太大，冲洗方向勿直对鼓膜。

实践二十三 咽鼓管吹张法

咽鼓管吹张法是检查咽鼓管功能情况和治疗咽鼓管功能不良的一种方法（实践图2）。

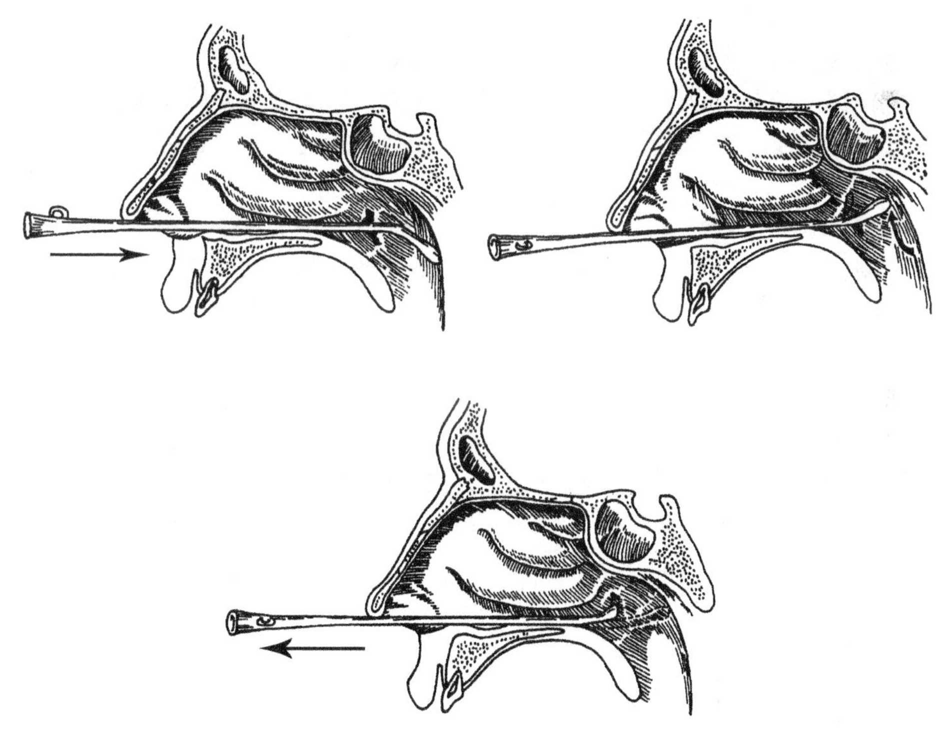

实践图 2 咽鼓管导管吹张法

【适应证】 检查咽鼓管功能或治疗咽鼓管功能不良。

【禁忌证】

1. 上呼吸道急性感染。

2. 鼻腔或鼻咽部有脓性分泌物、脓痂未清除者。

3. 鼻出血。

4. 鼻腔或鼻咽部有肿瘤、异物或溃疡者。

【操作前准备】 听诊器、波氏球、咽鼓管吹张导管、1%麻黄碱、1%丁卡因及棉片等。

【操作过程与护理配合】

1. 捏鼻鼓气法 ①嘱患者擤尽鼻涕，捏紧两侧鼻翼；②吸气后紧闭嘴唇，往鼻腔鼓气，使空气从咽鼓管进入鼓室；③如患者耳内有轰响声及鼓膜向外膨胀的感觉，示咽鼓管通畅；如无上述感觉，则示咽鼓管功能不良。

2. 波氏球吹张法 ①嘱患者取坐位，擤鼻后，含一口水；②将波氏球之橄榄头塞入患者一侧前鼻孔，用手指压紧另一侧前鼻孔；③在嘱患者咽下水的同时，迅速挤压皮球，使空气从咽鼓管进入鼓室；④正常者耳内有轰响及膨胀感，如无此感觉，则示咽鼓管功能不良。

3. 导管吹张法 ①嘱患者擤尽鼻涕，鼻腔以1%麻黄碱和1%丁卡因棉片收缩、麻醉；②将听诊器两端的橄榄头分别置于检查者和患者的外耳道口；③将导管弯头朝下，沿受检侧鼻底缓缓伸入鼻咽部抵达鼻咽后壁，再将导管向受检侧旋转90°，并稍向外拉，此时导管前端即会滑入咽鼓管咽口，然后再向外上方旋转45°，并以左手固定；④用橡皮球对准导管末端开口吹气数次，气体经咽鼓管进入鼓室；⑤经听诊管听诊判断咽鼓管是否通畅。

【操作后护理】 注意观察患者有无眩晕、恶心等不适。

【注意事项】 ①操作动作应轻巧，切忌使用暴力，以免损伤黏膜组织；②吹张力量适当，用力过大可吹破鼓膜；③鼻腔或鼻咽部有脓液或脓痂时，吹张前应清除。

实践二十四 鼓膜穿刺法

鼓膜穿刺法是诊断和治疗中耳积液或鼓室内给药的一种方法（实践图3）。

【适应证】

1. 鼓室积液者。

2. 梅尼埃病或突发性耳聋患者鼓室内给药。

【操作前准备】 75%乙醇，耳镜，无菌棉签，1ml或2ml注射器，斜面较短的7号针头，1%丁卡因、无菌棉球等。

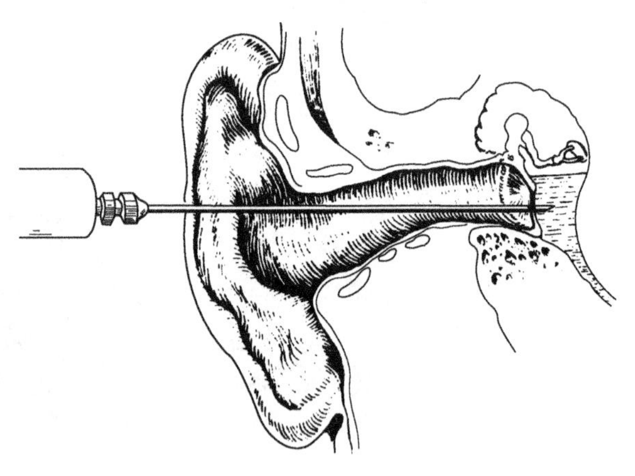

实践图3 鼓膜穿刺术

【操作过程与护理配合】

1. 患者取侧坐位，患耳朝操作者。

2. 用无菌棉签蘸75%乙醇清洁、消毒耳周及外耳道皮肤。

3. 用1%丁卡因行鼓膜表面麻醉。

4. 左手固定耳镜，右手持穿刺针自鼓膜前下部刺入鼓室，有“落空感”即停。

5. 固定穿刺针，抽除中耳积液，或注入治疗药物。

【操作后护理】 术毕用无菌棉球塞住外耳道口。

【注意事项】 ①鼓膜穿刺针的斜面宜磨钝，以减少鼓室黏膜的损害；②穿刺部位要正确，针头方向必须与鼓膜垂直，不得向后上方倾斜，以防损伤听骨，或刺入蜗窗、前庭窗；③刺入鼓室后，一定要固定好针头，以防抽液时针头脱出；④严格无菌操作，防止继发感染。

三、口腔科护理技术操作

实践二十五　口腔四手操作法

（一）四手操作时护士的正确位置和姿势

四手操作的原则已被口腔专业人员所接受。它有利于减少医师心理和生理上的疲劳，提高医师工作效率，充分利用椅旁治疗时间，改进医疗质量。因此，要求医师和护士始终处于一种自然、轻松、自如的位置。所有器械和材料均由护士传递给医师，它包括两个方面要求：①医护人员在治疗时姿势正确；②治疗器材的传递时间、部位和类型正确。

【椅旁护士正确护理姿势】

1. 平衡操作位置（正确姿势）

（1）平衡操作位置定义（balance home operating position，BHOP）：平衡操作位置（BHOP）由 D. Beach 提出。它的定义是：坐骨粗隆与股骨粗隆连线呈水平状，大腿与地面约成 15°，身体长轴平直（特别是第七颈椎与第四胸椎间），上臂垂直，肘维持与肋接触，头微微前倾，操作高度大约在胸骨中心（心脏部分水平）。

（2）椅旁护士平衡工作位要求（实践图 4）：护士椅位于 2～4 点钟位置，面对医师，座位比医师高 15cm，眼睛比医师大约高 4cm，视野清楚，不易疲劳。双脚并放在座椅底盘上，维持舒适平衡的工作位置。髋部与患者肩部平齐，大腿与地平行，与患者左耳左肩连线平行，大约与患者身体长轴成 45°。注意：护士大腿与患者或者治疗椅间最好不要成直角！而应尽可能接近操作区。

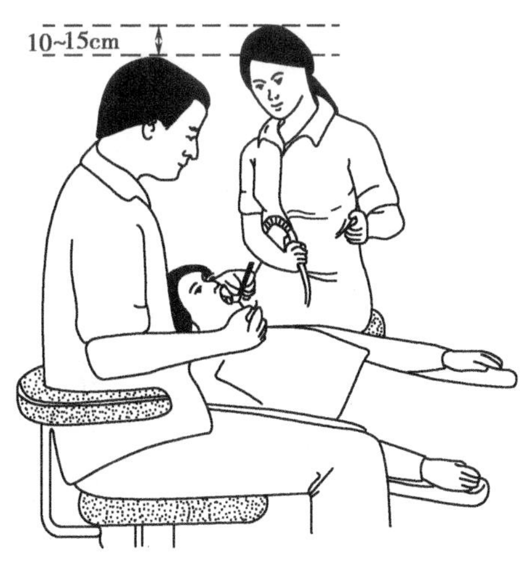

实践图 4　护士正确护理姿势

2. 椅旁护士姿势错误　椅旁护士的正确位置，有利于治疗和器械的传递，使工作视野清楚，提高治疗团队效率。而错误姿势则容易造成心理疲劳和生理疲劳，甚至造成身体损害。

（1）护士坐椅位置过低或离患者口腔部位太远，为了适应操作需要而被迫抬高手臂和强迫颈部弯曲。

（2）护士坐椅位置过高，臀部与患者肩部平齐，操作时护士身体将过度前弯或扭曲。

【医、护、患位置关系】

1. 患者正确的治疗位置　患者的治疗位置一般是取卧位。在治疗前，护士可辅助患者处于舒适的体位，也便于医师和护士操作。

（1）在治疗前需要给患者围上布兜（或一次性纸兜），减少治疗中对患者衣物污染。

（2）护士右手托住患者背部，使患者轻轻躺在治疗椅上（实践图 5）。

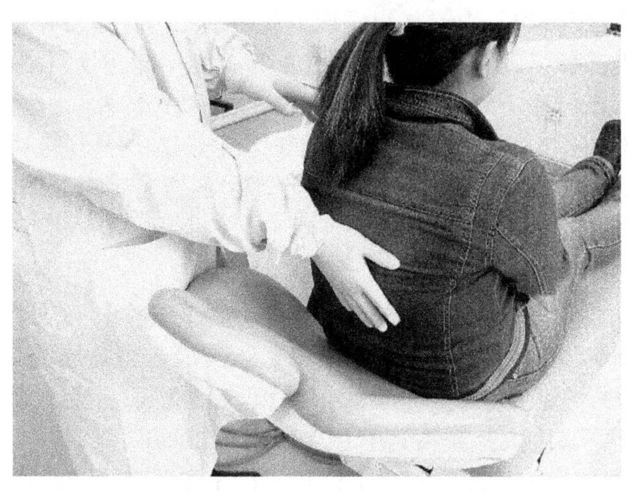

实践图 5　患者就位于治疗台

（3）当患者背部已靠在椅背上时，迅速移动右手，托住患者颈部，轻轻置于头靠上。

（4）儿童因年龄小而无法躺卧到治疗椅时，可辅助其躺在治疗椅上。

2. 医师、护士与患者的关系

（1）为说明医师、护士和患者间在治疗时的位置关系，将患者周围分为四个时钟区（实践图 6）。

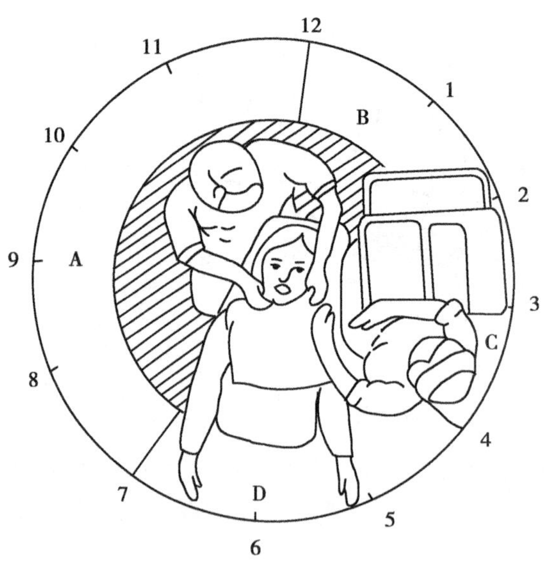

实践图 6　医、护、患三者的正确位置

A. 术者区；B. 静止区；C. 助手区；D. 传递区

术者区：通常11点区，上颌操作12点，下颌操作7～9点。此区不可放置物品。

静态区：12～2点，可放置治疗车。

助手区：2～4点，通常3点位。

传递区：4～7点，传递器械和材料区。

(2) 为了便于治疗中传递和拿取器械，在治疗椅四周需要留出一定空间，以便护理人员巡回走动，同时方便患者进出。

【护理操作位置】 护士操作与位置可以分为两类，即患者口腔内操作的位置和患者口腔周边操作的位置。

1. 患者口腔内操作时护士的位置　上半身姿势与术者平行，并略向左旋转。

2. 患者口腔周边操作的位置　护士不仅需要在患者口腔周围进行操作，而且还需要在边台进行辅助操作，将已准备的材料递给医师，达到最佳诊疗辅助效果。

(二) 四手操作时常用器械的传递与交换

医师为提高时间利用率，维持正确的操作位置姿势，需要护士协助拿取治疗器械。当医师使用一种器械完成前段治疗，而在下一步治疗需要运用另外一种器械时，就会涉及器械的“传递与交换”。“(传递) 时间要准确，(传递) 位置要恰当，(传递或交换) 器械正确”是器械传递与交换的基本原则。

【器械的传递】

器械传递的过程中，护士必须用手指将器械柄握紧在手中；采用正确的器械握持方法，并且在舒适于平衡的工作位置时，能不改变手指而再次握住器械，或者交换器械。器械传递过程中的基本原则是：

1. 左手上臂轻贴身体，肘部平行，左手置于患者口腔附近。右手可使用吸引器等。

2. 传递位置为患者颏下与上胸之间。

最简单而基本的器械传递程序是直接递送或放置。具体方法有如下几类：

1. 握笔式直接传递法

(1) 护士以左手握持器械的非工作端。工作端的方向是向上或下，取决于医师的工作习惯。

(2) 医师以拇指和示指准备以握笔式方法接过器械。器械在传递区的位置方向与患者额部平行，当医师在11点工作位时，与患者口角连线平行，在9：30工作位时与患者口角连线成45°。

(3) 当医师从患者口中拿出器械时，护士左手保持在传递区，准备接过已用完的器械。正确的接过器械的部位在非工作端。

2. 掌-拇握持式传递法

(1) 镊子传递：当镊子夹持物品（小棉球）时，护士左手握住镊子的工作末端，并稍用力以免夹持物松脱。镊子与患者口角线平行，将柄部置于医师手中。镊子使用完后，护士以左手拇指和示指握持镊子后柄部接过已使用过的器械。

(2) 口镜与探针传递：护士右手握住探针的非工作端，左手握住口镜柄的中部。直接将探针和口镜递送到医师的左、右手中。

3. 掌式握持传递法　最常用于牙钳的传递。

(1) 将消毒过的牙钳置于无菌消毒巾（或者消毒袋）内，打开（剪开）消毒袋，护士右手在消毒袋（巾）外握住牙钳缘头，露出牙钳手柄。

（2）医师右手以握掌式握持住牙钳。直到感觉医师已握紧牙钳，护士才可以松手，拿走消毒巾。

【器械的交换】

1. 任何平稳与准确的器械传递和交换必须具备4个前提

（1）医师依据治疗需要决定器械操作程序，护士必须提前了解医师每步治疗所需器械。

（2）医师将器械离开患者口腔2cm左右，这是结束使用该器械的信号，护士应及时准备传递下一步治疗所需器械。

（3）护士左手拇指、示指、中指起“传递”作用递送器械，无名指、小指起“拿取”作用，接过已使用器械。

（4）器械交换应平行进行。

2. 器械交换有三种方法　双手器械交换法、平行器械交换法和旋转交换法。

（1）双手器械交换法：①护士以右手拇指和示指握持器械工作端，将器械非工作端递给医师；②护士右手递过新器械的工作端，左手准备接过医师已使用过的器械；③护士左手拇指和示指接过医师已使用过器械的非工作端。

（2）平行器械交换法：①护士以左手拇指和示指握持新的器械非工作端；②以小指和无名指握住医师已使用过的器械的非工作端；③护士将新器械向下，前传递给医师；④医师右手维持原来在传递区的位置，接过护士传递的器械。

（3）旋转器械交换法：①护士使用左手拇指与示指握持新器械的工作面，小指与无名指接过已使用过的器械非工作端；②护士左手顺时针旋转180°，将新器械非工作端传递给医师。

3. 器械交换失败的原因分析　①器械交换时护士握持器械中份，医师无法握持器械或握持器械工作端，而必须沿器械再次移动手指；②护士左手位置在传递区右侧边缘，离开患者口腔太远；③护士左手位置在传递区左侧边缘，离开患者口腔太远；④器械交换在患者面部上方进行，有损伤患者面部的危险。

4. 注射器交换　注射器有玻璃、塑料或者不锈钢质，适用于口腔各科室。

（1）护士左手拇指、示指和中指握住注射器中部，右手拇指、示指和中指夹住注射器的塑料套管。

（2）医师握住注射器后，护士左手仍握住注射器，拇指、示指和中指拔出注射器针的塑料套管。

（3）医师接过注射器，护士松开握注射器的左手，医师即可立即进行操作。

（4）医师使用完毕，护士左手应立即接过注射器，右手仍然将针套管套住针尖，以免造成交叉感染。

实践二十六　口腔器械清洗消毒法

治疗以后的护理工作主要有器械清洗和消毒，器械的维护和保养。治疗以后的器械，需要依据是否废弃，采用水洗、灭菌和消毒等方法分别进行处理。

（一）污染器材分类清洗与消毒

1. 对于一次性使用的塑料器械盘、注射器、托盘、探针、镊子和口镜等，按规定通常采取毁灭或焚烧，严禁污染医疗用品重新使用或流向社会。

2. 患者使用后的治疗椅和治疗台，可以使用含消毒剂的纱布涂拭或消毒剂喷射，进行物体表面的灭菌和消毒。

（二）器械消毒与保养

1. 治疗器械清洗和消毒　临床治疗器械操作后常常附着不少污物、血渍等，必须及时清洗，然后按照物品性质，分别进行不同形式的灭菌处理。

2. 器械每天的保养　治疗结束后，对使用过的高速或低速手机前部应及时清洗，手机表面可以用2%戊二醛擦拭和紫外线照射消毒。使用高压蒸汽灭菌法对手机进行消毒，常用温度为121℃。使用专用手机润滑剂清洗和润滑手机内部。当天使用的强力吸引器，须当天清洁。

3. 器械的保养　每天保养的器械是高、低速手机，每周需要保养的器械是气泵内储气罐排水和适时添加润滑油。

实践二十七　口腔常用材料调制法

（一）牙体修复常用材料

1. 氧化锌丁香油粘固剂

(1) 调制方法：按液体0.5ml，粉1.5～1.8g的比例取适量，放在清洁干燥的调和玻璃板上调拌。左手固定玻璃板，右手握调拌刀，平放于玻璃板上顺一个方向旋转调和，使粉液调和成糊状或面团状即可。

(2) 主要用途：窝洞暂封、深龋垫底、根管充填。

2. 磷酸锌粘固剂（水门汀）

(1) 调制方法：取适量的粉末和液体置于调和玻璃板上，将粉分成数份，逐份将粉末加入液体中，平握调和刀旋转调拌，当一份粉与液体调匀后，再加入第二份粉，直至调和成适用稠度。调和应在1分钟内完成。

(2) 主要用途：用于窝洞垫底、暂时充填、冠桥粘结。

3. 玻璃离子粘固剂

(1) 调制方法：取适量的粉末和液体，置于清洁干燥的玻璃板上，用塑料调拌刀旋转调拌，调和成面团状即可。

(2) 主要用途：窝洞充填、冠桥粘结。

4. 银汞合金

(1) 调制方法：分手工调制和机器调拌两种。

1) 手工调制方法是：将银合金粉与汞按5∶8（重量比）放入玻璃乳钵内，用杵研磨，研磨压力为1～1.5kg，研磨速度为150～220r/min，研磨成无游离汞。取出揉捻时有握雪感或捻发音，挤出多余的汞待用。

2) 机器调拌方法：用汞合金调拌机调制。将白合金粉与汞按比例装入胶囊内，使用时将胶囊夹在调拌机的振动夹上，经高速振动后取出待用。

(2) 主要用途：后牙窝洞永久填充。

知识链接

银汞合金

由美国卫生部、欧盟执行委员会、世界卫生组织（WHO）组成的专家小组认为，除了罕见可引起变态反应外，并没有可靠证据证明银汞合金与不良健康影响之间存在因果关系。但是咀嚼和刷牙时银汞的腐蚀加速，会释放出少量的汞蒸气和汞离子，唾液中吞咽进入胃肠道的汞离子是极少量的，但汞蒸气在甲基化和己烷化后毒性最大，吸入的75%的汞蒸气会被肺吸收。然而，即使对最敏感的社会人群（孕妇、孩子和患者）来说，每天吸收大约20μg的汞蒸气也是安全的，因为这个量是每天银汞溶解导致的汞吸收量的2倍到200倍。大多数欧洲国家只是建议儿童和孕妇不适用汞合金。

5. 复合树脂　分为可见光固化、化学固化两种类型。

（1）调制方法：化学固化复合树脂取适量粉、液（或双糊剂的各取一份），放在干燥的塑料板或纸质调和板上，平握塑料调拌刀旋转调拌。调和稠度界于丝状期和面团期。可见光固化复合树脂可直接使用。

（2）主要用途：牙体修复、托槽粘结。

（二）印模材料

印模材料种类繁多、商品名繁杂。目前临床上最常用的是藻酸盐类弹性印模材料。其常用类型为粉剂型。

（1）调制方法：按比例，取适量的粉、水于橡皮碗中调拌均匀成膏状即可使用。凝固时间一般为3～5分钟。

（2）主要用途：用于制取工作印模。

（三）模型材料

主要有石膏等。

1. 调制方法　按照规定的水粉比例调和，通常重量比为50∶100。调和时先将足量的水倒入橡皮碗中，然后将粉末加入，用调和铲进行调和，均匀后振动去除气泡，在振荡器上灌注模型。

2. 主要用途　用于制作修复体模型。

（蒋松波）

附录　眼耳鼻咽喉口腔科常用药物

一、 眼科常用药物

（一）抗生素

1. 青霉素类

（1）青霉素

1）剂型：5000～10 000U/ml 滴眼液、针剂。

2）用途：革兰阳性、阴性球菌，革兰阳性杆菌、淋菌性、螺旋体、放线菌感染。

3）用法：溶液现用现配，使用前必做过敏试验，频繁滴眼；结膜下注射，10 万～50 万 U/次。

（2）氨苄西林（氨苄青霉素）

1）剂型：1%滴眼液、针剂。

2）用途：同青霉素，对革兰阴性杆菌较青霉素强，用于严重感染。

3）用法：使用前必做过敏试验，滴眼，4～6 次/日；结膜下注射，50～100mg/次。

（3）羧苄西林（羧苄青霉素）

1）剂型：1%～4%滴眼液、针剂。

2）用途：同青霉素，对铜绿假单胞菌、变形杆菌有特效。

3）用法：使用前必做过敏试验。滴眼，4～6 次/日；结膜下注射 5～10mg/次。

2. 氯霉素类

氯霉素

1）剂型：0.25%～0.5%滴眼液。

2）用途：为广谱抗生素；治疗结膜炎、睑缘炎、角膜炎等。

3）用法：滴眼，4～6 次/日。

3. 四环素类

（1）四环素

1）剂型：0.5%眼膏。

2）用途：治疗沙眼、细菌性结膜炎、睑缘炎、角膜炎等。

3）用法：涂眼，睡前每晚 1 次。

（2）金霉素

1）剂型：0.5%眼膏。

2）用途：治疗沙眼、细菌性结膜炎等。

3）用法：涂眼，睡前每晚1次。

4. 大环内酯类

红霉素

（1）剂型：0.5%眼膏。

（2）用途：治疗沙眼、细菌性结膜炎、睑缘炎、角膜炎等。

（3）用法：涂眼，睡前每晚1次。

5. 氨基糖苷类

（1）庆大霉素

1）剂型：0.3%～0.5%滴眼液或眼膏、80mg（8万U）/2ml针剂。

2）用途：治疗铜绿假单胞菌、耐药金黄色葡萄球菌及其他敏感菌引起的角膜炎、结膜炎等。

3）用法：滴眼，4～6次/日；涂眼，睡前每晚1次；结膜下注射，每次10mg。

（2）妥布霉素

1）剂型：0.3%～0.5%滴眼液、8万U/2ml针剂。

2）用途：同庆大霉素。

3）用法：滴眼，4～6次/日；结膜下注射5～12mg/次。

6. 喹诺酮类

（1）氧氟沙星

1）剂型：0.3%滴眼液。

2）用途：治疗各种细菌所致外眼感染、沙眼等。

3）用法：滴眼，4～6次/日。

（2）左氧氟沙星

1）剂型：0.3%滴眼液。

2）用途：治疗各种细菌所致外眼感染、沙眼等。

3）用法：滴眼，4～6次/日。

（3）环丙沙星

1）剂型：0.3%滴眼液。

2）用途：治疗各种细菌所致外眼感染、沙眼等。

3）用法：滴眼，4～6次/日。

（4）诺氟沙星

1）剂型：0.3%滴眼液。

2）用途：治疗各种细菌所致外眼感染、沙眼等。

3）用法：滴眼，4～6次/日。

7. 多粘菌素类

多粘菌素B

（1）剂型：0.1%～0.25%滴眼液、（1mg=10 000U）针剂。

（2）用途：治疗铜绿假单胞菌性角膜溃疡。

（3）用法：滴眼，4～6次/日；结膜下注射，1～5mg/次。

8. 利福平

利福平

(1) 剂型：0.1%滴眼液或眼膏。

(2) 用途：为广谱抗生素；治疗细菌性结膜炎、沙眼、部分病毒性眼病等。

(3) 用法：滴眼，4～6次/日；涂眼，睡前每晚1次。

(二) 磺胺药

1. 磺胺醋酰钠（SA）

(1) 剂型：15%～30%滴眼液。

(2) 用途：有抑菌作用；治疗细菌性结膜炎、沙眼、睑缘炎等。

(3) 用法：滴眼，4～6次/日。

2. 磺胺嘧啶（SD）

(1) 剂型：4%滴眼液。

(2) 用途：有抑菌作用；治疗细菌性结膜炎、沙眼、睑缘炎等。

(3) 用法：滴眼，4～6次/日。

(三) 抗病毒药

1. 阿昔洛韦（无环鸟苷）

(1) 剂型：0.1%滴眼液、1%～3%眼膏。

(2) 用途：治疗单纯疱疹病毒性角膜炎及其他病毒性眼病。

(3) 用法：滴眼，每1～2小时一次；涂眼，每日4次。

2. 利巴韦林（病毒唑、三氮唑核苷）

(1) 剂型：0.1%～0.5%滴眼液。

(2) 用途：治疗单纯疱疹病毒性角膜炎、腺病毒角膜炎及其他病毒性眼病。

(3) 用法：滴眼，每1～2小时一次。

3. 吗啉胍（病毒灵）

(1) 剂型：4%～5%滴眼液。

(2) 用途：治疗病毒性结膜炎、角膜炎等。

(3) 用法：滴眼，每1～2小时一次。

4. 碘苷（疱疹净，IDU）

(1) 剂型：0.1%滴眼液、0.5%眼膏。

(2) 用途：治疗单纯疱疹病毒性角膜炎、流行性角结膜炎等。

(3) 用法：滴眼，每1～2小时一次；涂眼，睡前每晚1次。

5. 安西他滨（CC）

(1) 剂型：0.05%～0.1%滴眼液、针剂。

(2) 用途：治疗单纯疱疹病毒性角膜炎。

(3) 用法：滴眼，每1～2小时一次。

(四) 抗真菌药

1. 两性霉素B

(1) 剂型：0.1%～0.3%滴眼液。

(2) 用途：治疗真菌性角膜炎。

(3) 用法：滴眼，每1～2小时一次。

2. 制霉菌素

(1) 剂型：5万～10万U/ml滴眼液、10万U/g眼膏。

(2) 用途：治疗真菌性角膜炎。

(3) 用法：滴眼，每1～2小时一次；涂眼，3～4次/日。

3. 咪康唑（达克宁）

(1) 剂型：1%蓖麻油溶液。

(2) 用途：治疗真菌性角膜炎。

(3) 用法：滴眼，每小时1次至每日4次。

4. 氟康唑

(1) 剂型：0.2%～1%滴眼液。

(2) 用途：治疗真菌性角膜炎。

(3) 用法：滴眼，每日6～10次。

（五）糖皮质激素

1. 氢化可的松

(1) 剂型：0.5%滴眼液、0.5%眼膏、针剂。

(2) 用途：治疗眼睑皮肤、结膜、角膜、巩膜、虹膜等过敏性眼病及术后炎症反应。

(3) 用法：滴眼，4～6次/日；涂眼，睡前每晚1次；结膜下注射，7.5～12.5mg/次。

2. 地塞米松

(1) 剂型：0.1%滴眼液、5mg/ml针剂。

(2) 用途：治疗眼睑皮肤、结膜、角膜、巩膜、虹膜等过敏性眼病及术后炎症反应，作用强。

(3) 用法：滴眼，4～6次/日至每小时1次；结膜下注射，每次2.5mg。

3. 泼尼松龙（强的松龙）

(1) 剂型：0.1%～0.5%滴眼液、25mg/ml针剂。

(2) 用途：治疗眼睑皮肤、结膜、角膜、巩膜、虹膜等过敏性眼病及术后炎症反应。

(3) 用法：滴眼，4～6次/日至每小时1次；结膜下注射，每次12.5mg。

（六）非甾体激素消炎药

1. 色甘酸钠

(1) 剂型：4%滴眼液。

(2) 用途：肥大细胞膜稳定剂。治疗春季结膜炎和其他过敏性眼病。

(3) 用法：滴眼，4～6次/日。

2. 双氯芬酸钠

(1) 剂型：0.1%滴眼液。

(2) 用途：治疗过敏性结膜炎、角膜炎、巩膜炎、虹膜炎及术后炎症反应。

(3) 用法：滴眼，3～4次/日。

（七）散瞳剂

1. 阿托品

(1) 剂型：0.5%～1%滴眼液或眼膏。

(2) 用途：用于虹膜炎、角膜炎及儿童散瞳验光。散瞳作用强而持久。

(3) 用法：滴眼，3次/日；涂眼，3次/日。原发性青光眼患者禁用，40岁以上人群慎用。

2. 后马托品

(1) 剂型：2%滴眼液。

(2) 用途：用于虹膜炎、角膜炎及儿童散瞳验光。散瞳作用较弱，毒性较小。

(3) 用法：滴眼，3 次/日。原发性青光眼患者禁用，40 岁以上人群慎用。

3. 东莨菪碱

(1) 剂型：0.3%滴眼液。

(2) 用途：用于对阿托品过敏的患者。

(3) 用法：滴眼，3 次/日。

4. 新福林

(1) 剂型：1%～4%滴眼液。

(2) 用途：用于散瞳检查眼底。

(3) 用法：滴眼，3 次/日。

5. 复方托品酰胺

(1) 剂型：0.5%～1%滴眼液。

(2) 用途：用于散瞳、假性近视。散瞳作用快，时间短，一般维持 4～6 小时。

(3) 用法：滴眼，3 次/日。

(八) 抗青光眼药

1. 毛果芸香碱（真瑞）

(1) 剂型：0.5%～4%滴眼液、1%～2%眼膏。

(2) 用途：缩瞳，治疗原发性青光眼。

(3) 用法：滴眼，每 5～10 分钟一次，3～6 次后每 1～2 小时一次，眼压降至正常后用维持量，每次 1 滴；涂眼，每晚 1 次。

2. 毒扁豆碱

(1) 剂型：0.25%～0.5%滴眼液。

(2) 用途：缩瞳，作用强而持久，毒性大。

(3) 用法：滴眼，常与毛果芸香碱交替使用。

3. 噻吗洛尔（噻吗心安）

(1) 剂型：0.25%～0.5%滴眼液。

(2) 用途：肾上腺素能 β-受体阻滞剂，减少房水分泌；治疗各种类型青光眼。

(3) 用法：滴眼，1～2 次/日。支气管哮喘、心脏病患者慎用。

4. 布左诺洛尔（贝他根）

(1) 剂型：0.25%～0.5%滴眼液。

(2) 用途：肾上腺素能 β-受体阻滞剂，减少房水分泌；治疗原发性青光眼，能增加视神经血流灌注。

(3) 用法：滴眼，2 次/日。心肺功能不全、糖尿病患者慎用。

5. 乙酰唑胺

(1) 剂型：片剂，0.25g/片。

(2) 用途：碳酸酐酶抑制剂，减少房水生成；治疗各型青光眼。

(3) 用法：口服片，2～3 次/日。

6. 派立明

（1）剂型：1%滴眼液。

（2）用途：碳酸酐酶抑制剂，减少房水生成；治疗各型青光眼。

（3）用法：滴眼，1～3次/日。

7. 甘露醇

（1）剂型：20%溶液。

（2）用途：高渗脱水剂，治疗各型青光眼。

（3）用法：静脉点滴，1～2g/kg，3～10ml/min。

（九）防治白内障药

1. 吡诺克辛（卡他林、白内停）

（1）剂型：0.005%滴眼液。

（2）用途：延缓白内障进展；用于各种白内障。

（3）用法：滴眼，4～6次/日。

2. 谷胱甘肽

（1）剂型：2%滴眼液、片剂。

（2）用途：延缓白内障进展；用于各种白内障。

（3）用法：滴眼，4～6次/日；口服，50～100mg，3次/日。

（十）染色剂

荧光素钠

（1）剂型：1%～2%溶液、5%～10%针剂。

（2）用途：角膜染色、眼底荧光血管造影。

（3）用法：滴眼，每次1滴；玻璃棒蘸少许放入下穹隆部结膜囊；10～15ml静脉注射。

（十一）收敛腐蚀剂

1. 硝酸银

（1）剂型：0.5%～1%溶液。

（2）用途：治疗急性结膜炎、溃疡性睑缘炎等。

（3）用法：涂患处迅速用生理盐水冲洗。

2. 硫酸锌

（1）剂型：0.25%～0.5%滴眼液。

（2）用途：治疗眦部睑缘炎等。

（3）用法：滴眼，4～6次/日。

3. 碘酊

（1）剂型：3%～5%溶液。

（2）用途：局部烧灼。治疗蚕食性角膜溃疡、真菌性角膜溃疡、顽固性树枝状角膜炎等。

（3）用法：仅烧灼病变区域，并需及时冲洗。

（十二）表面麻醉剂

1. 丁卡因（地卡因）

（1）剂型：0.5%～1%滴眼液。

（2）用途：用于测眼压、角膜异物剔除、结膜下注射、电光性眼炎等。

(3) 用法：每 2～3 分钟滴眼 1 次，不超过 3 次。

2. 利多卡因

(1) 剂型：1%～2%滴眼液、0.5%～1%针剂。

(2) 用途：用于测眼压、角膜异物剔除等，局部浸润麻醉。

(3) 用法：每 2～3 分钟滴眼 1 次，不超过 3 次；浸润麻醉。

(十三) 洗眼剂

1. 生理盐水（氯化钠）

(1) 剂型：0.9%溶液。

(2) 用途：眼球表面异物、酸碱化学伤、急性结膜炎、术前冲洗结膜囊等。

(3) 用法：冲洗。

2. 硼酸

(1) 剂型：2%～3%溶液。

(2) 用途：眼球表面异物、碱性化学伤、急性结膜炎、术前冲洗结膜囊等。

(3) 用法：冲洗。

3. 碳酸氢钠

(1) 剂型：3%溶液。

(2) 用途：酸性化学伤。

(3) 用法：冲洗。

(十四) 促进吸收剂

1. 乙基吗啡（迪奥宁）

(1) 剂型：1%～4%滴眼液。

(2) 用途：治疗巩膜炎、角膜实质炎、薄翳等。

(3) 用法：滴眼，3～4 次/日。

2. 普罗碘胺（安妥碘）

(1) 剂型：针剂。

(2) 用途：治疗玻璃体混浊、眼底渗出等。

(3) 用法：结膜下注射，0.1～0.2g/次。

3. 碘化钾

(1) 剂型：1%～3%滴眼液、10%溶液。

(2) 用途：治疗角膜混浊、玻璃体混浊、眼底渗出等。

(3) 用法：滴眼，4～6 次/日；口服，10ml，3 次/日。

(十五) 人工泪液

1. 泪然

(1) 剂型：滴眼液（含 0.1%右旋糖酐-70，0.3%羟丙基甲基纤维素、硼酸钠、氯化钠、氯化钾及保存剂）。

(2) 用途：治疗干眼症。

(3) 用法：滴眼，每 2～4 小时一次。

2. 潇莱威

(1) 剂型：滴眼液（含 1.0%羟甲基纤维素钠、氯化钠、氯化钾、氯化钙及乳酸钠等，不含保存剂，独立包装）。

（2）用途：治疗干眼症。

（3）用法：滴眼，每2～4小时一次。

3. 爱丽（玻璃酸钠）

（1）剂型：滴眼液（含0.1%透明质酸钠、γ-氨基己酸、依地酸二钠及保存剂）。

（2）用途：治疗干眼症。

（3）用法：滴眼，每2～4小时一次。

（十六）维生素

1. 维生素A

（1）剂型：消毒滴眼液、维生素AD针剂。

（2）用途：治疗眼干燥症、角膜软化症。

（3）用法：滴眼，3次/日；肌注，2.5万～5万U/次，1次/日。

2. 维生素B_1

（1）剂型：片剂、针剂。

（2）用途：治疗视神经及视网膜病、眼肌麻痹等。

（3）用法：口服，5～10mg，3次/日；肌注，100mg，1次/日。

3. 维生素B_2

（1）剂型：0.01%～0.05%滴眼液、片剂。

（2）用途：治疗睑缘炎、结膜炎、角膜炎等。

（3）用法：滴眼，4～6次/日；口服，5～10mg，3次/日。

4. 维生素B_6

（1）剂型：片剂。

（2）用途：治疗视神经及视网膜病等。

（3）用法：口服，10mg，3次/日。

5. 维生素B_{12}

（1）剂型：针剂。

（2）用途：治疗视神经及视网膜病、眼肌麻痹等。

（3）用法：肌注，100～500μg，1次/日。

6. 维生素C

（1）剂型：片剂、针剂。

（2）用途：治疗角膜病、白内障、碱性化学伤、出血性眼病等。

（3）用法：口服，100～300mg，3次/日。

7. 维生素E

（1）剂型：丸剂。

（2）用途：治疗白内障、视神经及视网膜病等。

（3）用法：口服，5～10mg，3次/日。

8. 维生素U

（1）剂型：3%滴眼液、片剂。

（2）用途：治疗睑缘炎、角膜溃疡、眼外伤等。

（3）用法：滴眼，3次/日；口服，50～100mg，3次/日。

9. 叶酸

(1) 剂型：片剂。

(2) 用途：治疗视神经、视网膜疾病。

(3) 用法：口服，50mg，3次/日。

10. 烟酸

(1) 剂型：片剂。

(2) 用途：治疗角膜、视神经、视网膜疾病。

(3) 用法：口服，50～100mg，3次/日。

(王　震)

二、耳鼻咽喉科常用药物

(一) 鼻部疾病用药

1. 呋喃西林麻黄碱滴鼻液

(1) 成分：0.02%呋喃西林、1%（成人用）、0.5%（小儿用）麻黄碱。

(2) 作用：呋喃西林为抗菌谱较广的抗感染药物，具有较强的抑菌消炎作用；麻黄碱为拟肾上腺素药物，能收缩血管，促进引流，减少鼻腔分泌物，改善鼻腔通气状况。

(3) 用途：急性鼻炎、慢性单纯性鼻炎、急慢性鼻窦炎、变应性鼻炎。

(4) 用法：滴鼻，3次/日，连续用药不宜超过2周。萎缩性鼻炎及干燥性鼻炎忌用。

2. 麻黄碱滴鼻液

(1) 成分：0.5%麻黄碱（小儿用），1%麻黄碱（成人用）。

(2) 作用：收缩血管，减轻鼻黏膜水肿，改善通气。

(3) 用途：急性鼻炎、慢性鼻炎、鼻窦炎。

(4) 用法：滴鼻，3次/日。

3. 麻黄碱地塞米松滴鼻液

(1) 成分：1%麻黄碱、0.5%地塞米松。

(2) 作用：抗过敏，减轻鼻黏膜水肿，改善通气。

(3) 用途：变应性鼻炎。

(4) 用法：滴鼻，3次/日。

4. 麻黄碱氢化可的松滴鼻液

(1) 成分：1%麻黄碱、1%氢化可的松。

(2) 作用：抗过敏，减轻鼻黏膜水肿，改善通气。

(3) 用途：变应性鼻炎、慢性单纯性、肥厚性鼻炎。

(4) 用法：滴鼻，3次/日。

5. 色甘酸二钠滴鼻液

(1) 浓度：2%。

(2) 作用：抑制肥大细胞脱颗粒释放过敏介质。

(3) 用途：变应性鼻炎。

(4) 用法：滴鼻，3次/日。

6. 丙酸倍氯米松鼻喷雾剂（商品名：伯克纳）

(1) 成分：丙酸倍氯米松 10mg。
(2) 作用：抑制免疫球蛋白 E 合成。
(3) 用途：变应性或血管舒缩性鼻炎。
(4) 用法：鼻腔喷雾，3 次/日。
7. 丙酸氟替卡松鼻喷雾剂（商品名：辅舒良）
(1) 成分：丙酸氟替卡松 0.05%。
(2) 作用：有增强局部抗感染活性和降低全身糖皮质醇激素反应的作用。
(3) 用途：变应性鼻炎。
(4) 用法：鼻腔喷雾，1～2 次/日。
8. 布地奈德（商品名：雷诺考特）
(1) 成分：布地奈德 1.28mg。
(2) 作用：抗过敏、抗组胺。
(3) 用途：变应性及血管舒缩性鼻炎。
(4) 用法：鼻腔喷雾，一喷/单侧，2 次/日。
9. 复方薄荷樟脑滴鼻剂
(1) 成分：薄荷、樟脑、桉叶油等。
(2) 作用：润滑鼻腔黏膜、刺激神经末梢、促进黏膜分泌及除臭。
(3) 用途：干燥性鼻炎、萎缩性鼻炎及鼻出血等。
(4) 用法：滴鼻，3 次/日。
10. 链霉素滴鼻剂
(1) 浓度：0.5%～1%。
(2) 作用：消炎及抑制鼻内杆菌生长。
(3) 用途：萎缩性鼻炎、干燥性鼻炎及鼻硬结病。
(4) 用法：滴鼻，3 次/日。
11. 开瑞坦片（氯雷他定）
(1) 成分：氯雷他定 10mg/片。
(2) 作用：为长效三环抗组胺药，具有选择性对抗外周 H_1 受体作用。
(3) 用途：变应性鼻炎。
(4) 用法：口服，1 次/日，每次 10mg，2 岁以下儿童、孕妇慎用。
12. 盐酸西替利嗪
(1) 成分：西替利嗪 10mg/片。
(2) 作用：长效抗 H_1 受体。
(3) 用途：变应性鼻炎、荨麻疹。
(4) 用法：1 次/日，每次 10mg，妊娠及哺乳期妇女禁用。
13. 鼻窦炎口服液
(1) 成分：主要成分为辛夷、苍耳子、柴胡、龙胆草等。
(2) 作用：改善鼻腔通气、减少鼻分泌物。
(3) 用途：急、慢性鼻窦炎。
(4) 用法：口服，每次 10ml，3 次/日。
14. 鼻渊舒口服液

（1）成分：主要成分为苍耳子、黄芪、柴胡等。
（2）作用：改善鼻腔通气，减少鼻分泌物。
（3）用途：急、慢性鼻窦炎。
（4）用法：口服，每次 10ml，3 次/日。
15. 藿胆丸
（1）成分：广藿香、猪胆汁等。
（2）作用：改善鼻腔通气，减少鼻分泌物。
（3）用途：急、慢性鼻窦炎。
（4）用法：口服，每次 3g，3 次/日。

（二）咽喉疾病用药

1. 复方硼砂溶液
（1）成分：硼砂、碳酸氢钠、甘油等。
（2）作用：消毒、防腐、抗菌及消炎。
（3）用途：咽部及口腔感染。
（4）用法：每日数次含漱。
2. 口泰漱口液
（1）成分：葡萄糖酸洗必泰、甲硝唑等。
（2）作用：抗菌消炎。
（3）用途：牙龈出血、牙周肿痛、溢脓口臭及口腔溃疡。
（4）用法：含漱，每次 15ml，5～10 日为一疗程。
3. 复方碘甘油
（1）成分：碘、碘化钾、薄荷油等。
（2）作用：润滑、消毒及温和刺激。
（3）用途：慢性咽炎、萎缩性咽喉炎。
（4）用法：涂咽，每日数次。
4. 复方草珊瑚含片
（1）成分：草珊瑚浸膏、薄荷脑、薄荷油等。
（2）作用：消肿止痛、清利咽喉。
（3）用途：急性咽喉炎、扁桃体炎。
（4）用法：含服，1～2 片/次，每日数次。
5. 西瓜霜含片
（1）成分：西瓜霜、冰片、薄荷脑等。
（2）作用：消炎、抗菌。
（3）用途：急慢性咽喉炎、扁桃体炎。
（4）用法：含服，1～2 片/次，每日数次。
6. 复方地喹氯铵咽喉喷雾剂（原名大佛喉露）
（1）成分：地喹氯铵 10mg，综合性抗原 0.2ml、甘草浸膏 125mg。
（2）作用：消炎、止痛、止痒、镇咳、化痰。
（3）用途：急慢性咽炎、喉炎、扁桃体炎，咽异感症。
（4）用法：咽部喷雾，4～6 小时一次。

7. 金嗓散结丸

(1) 成分：主要成分有桃仁红花、浙贝母、鸡内金、金银花、蒲公英、麦冬、木蝶等。

(2) 作用：清热解毒、活血化淤、利湿化痰。

(3) 用途：声带小结、声带息肉。

(4) 用法：口服，60～120粒/次，2次/日，孕妇慎用。

8. 黄氏响声丸

(1) 成分：主要成分有胖大海、蟑衣、贝母等。

(2) 作用：利咽开音，清热化痰，消肿止痛。

(3) 用途：急、慢性喉炎引起的声音嘶哑。

(4) 用法：口服，20粒/次，3次/日，饭后服用，儿童减半。

9. 雾化吸入溶液

(1) 成分：含地塞米松5mg、克林霉素300mg。

(2) 作用：对革兰阳性、阴性菌均有抑菌、杀菌作用，可促使炎性肿胀消退。

(3) 用途：用于急性咽喉炎症。

(4) 用法：雾化吸入，1次/日。

(三) 耳部疾病用药

1. 氧氟沙星滴耳液（又名泰利必妥滴耳液）

(1) 浓度：0.3%。

(2) 作用：对铜绿假单胞菌和金黄色葡萄球菌均有杀菌、抑菌作用。

(3) 用途：用于急慢性中耳炎、鼓膜炎、外耳道炎。

(4) 用法：滴耳，每日早晚各1次，连续用药以4周为限。

2. 氯霉素滴耳液

(1) 浓度：0.25%～0.5%。

(2) 作用：利用其广谱抗菌作用（对变形杆菌、铜绿假单胞菌也有效）治疗炎症。

(3) 用途：急、慢性化脓性中耳炎。

(4) 用法：滴耳，3次/日。

3. 硼酸酒精滴耳液

(1) 浓度：4%。

(2) 作用：消毒、收敛、止痒。

(3) 用途：急、慢性外耳道炎，鼓膜炎、化脓性中耳炎。

(4) 用法：滴耳，3次/日。

4. 酚甘油滴耳液

(1) 浓度：2%～5%。

(2) 作用：消炎、止痛。

(3) 用途：急性外耳道炎、鼓膜炎、鼓膜未穿孔的急性化脓性中耳炎。

(4) 用法：滴耳，3次/日。

5. 碳酸氢钠滴耳液

(1) 浓度：3%～5%。

(2) 作用：软化耵聍。

（3）用途：外耳道耵聍栓塞。

（4）用法：滴耳，每日数次，待耵聍软化（一般 3～5 日）后行外耳道冲洗。

6. 过氧化氢溶液洗耳液

（1）浓度：3%。

（2）作用：与脓液等有机物结成泡沫，有清洁、消毒、除臭作用。

（3）用途：急、慢性化脓性中耳炎的清洁、洗耳。

（4）用法：2～3 次/日。

7. 制霉菌素冷霜

（1）成分：制霉菌素 1 亿单位，冷霜 1000g，均匀调成糊状。

（2）作用：杀真菌作用。

（3）用途：外耳、口腔或咽腔的真菌感染。

（4）用法：用棉签蘸本品涂敷于真菌感染部位。

（四）耳鼻咽喉、气管及食管黏膜表面麻醉剂

1. 丁卡因又称盐酸丁卡因

（1）浓度：1%～2%，常用 1%。

（2）作用：系应用广泛的黏膜表面麻醉剂。麻醉效能强，为普鲁卡因的 10～15 倍，毒性亦为普鲁卡因的 10 倍。用药 1～3 分钟起效，维持 2～3 小时。一次使用剂量不得超过 60mg（1%浓度者，一次不超过 6ml）。

（3）用途：用于成人鼻和咽部检查治疗前以及纤维喉镜、电子喉镜、食管镜、支气管镜检查或手术前黏膜表面麻醉。禁止用作浸润麻醉。

（4）用法：以喷雾器将麻药喷布于麻醉局部，鼻腔手术以棉片或纱条浸渍丁卡因，内加少量 1∶1000 的肾上腺置于鼻腔黏膜表面，15 分钟后取出，即达到麻醉效果。

2. 鼓膜表面麻醉剂

（1）成分：由纯苯酚、可卡因、薄荷脑各等量配制而成。

（2）用途：用于鼓膜穿刺、切开或贴补前的表面麻醉。

（3）用法：用棉签蘸少量鼓膜麻醉剂，涂于鼓膜穿刺或切开部位，限用于局部，不可扩大范围。

（李　敏）

三、口腔科常用药物

（一）窝洞消毒药物

1. 樟脑酚合剂（CP）

（1）成分：主要包括樟脑、酚、95%乙醇。

（2）作用：消毒、镇痛，消毒时渗透力比酚强。

（3）用途：用于窝洞、根管消毒，也可用于急性牙髓炎开髓后镇痛等。

（4）用法：局部涂擦，用蘸有 CP 的小棉球或棉捻，封于窝洞或根管内。护理中，要注意 CP 的传递中不得外溢或漏滴在患者的面部或身上。

2. 25%麝香草酚

（1）成分：主要包括麝香草酚、95％乙醇。

（2）作用：用于消毒。消毒和渗透力均较强。

（3）用途：用于窝洞和根管消毒。也可用于牙本质脱敏。

（4）用法：用小棉球蘸药液涂擦窝洞壁或牙质过敏处。护理中注意防药液外溢和滴漏。

（二）安抚镇痛药

丁香油（或丁香油酚）

（1）成分：丁香油

（2）作用：安抚镇痛。

（3）用途：用于活髓牙安抚镇痛。

（4）用法：用小棉球蘸取少量药液涂擦洞壁。

（三）局部消炎药

1. 碘甘油

（1）成分：主要包括碘片、碘化钾、薄荷、甘油。

（2）作用：具有杀菌、防腐和收敛作用。可腐蚀牙周袋内上皮组织和炎性肉芽组织，控制感染，减少炎性渗出物。

（3）用途：用于牙龈炎、冠周炎、牙间乳头炎和牙周袋局部消炎。

（4）用法：用探针或注射器将药液送入炎性病变处。

2. 复方碘液（浓台液）

（1）成分：主要包括碘化锌、碘片、甘油、蒸馏水。

（2）作用：同碘甘油，且对黏膜有刺激作用，收敛腐蚀作用较强。

（3）用途及用法：同碘甘油。

（四）脱敏药

1. 碘化银

（1）成分：主要是2％～5％碘酊、10％硝酸银。

（2）作用：碘酊与硝酸银反应生成碘化银并沉积在牙本质小管内，起到脱敏作用。

（3）用途：用于前、后牙脱敏。

（4）用法：干燥牙面后，用碘酊棉球涂擦牙面，吹干后再用硝酸银涂擦，可反复几次。

2. 碘酚

（1）成分：主要包括碘片、液化酚、碘化钾、蒸馏水。

（2）作用：脱敏。

（3）用途：用于牙齿脱敏。因其腐蚀性强且有颜色，不适于牙颈部及前牙脱敏。

（4）用法：用蘸有碘酚的小棉球置于牙齿过敏处，用烧热的粘固粉充填器压在棉球上，使其产生白烟而患者不感痛为限度，反复2～3次即可。

（五）失活剂

1. 三聚甲醛失活剂　临床上常用。

（1）成分：主要包括三聚甲醛、可卡因、石棉粉、卡红。

（2）作用：使牙髓血液停滞而逐渐坏死。

（3）用途：用于牙髓失活，特别是复诊不便或砷剂禁用者。

(4) 用法：取少量糊剂置于穿髓空处，再用丁氧膏封洞。

2. 三氧化二砷糊剂

(1) 成分：三氧化二砷、三聚甲醛、可卡因、石棉、丁香油。

(2) 作用：使牙髓血液停滞而逐渐坏死。

(3) 用途：用于恒牙牙髓失活。

(4) 用法：取一浸有药物的小棉球封入穿髓孔或即将穿髓的洞底部，覆以丁氧膏轻压使之贴合。

(六) 干髓剂

1. 干髓糊剂

(1) 成分：主要包括三（多）聚甲醛、麝香草酚、氧化锌、三甲酚、硫酸锌、煤酚皂液。

(2) 作用：糊剂释放的甲醛气体渗入根髓中，使根髓固定或无菌干化。酚可凝固蛋白，减轻刺激作用。

(3) 用途：用于干髓治疗。

(4) 用法：将干髓剂置于失活的根部牙髓表面。

2. 麻醉干髓剂

(1) 成分：主要包括三（多）聚甲醛、硫酸锌、可卡因、氧化锌、麝香草酚、三甲醛、木馏油、甘油。

(2) 作用：同干髓糊剂。

(3) 用途：用于局麻下一次干髓治疗。

(4) 用法：同干髓糊剂。

(七) 根管洗涤剂

1. 3%双氧水（过氧化氢溶液）

(1) 作用：强氧化剂。具有防腐、防臭及清洁作用。抗菌消毒能力强。起作用的主要成分是新生态氧。

(2) 用途：用于感染根管、牙周炎、冠周炎的冲洗。也可用作漱口剂。

(3) 用法：取注射器两支，针头弯成钝角。分别吸入过氧化氢溶液和生理盐水交替冲洗根管。

2. 2%氯亚明（氯胺 T）

(1) 成分：主要包括氯亚明、蒸馏水。

(2) 作用：能溶解坏死组织和有机物，遇有机物分解释放出新生态氯，有较强的杀菌能力，消毒作用缓慢而持久。

(3) 用途：用于冲洗感染根管。

(4) 用法：将药液滴入根管，再用细扩大针反复振荡根管，然后用生理盐水冲洗。

(八) 根管消毒剂

1. 醛甲酚（又名甲醛三甲酚，简称 FC）

(1) 成分：主要包括 40%甲醛溶液、三甲酚、甘油。

(2) 作用：具有杀菌、止痛作用，消毒力强，但刺激性大。应避免反复使用。

(3) 用途：仅用于感染根管的消毒。

(4) 用法：用棉捻或纸尖蘸药封于根管内。用药时注意棉捻蘸药不能过多。储存应避光密封，置于阴凉处。

2. 木馏油

（1）成分：为酚和酚类衍生物的混合物。自木焦油中分馏而得。

（2）作用：具有杀菌消毒、镇痛作用。

（3）用途：用于根管和窝洞消毒。

（4）用法：用棉捻或纸头尖蘸药液封于根管内，或用小棉球蘸药液涂擦窝洞。

（九）根管充填剂

1. 根管糊剂

（1）成分：主要包括粉：氧化锌、麝香草酚；液体：甲酚、40%甲醛、甘油。

（2）作用：具有持久温和的消毒作用、糊剂在 24 小时内硬固。

（3）用途：用于充填根管。

（4）用法：取适量粉液，调匀成糊状供医生用。

2. 碘仿糊剂

（1）成分：由粉、液两组分构成。粉主要是氧化锌、碘仿。液为丁香油。

（2）作用：具有防腐、除臭、减少渗出等作用。碘仿无刺激性，游离出碘，从而有杀菌作用。

（3）用途：用于根管充填，可以少许超充。

（4）用法：取适量粉液调成糊状供医生用。

（葛嫄丰）

思考题参考答案

第一章　眼的应用解剖及生理

一、选择题

1. D　2. C　3. C　4. B　5. C　6. E　7. E　8. E　9. D　10. C　11. C

二、名词解释

1. 屈光系统　眼球内容物由房水、晶状体和玻璃体组成，为无血管和神经的透明物质，与角膜构成眼的屈光系统。

2. 调节　视近时，睫状肌收缩，晶状体悬韧带松弛，晶状体借助本身弹性变凸，增加屈光力，以达到视近的目的，这一作用称为调节。

三、简答题

1. 外层为纤维膜，由坚韧的纤维膜构成眼球完整封闭的外壁，起到保护眼球内组织和维持眼球形状的作用；眼球纤维膜前 1/6 为透明的角膜，后 5/6 为瓷白色的巩膜，两者移行处为角巩膜缘。中层为葡萄膜，具有丰富的血管及色素，故又称之为血管膜或色素膜；由前向后分别由虹膜、睫状体和脉络膜三部分组成。主要有供给眼球营养和遮光的作用。内层为视网膜，为一层透明膜，前起锯齿缘，后止于视盘周围，外邻脉络膜，内侧为玻璃体。具有感光、成像的作用。

2. 房水的循环途径：由睫状突上皮细胞产生后进入后房，经瞳孔到前房，再经前房角小梁网、Schlemm 管、集液管和房水静脉，最后进入巩膜表层的睫状前静脉而回流到血液循环。

第二章　眼科护理概述

一、选择题

1. A　2. B　3. C　4. E　5. B　6. E　7. E　8. E　9. C

10. A

二、名词解释

1. 视力　即视敏锐度，是眼辨别最小物像的能力，为黄斑部中央凹的功能，亦称中心视力。

2. 视野　是眼向正前方固视时所见的空间范围，反映视网膜周边部功能，亦称周围视力。

3. 色觉　是眼分辨颜色的能力，反映视锥细胞的功能。

三、简答题

1. ①重视眼部卫生；②特殊的眼部给药方法；③精细的护理技术操作；④实施生活护理、心理护理和眼科手术护理；⑤注意眼部的病情观察；⑥加强眼病的健康指导。

2. 术前除按普外科常规护理外，眼部术前护理包括：①训练患者眼球向上、下、左、右 4 个方向转动，以便术中、术后配合；②指导患者练习床上活动、呼吸调整；③告诉患者用手指压迫人中穴、张口呼吸及使用舌尖抵上腭的方法来抑制咳嗽和打喷嚏，以免术中或术后突然发生，引起前房积血或切口裂开；④进行视功能、眼压及眼前段检查；⑤术前 3 日用抗生素眼药水或眼药膏，每日 3～6 次；⑥术前 1 日清洁结膜囊、冲洗泪道，剪去术眼睫毛；⑦遵医嘱术前用药。

第三章　眼科常见疾病患者的护理

一、选择题

1. C　2. E　3. A　4. D　5. A　6. E　7. D　8. A　9. A
10. A　11. B　12. A　13. B　14. B　15. C　16. B　17. A　18. E
19. A　20. D　21. B　22. D　23. C　24. D

二、名词解释

1. 青光眼　是一组以眼压病理性增高、视神经凹陷萎缩和视野缺损为共同特征的眼科常见病。

2. 白内障　指晶状体混浊。

3. 近视　在调节静止时，平行光线经眼的屈光系统后聚焦在视网膜之前的屈光状态。

三、简答题

1. 指导患者热敷；遵医嘱应用抗生素眼药水或涂用眼药膏；脓肿形成后，切开排脓。

2. ①急性疼痛：眼痛、头痛　与眼压升高有关；②感知觉紊乱：视力障碍　与眼压升高致角膜水肿、视网膜及视神经损害有关；③焦虑：与担心青光眼预后有关；④潜在并发症：创口裂开或出血等；⑤知识缺乏：缺乏急性闭角型青光眼相关知识。

3. ①患者不要用力挤眼，避免剧烈活动，有咳嗽或呕吐者要服用镇咳或止吐药；②术眼一般无疼痛，如有明显疼痛，应注意有否眼压升高、伤口裂开，前房积血等，应告知医生做出相应的检查和处理；③进食清淡、易消化，禁食刺激性食物，如辣椒等；④对手术中因故未植入人工晶状体的患者应做好心理护理；⑤遵医嘱按时给予抗生素、激素类药物全身及局部应用；⑥本病多为年老体弱、全身合并有多种疾病，需用其他药物治疗时，请专科医生协助治疗。

第四章　耳鼻咽喉的应用解剖及生理

一、选择题

1. B　2. A　3. C　4. A　5. D　6. B　7. D　8. D　9. D　10. A

二、名词解释

1. 黎特尔区　在鼻中隔前下部的黏膜内动脉血管汇聚成丛，称黎特尔区，是鼻出血的好发部位，故又称“易出血区”。

2. 窦口鼻道复合体　中鼻甲、中鼻道及其附近的区域统称为窦口鼻道复合体。

3. 声门裂　呼吸时两声带间呈现一三角形裂隙称声门裂，简称声门，为喉最狭窄处。

三、简答题

1. 鼻窦按其解剖位置及窦口所在部位，分为前后两组：前组包括上颌窦、额窦和前组筛窦，均开口于中鼻道；后组包括后组筛窦和蝶窦，前者开口于上鼻道，后者开口于蝶筛隐窝。

2. 声波传入内耳兴奋听觉末梢感受器的途径有两种：即空气传导及骨传导。空气传导是声波传导的主要途径。声波由耳廓收集，经过外耳道振动鼓膜，使听骨链产生运动，连接前庭窗的镫骨足板振动前庭阶的外淋巴，经前庭膜使蜗管内的内淋巴产生运动，刺激基底膜上的螺旋器产生神经冲动，此冲动通过耳蜗神经纤维传入大脑皮质听觉中枢，产生听觉。

第五章　耳鼻咽喉科护理概述

一、选择题

1. B　2. A　3. C　4. E　5. B　6. C　7. B　8. C　9. E

二、名词解释

1. 鼻溢　指鼻内分泌物过多而从前鼻孔或后鼻孔流出。

2. 打鼾　指睡眠时软腭、腭垂、舌根处的软组织随呼吸气流颤动产生节律性的声音。

3. 咽感觉异常　咽部除疼痛之外的所有不适感觉，如异物感、干燥、蚁行感、堵塞感、紧束感等异常感觉，可由器质性或功能性因素引起。

4. 耳鸣　指患者主观感觉耳内有响声，而周围环境并无相应的声源。

三、简答题

1. ①重视各个器官保护；②掌握特殊给药方法；③掌握护理操作技巧；④做好术前心理护理；⑤注意加强病情观察；⑥做好患者健康指导。

2. ①诊室卫生安全；②诊室物品准备；③维持就诊秩序；④协助检查治疗；⑤健康教育宣传。

第六章　耳鼻咽喉科常见疾病患者的护理

一、选择题

1. B	2. C	3. B	4. A	5. D	6. D	7. E	8. A	9. C
10. C	11. A	12. B	13. A	14. E	15. E	16. D	17. C	18. C
19. C	20. E	21. E	22. A	23. A	24. C			

二、名词解释

1. 慢性鼻炎　鼻腔黏膜或黏膜下组织的炎症持续数月以上，或炎症反复发作，间歇期内亦未恢复正常，且无明显的致病微生物感染，并伴有不同程度的功能障碍者，称为慢性鼻炎。

2. 喉阻塞　又称喉梗阻，是喉部或其邻近器官、组织病变而引起喉腔阻塞，出现以吸入性呼吸困难为主要表现的临床急症。

3. 急性分泌性中耳炎　是以中耳鼓室积液及听力减退为主要特征的中耳黏膜非化脓性炎症。

三、简答题

1. 慢性鼻炎临床上将其分为慢性单纯性鼻炎和慢性肥厚性鼻炎。

慢性单纯性鼻炎　①症状：常有间歇性和交替性鼻塞，鼻塞时可伴有嗅觉减退；多涕，一般为黏液性。②体征：鼻镜检查可见鼻黏膜肿胀，尤以下鼻甲为甚，表面光滑，呈暗红色。触之柔软，有弹性。对1%麻黄碱溶液反应敏感。

慢性肥厚性鼻炎　①症状：鼻塞，呈持续性，较重，伴明显的嗅觉减退。鼻涕少而稠，为黏液性或黏脓性。如肥大的下鼻甲后端压迫咽鼓管咽口，可导致耳鸣及听力障碍。②体征：鼻镜检查可见鼻黏膜肿胀、增生、肥厚，呈暗红色或淡紫红色，尤以下鼻甲前端及游离缘最为明显。鼻甲黏膜表面高低不平，呈结节状或桑葚样；触之感质地坚硬。对1%麻黄碱溶液反应不敏感。

2. 高热、畏寒，精神不振，厌食。声音嘶哑，犬吠样咳嗽。可出现夜间突然加重的吸气性呼吸困难，伴吸气性喉喘鸣和“三凹征”。在直接喉镜或喉内镜下检查，可见声门下区组织肿胀，喉腔呈一狭小裂隙。严重缺氧者有烦躁不安，出冷汗，面色苍白，口唇发绀。

3. 急性化脓性中耳炎细菌侵入中耳的途径有：①咽鼓管途径：最常见。急性鼻部及咽部感染、某些急性呼吸道传染病、擤鼻方法或哺乳姿势不当、鼻腔冲洗或咽鼓管吹张不恰当等，均易使细菌经咽鼓管进入中耳腔。②鼓膜途径：多见于鼓膜穿孔者，污水入耳所致。③血液循环途径：偶见，主要是身体某处的化脓性病灶细菌随血液循环进入中耳。

第七章 口腔颌面部的应用解剖及生理

一、选择题

1. E　2. B　3. A　4. D　5. D　6. C　7. D　8. B　9. C　10. B

二、名词解释

1. 口腔前庭　为位于唇、颊与牙列、牙龈及牙槽黏膜之间的马蹄形潜在腔隙。

2. 髓腔　牙体硬组织中央有一形似牙体外形的空腔，称为髓腔。

3. 牙周膜　是界于牙根与牙槽骨之间的纤维结缔组织，主要为胶原纤维，呈束状排列，其纤维束一端埋于牙骨质，另一端埋于牙槽骨和牙颈部的牙龈内，将牙齿固定在牙槽窝内。

三、简答题

1. 牙的分类有两种方法：

(1) 根据牙在口腔内存在的时间，可分为乳牙和恒牙。乳牙出生后6～8个月开始陆续萌出，到2岁半左右全部萌出，共20个。自6～7岁至12～13岁，乳牙逐渐脱落，被恒牙所代替。成人一般有28～32颗恒牙。

(2) 根据牙的形态特点和功能特性，可分为切牙、尖牙、前磨牙和磨牙。切牙位于口腔前部，共8颗。邻面观牙冠呈楔形，颈部厚而切缘薄，牙根为单根。功能是切割食物。尖牙位于侧切牙远中，共4颗。牙冠较厚，在切缘上有一长大牙尖，牙根为单根。功能是穿刺、撕裂食物。前磨牙位于尖牙与磨牙之间，共8颗。牙冠呈立方体，𬌗面一般有两尖(下颌第二前磨牙有三尖型)，牙根为单根或双根。主要功能是协助尖牙撕裂食物，同时有捣碎食物的作用。磨牙位于前磨牙的远中。共12颗。牙冠体积大，𬌗面亦大，有4～5个牙尖，牙根一般为2～3根。具有捣碎、磨细食物的功能。

2. 颞下颌关节由颞骨关节面、下颌骨髁状突及位于两者间的关节盘、关节囊和周围的韧带所构成。此关节为全身唯一的双侧联动关节，具有转动和滑动两种功能，其活动与咀嚼、言语、表情等功能密切相关。

第八章 口腔科护理概述

一、选择题

1. C　2. B　3. C　4. C　5. D　6. D　7. B　8. A　9. C　10. E

二、名词解释

1. 探诊　用探针可以了解牙齿有无龋洞，龋洞的深浅、位置，牙髓暴露的情况及敏感的反应程度。

2. 牙髓活力测试　临床上常运用温度和电流刺激牙髓的方法来测定患者的牙髓反应，以了解是否有病变、病变的发展阶段或牙髓组织的活力是否存在。

三、简答题

1. ①重视口腔卫生；②熟练进行专项护理操作；③做好心理护理；④注意加强病情观察；⑤做好健康指导。

2. ①光源：检查时光源必须充足，以自然光最理想；如果自然光线不足，可采用灯光辅助照明，口腔内光线不能直射的部位，可利用口镜反映的影像来观察；②设备：与手术有关的设备，器械及材料摆放合理；③器械：口腔检查常用器械为口镜、探针和镊子，应消毒后备用；④患者体位：常取仰卧位或坐位。根据情况调节综合治疗椅的高度，使之与检查者的高度相适应。

3. 口腔科常用护理诊断包括：疼痛、牙齿异常、口腔黏膜受损、组织完整性受损、恐惧、焦虑、知识缺乏、体温过高、身体意象紊乱、语言沟通障碍、有感染的危险、营养失调：低于机体需要量及潜在并发症：出血等。

第九章　口腔科常见疾病患者的护理

一、选择题

1. C	2. A	3. D	4. B	5. B	6. E	7. D	8. C	9. A
10. C	11. E	12. D	13. A	14. E	15. C	16. D	17. C	18. A
19. B	20. A							

二、名词解释

1. 龋病　在多种因素的作用下，牙齿硬组织发生的慢性进行性破坏性疾病。

2. 龈上洁治术　是指用洁治器去除龈上牙石、菌斑和色渍，并磨光牙面，以延迟菌斑和牙石再沉积。

3. 口腔白斑　口腔黏膜以白色为主的损害，不具有其他任何可定义的损害特征，部分可转化为癌。

4. 血源性感染　机体其他部位的化脓性病灶通过血液循环引起的口腔颌面部化脓性病变。

5. 唇裂　是胎儿在发育过程中，受到某些因素的影响，使上颌突与球状突未能融合而发生裂隙。

三、简答题

1. 根据龋损的程度可分为浅龋、中龋和深龋。

（1）浅龋：龋蚀只限于牙釉质或牙骨质。患者无任何不适。视诊可见龋损处牙齿失去正常光泽，变成白垩色、黄褐色或墨浸状的黑色，探针探之有粗糙感或有浅的龋洞。

（2）中龋：龋蚀已达牙本质浅层。患者对冷、热、酸、甜刺激敏感，但去除外界刺激后，症状可消失。检查可见洞内有软化的牙本质和食物残渣等。

（3）深龋：龋蚀已进展到牙本质深层。患者除对冷、热、酸、甜刺激敏感外，会对食物的嵌入产生疼痛，去除嵌入的食物疼痛会消失，但无自发性疼痛。用探针探及龋洞，患者会有明显的酸痛，说明龋蚀已接近牙髓组织。

2. 患牙疼痛剧烈，患者难以忍受，常波及同侧上下牙列疼痛，其特点是：疼痛呈自发性、阵发性；夜间痛；温度刺激痛；疼痛不能自行定位。

3. 一级预防（病因预防）以消除病因为目的。强调自我保健，对广大公民进行口腔卫生宣传与指导，使其掌握基本的口腔卫生知识，养成良好的口腔卫生习惯，自觉实施各种家庭口腔卫生措施。

二级预防（临床前期预防）在一级预防的基础上，需要口腔专业人员协助患者进行早发现、早诊断、早治疗。包括定期口腔检查，阻止病情进一步发展。

三级预防（临床预防）为防止疾病的并发症和促进功能恢复进行的各种治疗，以恢复口腔的生理功能。

教学大纲

（供五年制高职高专护理专业用）

一、课程任务

眼耳鼻咽喉和口腔科护理学是高职高专五年一贯制护理学专业的一门重要临床课程，主要包括眼科护理、耳鼻咽喉科护理和口腔科护理三部分内容。其主要任务是使学生树立“以人的健康为中心”的现代护理概念，掌握眼、耳鼻咽喉、口腔科护理的相关知识和技能，具有较强的自学能力、实践能力、独立分析和解决护理实际问题的能力、与人合作的能力和良好的职业道德、敬业精神，能运用现代护理理论和技术对眼、耳鼻咽喉、口腔科患者进行优质的整体护理，能对个体、家庭、社区提供保健服务和开展健康教育。

二、课程目标

1. 掌握眼耳鼻咽喉口腔科常见疾病患者的临床表现及护理措施。
2. 熟悉眼耳鼻咽喉口腔科患者常用护理诊断。
3. 熟悉眼耳鼻咽喉口腔科常见疾病的基本概念和相关理论知识。
4. 了解眼耳鼻咽喉口腔科的护理管理。
5. 熟练掌握对眼耳鼻咽喉口腔科急危重症患者实施应急处理和配合医生抢救的能力。
6. 学会眼耳鼻咽喉口腔科常用的护理技术操作。
7. 具有向个体、家庭、社区提供保健服务和开展健康教育的能力。
8. 具有良好的职业道德修养、行为习惯和团队协作精神。

三、教学时间分配

教学内容	学时		
	理论	实践	总学时
一、眼的应用解剖及生理	4	0	4
二、眼科护理概述	0	6	6
三、眼科常见疾病患者的护理	14	2	16
四、耳鼻咽喉的应用解剖及生理	5	0	5
五、耳鼻咽喉科护理概述	0	6	6
六、耳鼻咽喉科常见疾病患者的护理	15	2	17
七、口腔的应用解剖及生理	2	0	2
八、口腔科护理概述	0	4	4
九、口腔科常见疾病患者的护理	10	2	12
合　计	50	22	72

四、教学内容和要求

单　元	教学内容	教学要求	教学活动参考	参考学时	
				理论	实践
一、眼的应用解剖及生理	（一）眼球	掌握	理论讲授	4	
	（二）视路	了解	多媒体演示		
	（三）眼附属器	熟悉	示教		
	（四）眼的血管和神经	了解	自学讨论		
二、眼科护理概述	（一）眼科护理工作的基本特征	熟悉	理论讲授		6
	（二）眼科护理评估	掌握	多媒体演示		
	（三）眼科患者的常用护理诊断	掌握	示教		
	（四）眼科护理管理	熟悉	技能实践		
	（五）眼科患者手术的常规护理	了解			
三、眼科常见疾病患者的护理	（一）眼睑病与泪器病患者的护理		理论讲授	14	2
	1. 睑腺炎患者的护理		多媒体演示		
	（1）护理评估	掌握	自学讨论		
	（2）常见护理诊断/问题	熟悉	病例分析		
	（3）护理措施	掌握			
	2. 睑板腺囊肿患者的护理				
	（1）护理评估	掌握			
	（2）常见护理诊断/问题	熟悉			
	（3）护理措施	掌握			
	3. 睑内翻与倒睫患者的护理				
	（1）护理评估	掌握			
	（2）常见护理诊断/问题	熟悉			
	（3）护理措施	掌握			
	4. 睑外翻患者的护理				
	（1）护理评估	了解			
	（2）常见护理诊断/问题	熟悉			
	（3）护理措施	熟悉			
	5. 眼睑闭合不全患者的护理				
	（1）护理评估	了解			
	（2）常见护理诊断/问题	熟悉			
	（3）护理措施	熟悉			
	6. 上睑下垂患者的护理				
	（1）护理评估	了解			
	（2）常见护理诊断/问题	熟悉			
	（3）护理措施	熟悉			
	7. 慢性泪囊炎患者的护理				
	（1）护理评估	掌握			
	（2）常见护理诊断/问题	熟悉			
	（3）护理措施	掌握			

续表

单　元	教学内容	教学要求	教学活动参考	参考学时	
				理论	实践
	（二）结膜病患者的护理				
	1. 急性细菌性结膜炎患者的护理				
	（1）护理评估	掌握			
	（2）常见护理诊断/问题	熟悉			
	（3）护理目标	了解			
	（4）护理措施	掌握			
	（5）护理评价	熟悉			
	2. 病毒性结膜炎患者的护理				
	（1）护理评估	熟悉			
	（2）常见护理诊断/问题	熟悉			
	（3）护理措施	掌握			
	3. 沙眼患者的护理				
	（1）护理评估	掌握			
	（2）常见护理诊断/问题	熟悉			
	（3）护理措施	掌握			
	4. 免疫性结膜炎患者的护理				
	（1）护理评估	了解			
	（2）常见护理诊断/问题	熟悉			
	（3）护理措施	熟悉			
	5. 翼状胬肉患者的护理				
	（1）护理评估	了解			
	（2）常见护理诊断/问题	熟悉			
	（3）护理措施	掌握			
	6. 干眼症患者的护理				
	（1）护理评估	了解			
	（2）常见护理诊断/问题	熟悉			
	（3）护理措施	熟悉			
	（三）角膜病患者的护理				
	1. 细菌性角膜炎患者的护理				
	（1）护理评估	掌握			
	（2）常见护理诊断/问题	熟悉			
	（3）护理目标	了解			
	（4）护理措施	掌握			
	（5）护理评价	熟悉			
	2. 单纯疱疹病毒性角膜炎患者的护理				
	（1）护理评估	了解			
	（2）常见护理诊断/问题	熟悉			
	（3）护理措施	掌握			

续表

单　　元	教学内容	教学要求	教学活动参考	参考学时	
				理论	实践
	3. 真菌性角膜炎患者的护理				
	（1）护理评估	了解			
	（2）常见护理诊断/问题	熟悉			
	（3）护理措施	掌握			
	（四）青光眼患者的护理				
	1. 急性闭角型青光眼患者的护理				
	（1）护理评估	掌握			
	（2）常见护理诊断/问题	熟悉			
	（3）护理目标	了解			
	（4）护理措施	掌握			
	（5）护理评价	熟悉			
	2. 原发性开角型青光眼患者的护理				
	（1）护理评估	了解			
	（2）常见护理诊断/问题	熟悉			
	（3）护理措施	掌握			
	3. 先天性青光眼患者的护理				
	（1）护理评估	了解			
	（2）常见护理诊断/问题	熟悉			
	（3）护理措施	掌握			
	（五）白内障患者的护理				
	1. 年龄相关性白内障患者的护理				
	（1）护理评估	掌握			
	（2）常见护理诊断/问题	熟悉			
	（3）护理目标	了解			
	（4）护理措施	掌握			
	（5）护理评价	熟悉			
	2. 糖尿病性白内障患者的护理				
	（1）护理评估	了解			
	（2）常见护理诊断/问题	熟悉			
	（3）护理措施	掌握			
	3. 先天性白内障患者的护理				
	（1）护理评估	了解			
	（2）常见护理诊断/问题	熟悉			
	（3）护理措施	掌握			
	（六）葡萄膜病与视网膜病患者的护理				
	1. 葡萄膜炎患者的护理				
	（1）护理评估	了解			
	（2）常见护理诊断/问题	熟悉			
	（3）护理措施	掌握			

续表

单　元	教学内容	教学要求	教学活动参考	参考学时	
				理论	实践
	2. 视网膜动脉阻塞患者的护理				
	(1) 护理评估	了解			
	(2) 常见护理诊断/问题	熟悉			
	(3) 护理措施	掌握			
	3. 视网膜静脉阻塞患者的护理				
	(1) 护理评估	了解			
	(2) 常见护理诊断/问题	熟悉			
	(3) 护理措施	掌握			
	4. 糖尿病性视网膜病变患者的护理				
	(1) 护理评估	了解			
	(2) 常见护理诊断/问题	熟悉			
	(3) 护理措施	掌握			
	(七) 屈光不正患者的护理				
	1. 近视患者的护理				
	(1) 护理评估	掌握			
	(2) 常见护理诊断/问题	熟悉			
	(3) 护理目标	了解			
	(4) 护理措施	掌握			
	(5) 护理评价	熟悉			
	2. 远视患者的护理				
	(1) 护理评估	了解			
	(2) 常见护理诊断/问题	熟悉			
	(3) 护理措施	掌握			
	3. 散光患者的护理				
	(1) 护理评估	了解			
	(2) 常见护理诊断/问题	熟悉			
	(3) 护理措施	掌握			
	(八) 斜视与弱视患者的护理				
	1. 斜视患者的护理				
	(1) 护理评估	了解			
	(2) 常见护理诊断/问题	熟悉			
	(3) 护理措施	掌握			
	2. 弱视患者的护理				
	(1) 护理评估	熟悉			
	(2) 常见护理诊断/问题	了解			
	(3) 护理措施	掌握			
	(九) 眼外伤患者的护理				
	1. 眼球表面异物伤患者的护理				
	(1) 护理评估	熟悉			
	(2) 常见护理诊断/问题	了解			
	(3) 护理措施	掌握			

续表

单元	教学内容	教学要求	教学活动参考	参考学时	
				理论	实践
	2. 眼钝挫伤患者的护理				
	(1) 护理评估	熟悉			
	(2) 常见护理诊断/问题	了解			
	(3) 护理措施	掌握			
	3. 眼球穿通伤及眼内异物患者的护理				
	(1) 护理评估	了解			
	(2) 常见护理诊断/问题	熟悉			
	(3) 护理措施	掌握			
	4. 眼化学伤患者的护理				
	(1) 护理评估	了解			
	(2) 常见护理诊断/问题	熟悉			
	(3) 护理措施	掌握			
	5. 辐射性眼外伤患者的护理				
	(1) 护理评估	了解			
	(2) 常见护理诊断/问题	熟悉			
	(3) 护理措施	掌握			
	(十) 盲与低视力患者的康复及护理				
	1. 护理评估	了解			
	2. 常见护理诊断/问题	熟悉			
	3. 护理措施	掌握			
四、耳鼻咽喉的应用解剖及生理	(一) 鼻的应用解剖及生理	掌握	理论讲授	6	
	(二) 咽的应用解剖及生理	熟悉	多媒体演示		
	(三) 喉的应用解剖及生理	了解	示教		
	(四) 气管、支气管及食管的应用解剖及生理	掌握	自学讨论		
	(五) 耳的应用解剖及生理	掌握			
五、耳鼻咽喉科护理概述	(一) 耳鼻咽喉科护理工作的基本特征	熟悉	理论讲授		6
	(二) 耳鼻咽喉科护理评估	掌握	多媒体演示		
	(三) 耳鼻咽喉科患者常用护理诊断	掌握	示教		
	(四) 耳鼻咽喉科手术患者的常规护理	熟悉	技能实践		
	(五) 耳鼻咽喉科护理管理	了解			
六、耳鼻咽喉科常见疾病患者的护理	(一) 鼻部疾病患者的护理		理论讲授	15	2
	1. 鼻疖患者的护理		多媒体演示		
	(1) 护理评估	掌握	示教		
	(2) 常见护理诊断/问题	熟悉	自学讨论		
	(3) 护理措施	掌握			

续表

单　元	教学内容	教学要求	教学活动参考	参考学时	
				理论	实践
	2. 慢性鼻炎患者的护理				
	（1）护理评估	掌握			
	（2）常见护理诊断/问题	熟悉			
	（3）护理目标	了解			
	（4）护理措施	掌握			
	（5）护理评价	熟悉			
	3. 变应性鼻炎患者的护理				
	（1）护理评估	了解			
	（2）常见护理诊断/问题	熟悉			
	（3）护理措施	掌握			
	4. 急性鼻窦炎患者的护理				
	（1）护理评估	掌握			
	（2）常见护理诊断/问题	熟悉			
	（3）护理目标	了解			
	（4）护理措施	掌握			
	（5）护理评价	熟悉			
	5. 慢性鼻窦炎患者的护理				
	（1）护理评估	了解			
	（2）常见护理诊断/问题	熟悉			
	（3）护理措施	掌握			
	6. 鼻出血患者的护理				
	（1）护理评估	掌握			
	（2）常见护理诊断/问题	熟悉			
	（3）护理目标	了解			
	（4）护理措施	掌握			
	（5）护理评价	熟悉			
	（二）咽部疾病患者的护理				
	1. 慢性咽炎患者的护理				
	（1）护理评估	掌握			
	（2）常见护理诊断/问题	熟悉			
	（3）护理措施	掌握			
	2. 急性扁桃体炎患者的护理				
	（1）护理评估	掌握			
	（2）常见护理诊断/问题	熟悉			
	（3）护理目标	了解			
	（4）护理措施	掌握			
	（5）护理评价	熟悉			
	3. 慢性扁桃体炎患者的护理				
	（1）护理评估	掌握			
	（2）常见护理诊断/问题	熟悉			
	（3）护理措施	掌握			

续表

单　　元	教学内容	教学要求	教学活动参考	参考学时	
				理论	实践
	4. 鼻咽癌患者的护理				
	(1) 护理评估	掌握			
	(2) 常见护理诊断/问题	熟悉			
	(3) 护理目标	了解			
	(4) 护理措施	掌握			
	(5) 护理评价	熟悉			
	5. 阻塞性睡眠呼吸暂停低通气综合征患者的护理				
	(1) 护理评估	掌握			
	(2) 常见护理诊断/问题	熟悉			
	(3) 护理措施	掌握			
	(三) 喉部疾病患者的护理				
	1. 急性会厌炎患者的护理				
	(1) 护理评估	掌握			
	(2) 常见护理诊断/问题	熟悉			
	(3) 护理措施	掌握			
	2. 急性喉炎患者的护理				
	(1) 护理评估	掌握			
	(2) 常见护理诊断/问题	熟悉			
	(3) 护理措施	掌握			
	3. 喉阻塞患者的护理				
	(1) 护理评估	掌握			
	(2) 常见护理诊断/问题	熟悉			
	(3) 护理目标	了解			
	(4) 护理措施	掌握			
	(5) 护理评价	熟悉			
	(四) 耳部疾病患者的护理				
	1. 外耳道炎患者的护理				
	(1) 护理评估	掌握			
	(2) 常见护理诊断/问题	熟悉			
	(3) 护理措施	掌握			
	2. 鼓膜外伤患者的护理				
	(1) 护理评估	掌握			
	(2) 常见护理诊断/问题	熟悉			
	(3) 护理措施	掌握			
	3. 急性分泌性中耳炎患者的护理				
	(1) 护理评估	掌握			
	(2) 常见护理诊断/问题	熟悉			
	(3) 护理目标	了解			
	(4) 护理措施	掌握			
	(5) 护理评价	熟悉			

续表

单　元	教学内容	教学要求	教学活动参考	参考学时	
				理论	实践
	4. 急性化脓性中耳炎患者的护理				
	(1) 护理评估	掌握			
	(2) 常见护理诊断/问题	熟悉			
	(3) 护理目标	了解			
	(4) 护理措施	掌握			
	(5) 护理评价	熟悉			
	5. 慢性化脓性中耳炎患者的护理				
	(1) 护理评估	了解			
	(2) 常见护理诊断/问题	熟悉			
	(3) 护理措施	掌握			
	6. 耳源性并发症				
	(1) 护理评估	了解			
	(2) 常见护理诊断/问题	熟悉			
	(3) 护理措施	掌握			
	7. 突发性聋患者的护理				
	(1) 护理评估	了解			
	(2) 常见护理诊断/问题	熟悉			
	(3) 护理措施	掌握			
	8. 梅尼埃病患者的护理				
	(1) 护理评估	了解			
	(2) 常见护理诊断/问题	熟悉			
	(3) 护理措施	掌握			
	9. 耳聋的预防与康复				
	(五) 耳鼻咽喉、气管及食管异物患者的护理				
	1. 外耳道异物患者的护理				
	(1) 护理评估	了解			
	(2) 常见护理诊断/问题	熟悉			
	(3) 护理措施	掌握			
	2. 鼻腔异物患者的护理				
	(1) 护理评估	了解			
	(2) 常见护理诊断/问题	熟悉			
	(3) 护理措施	掌握			
	3. 咽与食管异物患者的护理				
	(1) 护理评估	了解			
	(2) 常见护理诊断/问题	熟悉			
	(3) 护理措施	掌握			
	4. 喉、气管与支气管异物患者的护理				
	(1) 护理评估	了解			
	(2) 常见护理诊断/问题	熟悉			
	(3) 护理措施	掌握			

续表

单　元	教学内容	教学要求	教学活动参考	参考学时	
				理论	实践
七、口腔颌面部的应用解剖及生理	（一）口腔的应用解剖及生理 （二）牙体及牙周组织的应用解剖及生理 （三）颌面部的应用解剖及生理	熟悉 掌握 了解	理论讲授 多媒体演示 示教 自学讨论	2	
八、口腔科护理概述	（一）口腔科护理工作的基本特征 （二）口腔科护理评估 （三）口腔科患者常用护理诊断 （四）口腔科手术患者的常规护理 （五）口腔科护理管理	熟悉 掌握 掌握 熟悉 了解	理论讲授 多媒体演示 示教 技能实践		4
九、口腔科常见疾病患者的护理	（一）牙体组织病患者的护理 1. 龋病患者的护理 (1) 护理评估 (2) 常见护理诊断/问题 (3) 护理目标 (4) 护理措施 (5) 护理评价 2. 牙髓炎患者的护理 (1) 护理评估 (2) 常见护理诊断/问题 (3) 护理目标 (4) 护理措施 (5) 护理评价 3. 根尖周病患者的护理 (1) 护理评估 (2) 常见护理诊断/问题 (3) 护理措施 （二）牙周组织病患者的护理 1. 牙龈炎患者的护理 (1) 护理评估 (2) 常见护理诊断/问题 (3) 护理措施 2. 牙周炎患者的护理 (1) 护理评估 (2) 常见护理诊断/问题 (3) 护理目标 (4) 护理措施 (5) 护理评价 （三）口腔黏膜病患者的护理 1. 复发性口腔溃疡患者的护理 (1) 护理评估 (2) 常见护理诊断/问题	 掌握 熟悉 了解 掌握 熟悉 掌握 熟悉 了解 掌握 熟悉 掌握 熟悉 掌握 掌握 熟悉 掌握 掌握 熟悉 了解 掌握 熟悉 熟悉 熟悉	理论讲授 多媒体演示 自学讨论 病例分析	10	2

续表

单　元	教学内容	教学要求	教学活动参考	参考学时	
				理论	实践
	(3) 护理措施	掌握			
	2. 口腔单纯性疱疹患者的护理				
	(1) 护理评估	了解			
	(2) 常见护理诊断/问题	熟悉			
	(3) 护理措施	掌握			
	3. 口腔念珠菌病患者的护理				
	(1) 护理评估	了解			
	(2) 常见护理诊断/问题	熟悉			
	(3) 护理措施	掌握			
	4. 口腔白斑病患者的护理				
	(1) 护理评估	了解			
	(2) 常见护理诊断/问题	熟悉			
	(3) 护理措施	掌握			
	(四) 口腔颌面部感染患者的护理				
	1. 智齿冠周炎患者的护理				
	(1) 护理评估	熟悉			
	(2) 常见护理诊断/问题	熟悉			
	(3) 护理措施	掌握			
	2. 颌面部间隙感染患者的护理				
	(1) 护理评估	了解			
	(2) 常见护理诊断/问题	熟悉			
	(3) 护理措施	掌握			
	3. 颌骨骨髓炎患者的护理				
	(1) 护理评估	了解			
	(2) 常见护理诊断/问题	熟悉			
	(3) 护理措施	掌握			
	(五) 口腔颌面部损伤患者的护理				
	(1) 护理评估	了解			
	(2) 常见护理诊断/问题	熟悉			
	(3) 护理措施	掌握			
	(六) 先天性唇腭裂患者的护理				
	1. 先天性唇裂患者的护理				
	(1) 护理评估	了解			
	(2) 常见护理诊断/问题	熟悉			
	(3) 护理措施	掌握			
	2. 先天性腭裂患者的护理				
	(1) 护理评估	了解			
	(2) 常见护理诊断/问题	熟悉			
	(3) 护理措施	掌握			
	(七) 牙列缺损和牙列缺失患者的护理				

续表

单　　元	教学内容	教学要求	教学活动参考	参考学时	
				理论	实践
	(1) 护理评估	了解			
	(2) 常见护理诊断/问题	熟悉			
	(3) 护理措施	掌握			
	(八) 口腔疾病预防与健康指导				
	(1) 护理评估	了解			
	(2) 常见护理诊断/问题	熟悉			
	(3) 护理措施	掌握			
	实践指导				
	一、眼科常用护理技术操作				
	二、耳鼻咽喉科护理技术操作				
	三、口腔科护理技术操作				
	附录：眼耳鼻咽喉口腔科常用药物				
	一、眼科常用药物				
	二、耳鼻咽喉科常用药物				
	三、口腔科常用药物				

五、大纲说明

（一）本教学大纲为高职高专五年一贯制护理学专业教学使用。课程总学时为72学时，其中眼科护理26学时，耳鼻咽喉科护理28学时，口腔科护理18学时。

（二）理论授课的要求分为掌握、熟悉、了解三个层次。“掌握”是指学生对所学的知识熟练应用，能综合分析和解决临床护理工作的实际问题；“熟悉”是指学生对所学的知识基本掌握；“了解”是指学生对学过的知识能记忆和理解。实践的教学要求分为熟练掌握和学会两个层次。“熟练掌握”是指学生能独立、正确、规范地完成所学的技能操作，并能熟悉运用；“学会”是指学生能基本完成操作过程，会应用所学技能。

（三）教学建议

1. 课堂理论教学应注意理论联系实际，积极采用现代化的教学手段，多组织学生开展必要的讨论，以启迪学生的思维，加深对教学内容的理解和掌握。

2. 实践教学可在实验室进行，也可采取病历讨论的形式，并结合医院参观、见习，充分调动学生学习的主动性、积极性，训练学生的动手能力和人际沟通能力，注重学生护士素质和专业形象的培养。

3. 学生的知识能力水平，应通过平时测验、提问、技能考核和考试等多种形式综合考评。

中英文名词对照索引

J

K

L

M

N

P

Q

Z

参考文献

1. 席淑新．眼耳鼻咽喉口腔科护理学．第 2 版．北京：人民卫生出版社，2008
2. 吴慧云．眼耳鼻咽喉和口腔科护理学．北京：人民卫生出版社，2004
3. 李敏．五官科护理．北京：人民卫生出版社，2008
4. 任重．眼耳鼻咽喉口腔科护理学．北京：人民卫生出版社，2002
5. 葛坚．眼科学（七年制）．北京：人民卫生出版社，2002
6. 李凤鸣．中华眼科学．第 2 版．北京：人民卫生出版社，2005
7. 吴素虹．临床眼科护理学．北京：人民卫生出版社，2007
8. 惠延年．眼科学．第 6 版．北京：人民卫生出版社，2004
9. 孔维佳．耳鼻咽喉头颈外科学（七年制）．北京：人民卫生出版社，2005
10. 田勇泉．耳鼻咽喉科学．第 5 版．北京：人民卫生出版社，2001
11. 王斌全，龚树生．眼耳鼻喉口腔科学．第 6 版．北京：人民卫生出版社，2009
12. 孟祥珍．五官科学．北京：人民卫生出版社，2004
13. 田勇泉．耳鼻咽喉头颈外科学．第 7 版．北京：人民卫生出版社，2008
14. 韩德民．耳鼻咽喉头颈外科学新进展．北京：人民卫生出版社，2010
15. 邱蔚六．口腔颌面外科学．第 6 版．北京：人民卫生出版社，2008
16. 张志愿．口腔科学．第 5 版．北京：人民卫生出版社，2002